Peter Mandel
Praktisches Handbuch
der Farbpunktur

Peter Mandel

Praktisches Handbuch der
Farbpunktur

4. unveränderte Auflage

EDITION ENERGETIK

4. Auflage 1991

Copyright:	© Energetik Verlag, Bruchsal, 1986
Titelillustration und Layout:	Rüdiger Pichler
Redaktion und Lektorat:	Manfred Maiworm
Lithografie:	Faller Repro, Großostheim
Satz:	LWS Lichtsatz u. Werbeservice GmbH, Schwetzingen
Druck:	Freiburger Graphische Betriebe
	Printed in Germany
	ISBN 3-925806-00-8

Meiner Mutter gewidmet

Inhalt

Farbpunktur in der Praxis

Begleitwort

Eine Therapie mit Farben beginnen wir, mehr oder minder bewußt, schon mit der Auswahl der Tapeten für das Wartezimmer. Bei der Behandlung der Patienten aber kommt in den letzten Jahren die Chromo-Therapie in immer stärkerem Maß zur Anwendung.

Auf Anregung von Peter Mandel, mit dem ich nun seit über zwei Jahrzehnten freundschaftlich verbunden bin, habe ich sie sowohl in meiner Praxis, als auch bei den von mir ärztlich betreuten Patienten des Kneippsanatoriums eingesetzt. Zugestanden, anfangs sehr skeptisch; denn als Praktiker lasse ich letztlich nur das gelten, was sich bewährt hat. Es hat sich jedoch für mich und meine Patienten herausgestellt, daß Farbpunktur a) nicht schmerzt, b) außerdem heilt und c) zu Hause – dann meist in modifizierter Form – weiter durchgeführt werden kann. Ein Aspekt, der heutzutage ebenfalls in die Behandlung miteinbezogen werden sollte.

Abgesehen von dem ausgezeichneten theoretischen Teil dieses neuen Buches möchte ich für diejenigen, die eine Kirlian-Photographie und die „Energetische Terminalpunk-Diagnose" nicht durchführen, auf die Möglichkeit aufmerksam machen, daß man Lateralitätsprobleme auch mittels des Akabane-Tests oder der Pulsdiagnose klären kann. Die Farbauswahl der einzelnen Elektroden wird im therapeutischen Teil sehr exakt empfohlen, aber immer sind bei den einzelnen Lokalisationspunkten die Grundgedanken der Akupunktur genau zu beachten. Auch die Befragung des Patienten nach einigen Minuten der Bestrahlung ist wichtig; denn „grau, mein Freund, ist alle Theorie. . ." und wie bei einem Medikament, variiert auch die individuelle Verträglichkeit. Die Skepsis gegenüber dieser für mich damals neuen therapeutischen Variante, wurde bei mir weniger durch einen „Blitzerfolg", sondern genau durch das Gegenteil beseitigt, und es dürfte auch als Lern-Beispiel hier dienlich sein:

Beim Punktbestrahlen des JM 18 (KG) als Relais-Punkt der Stufe Tsuie-Yin mit der Farbe blau verrutschte die Elektrode durch die Bewegung der Patientin unbemerkt und kam auf den JM22 (KG22) zu liegen. Dieser Punkt hat aber eine Beziehung zur Thyreoidea. Blau als Yin-Farbe brachte dann die Bestätigung der Effektivität einer Farbtherapie: Es kam zu einem – natürlich unerwünschten – klassischen tetanischen Anfall, zu dessen Beseitigung ganze drei Ampullen Calcium i.v. notwendig waren. Damit waren die Zweifel an einer tatsächlichen Wirksamkeit der Therapie mit Farben beseitigt, und dieser Vorfall bildete auch den Anfang eines immer intensiveren Einsatzes dieser Behandlungsmethode.

Gerade bei Kindern kann man mit dieser blanden Form der Akupunktur schmerzlos vorgehen und auch das Einbeziehen der Ohrpunkte wird durch die neuen Farb-Pyramiden-Aufsätze wesentlich erleichtert und präzisiert. Ebenfalls neu in diesem Buch ist das Bestrahlen der Fuß- und Hand-Reflexzonen. Auf jeden Fall besteht seitens des Praktikers und Anhängers der klassischen Akupunktur die Möglichkeit, sich theoretisch und zweckmäßig in diese doch recht risikolose Methode einzuarbeiten. Ich wünsche beiden, dem Buch wie auch dem engagierten Autor, weiterhin viel Erfolg.

Dr. med. Anton Markgraf
Arzt für Naturheilverfahren und leitender Arzt des Kneipp-Sanatoriums
Feldmann-Gräfe in Bad-Lauterberg

Begleitwort

Sollte die „Farbtherapie" – falls es sie überhaupt gibt – nicht lieber Biologen, Physikern, Physiologen und/oder Medizinern anstatt Heilpraktikern vorbehalten bleiben?

Nein! Denn glücklicherweise fragt die Natur nicht nach Standesdünkeln und Titeln, wenn sie ihre Geheimnisse zu offenbaren bereit wird. Die Geschichte hat gelehrt, daß der Suchende, der im Sinn der Evolution Hilfreiche, der Unverblendete eine größere Chance hat, wesentliche Fragen von der Natur auch wirklich beantwortet zu bekommen als jene, die die Natur dazu benutzen wollen, um ihre Machtgelüste, Besitzansprüche und Eitelkeiten zu befriedigen – auf Dauer ging das ohnehin nie gut.

Peter Mandel hat in seiner Pionierrolle, die er mit der Einführung der Kirlianfotografie in die medizinische Diagnostik und Therapie übernommen hat, bewiesen, daß er ein Suchender, ein im Sinne der Evolution Hilfreicher, ein unverblendenter Mitmensch ist. Er hat auch den Mut, das Wort „Esoterik" zu verwenden, wenn er jene Einsichten vermitteln möchte, die er in der täglichen Bemühung um die Gesundheit seiner Patienten und im aufopfernden Ringen um tiefere Erkenntnisse der Natur abgelauscht hat.

Es wäre sicher verfehlt, diese Einsichten der Meßlatte des in seine Einsichtsfähigkeiten beschränkten exakten Naturwissenschaftlers unterwerfen zu wollen. Die subjektiven Wahrheiten des Suchenden sind zunächst seine eigene Wirklichkeit. Das schließt sicher nicht aus, daß sie zu intersubjektiven wissenschaftlichen Erkenntnissen durchdringen. Das ist aber zunächst nicht das Ziel. Die Gedanken sind zu vielfältig und weitreichend, um renormiert zu werden. Sie sollen die Kollegen anregen, die biologische Semantik des Lichts und seiner Farben in der Praxis zu prüfen, im positiven Wechselspiel aus Kritik und schöpferischem Einfall zu erweitern, für den Patienten zu nutzen und für die eigene Freude am Farbenspiel der Natur in den Schatz ergötzlicher Bewunderung aufzunehmen.

Dr. habil. F. A. Popp
Institut für Biophysikalische Zellforschung
6750 Kaiserslautern

Vorwort

Manchmal will man es selbst nicht glauben, daß sich eine Reihe von vermeintlichen Zufälligkeiten neu geordnet plötzlich zu einer in sich schlüssigen Kette zusammenfügt. Fast erschrocken registriert man, daß sich Kraft eigenen Denkens und eigener Intuition eine neue Dimension auf einem Gebiet eröffnet, das bis dahin als weitestgehend bekannt und aufgearbeitet gelten konnte.

Zwei dieser Momente haben mein Leben und meine Arbeit bestimmt. Erstmals als es mir gelungen war, Akupunktur und Kirlianfotografie zu meiner energetischen Terminalpunktdiagnose zusammenzufassen. Zum Zweiten als ich intuitiv auf der Grundlage der E-T-D, Farbe als Therapeutikum anwandte und sich daraus die Farbpunktur entwickelte. Eine neue Welt des sanften Heilens hatte sich für mich aufgetan.

Im vorliegenden Buch habe ich die Ergebnisse meiner Arbeit der letzten Jahre niedergeschrieben. Ich bin sicherlich noch weit davon entfernt, das Riesenfeld der Farbpunktur vollständig kultiviert zu haben. Doch hoffe ich, daß mein Buch so viele Anregungen vermittelt, daß immer mehr Ärzte und Heilpraktiker meine Methode in ihrer täglichen Arbeit überprüfen, dann bin ich sicher, daß mich auf meinem zukünftigen Weg viele Mitstreiter begleiten werden.

Mein Besonderer Dank gilt Herrn Bruno Grieshaber, der von Anfang an von meiner Theorie überzeugt war und mir mit der Entwicklung der Vegalux-Farblampe die wesentliche Voraussetzung für die Durchführung der Farbpunktur schaffte.

Peter Mandel

Vorwort zur vierten Auflage

Einige Worte einer vierten Auflage von „Praktisches Handbuch der Farbpunktur" voranstellen zu können, macht mich schon ein wenig stolz.

Das Interesse an dieser Methode ist den letzten Jahren stetig gewachsen. Heute läßt sich ohne Übertreibung feststellen, daß die Farbpunktur zu den erfolgreichsten energetischen Therapiemethoden zählt.

Auch nach fünf Jahren sind die beschriebenen Grundlagen der Methode bzw. die Therapieanleitungen unverändert gültig.

Die angegebenen Bestrahlungszeiten beziehen sich in der Regel auf den Flachfokus. In der Praxis haben sich jedoch der Pyramidenfokus des Vegalux-Gerätes und die Perlux-Lichtleiter durchgesetzt.

Mit der Pyramidenspitze ist zum einen ein punktgenaues Arbeiten möglich, zum anderen wird die Lichtintensität auf den Punkt gebündelt. Dadurch lassen sich die Bestrahlungszeiten auf 30 Sekunden bis 1 Minute pro Punkt reduzieren. Eine wesentliche Vereinfachung in der Handhabung der Methode.

Weiterhin hat sich gezeigt, daß es nicht zwingend erforderlich ist, die komplementäre Bestrahlung zweier Punkte zeitgleich durchzuführen. Die Wirkung ist auch gewährleistet, wenn die Punkte nacheinander bestrahlt werden.

Ich bitte Sie, diese Erleichterungen in der Anwendung der Farbpunktur zu berücksichtigen und die nachfolgenden Angaben innerhalb des Buches dahingehend gedanklich zu korrigieren.

Bruchsal, im November 1991 Peter Mandel

Einführung in die Farbpunktur

Licht und Farbe

Der Mensch im Farbenmeer

Farben, Menschen, Temperamente

Farbindikationen

Licht und Farbe

„Es werde Licht" steht im Mittelpunkt des ersten Schöpfungstages. Am Anfang alles Irdischen war das Licht. Licht ist Lebensspende. Von der Quantentheorie weiß man, daß Licht nicht nur Welle, sondern auch Teilchen ist.

Diese antagonistische Struktur des Lichtes ergibt also schon den Hinweis auf Leben. Es gehört zum Urwissen der Menschheit, Leben und Licht in ursächliche Beziehung zu bringen. Licht war und ist in allen Religionen göttliches Zeichen oder das Göttliche selbst.

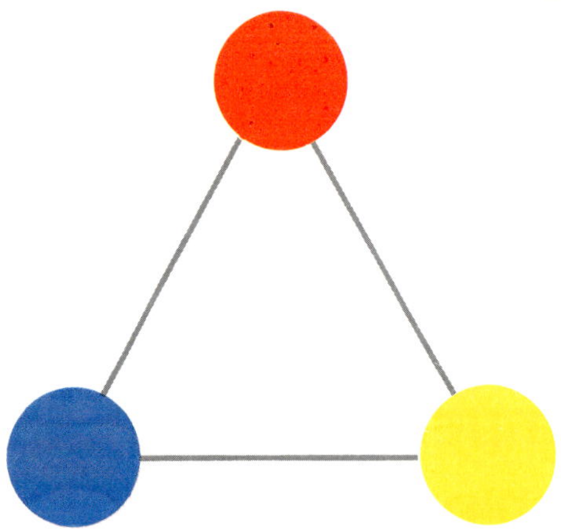

Abb.1 Eckpfeiler der Farbharmonie: Die reinen Farben

Der Satz Jesu „Ich bin das Licht, die Wahrheit und das Leben" erfaßt dies. Seit Menschengedenken ist bekannt, daß auch Licht und Farbe untrennbar zusammengehören. Jeder sehende Mensch weiß das. Wenn Licht mit Leben zusammenhängt, dann verkörpern die Farben Teile des Lebens als notwendige Bestandteile des Ganzen. Unerklärbar aber war es lange Zeit, warum denn Blätter grün, Blüten blau oder rot, Wolken weiß sind. Was ist es, das die Mannigfaltigkeit der Farben in unserer Umwelt bewirkt? Eine physikalische Definition gelang Isaac Newton im 17. Jahrhundert, als er weißes Licht in seine farblichen Bestandteile zerlegte.

Er brach die Lichtstrahlen mit Hilfe eines Primas und konnte so das im Licht enthaltene Farbspektrum sichtbar machen.

Man erkannte, daß die Spektralfarben Strahlungen unterschiedlicher Wellenlänge (Frequenz) entsprechen. Die individuelle Färbung eines Körpers kommt dadurch zustande, daß die molekulare Struktur einen Teil der Spektralfarben durchläßt und einen anderen Teil reflektiert.

Diesen reflektierten Teil nehmen wir als Farbe wahr. Goethe war es vorbehalten, die physiologischen Aspekte der Farbe als Empfindung des Auges zu definieren und eine auch heute noch interessante Farbenlehre zu formulieren. Er betrachtete diese Arbeit als sein Lebenswerk und stellte es von der Bedeutung her über sein literarisches Werk. Es gibt neben der Farbenlehre von Goethe noch weitere.

Bei genauerem Hinsehen lassen sich jedoch alle auf die Thesen Goethes zurückführen.

Was war nun das Neue in Goethes Farbenlehre? Goethes gedanklicher Ansatzpunkt bestand in einem Harmoniegesetz, das für die Farben ähnlich wie für die Töne gelten müsse.

Er stellte nämlich fest, daß man nur drei reine Farben, rot, gelb und blau zugrunde legen muß. Alle anderen gehen aus diesen durch Mischen hervor.

Er setzte die drei reinen Farben an die Ecken eines gleichseitigen Dreiecks, das als harmonische, geometrische Figur – auf eine andere Ebene übertragen – dem Dreiklang in der Musik entspricht. Mischt man diese drei Farben zu gleichen Teilen, erhält man die Mischfarben erster Ordnung:

rot und gelb bilden orange,
gelb und blau bilden grün,
blau und rot bilden violett.

Stellt man diese Mischfarben zwischen die reinen Farben, aus denen sie hervorgegangen sind, und verbindet man diese neuen Punkte miteinander, so ergibt sich ein weiteres, auf der Spitze stehendes gleichseitiges Dreieck.

Der sechsstellige Farbkreis wird so geschlossen.

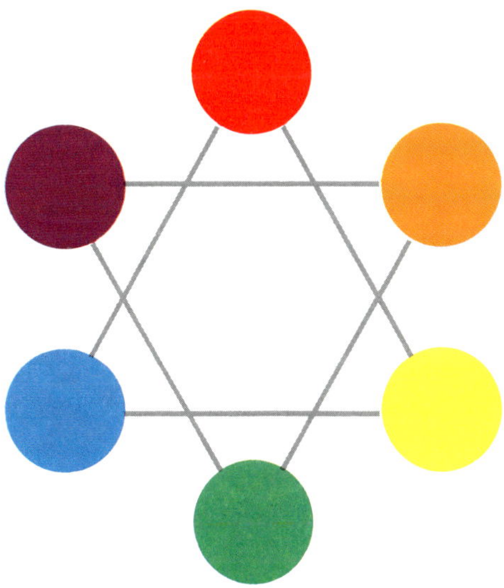

Abb. 2: Reine Farben und Mischfarben erster Ordnung bilden den sechsstelligen Farbkreis (nach Goethe)

Die direkt gegenüberstehenden Farben bezeichnet man als Komplementärfarben. So ist z.B. grün Komplementärfarbe von rot und umgekehrt, gelb und violett stehen sich ebenso komplementär gegenüber wie blau und orange.

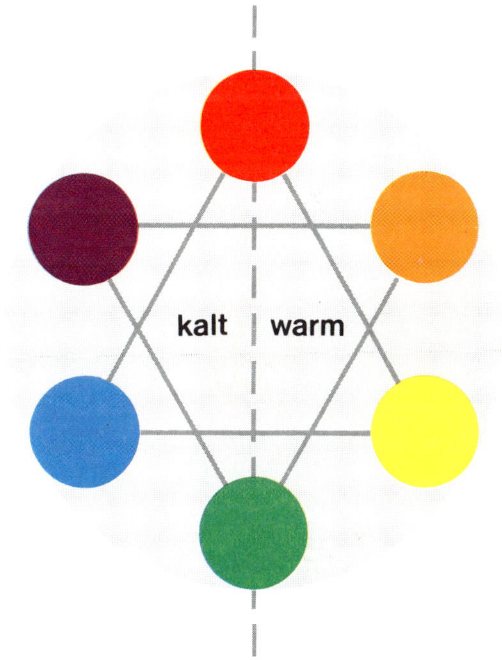

Abb. 3: Warme und kalte Farben nach der Farbenlehre Goethes

Mischt man eine Farbe mit ihrer Komplementärfarbe zu gleichen Teilen, ergibt sich immer grau als Mischergebnis, weil die drei Grundfarben wieder zusammenkommen. Die Komplementärfarbe z.B. violett besteht aus zwei Grundfarben, hier rot und blau. Fügt man die Gegenfarbe gelb hinzu, hat man die drei Grundfarben zu grau vereinigt. Der Mensch empfindet beim Betrachten der Farben Unterschiedliches. Ein Teil der Farben wirkt warm, der andere kalt.

Teilt man nun den Farbkreis durch eine Senkrechte von rot nach grün, so entsprechen die Farben der rechten Hälfte den warmen, die der linken Hälfte den kalten Farben.

In diesem Zusammenhang seien die Arbeiten des Anatomen Becher erwähnt, der 1954 zu neuen Erkenntnissen kam. Er leitete den Ursprung des retinohypothalamischen Bündels aus den multipolaren vegetativen Zellen ab, die er in der Retina zwischen den Opticuszellen entdeckte. Er bezeichnete diese Zellen als Vorposten des Zwischenhirns. Die daraus abzuleitende Verbindung von Vegetativum und Auge läßt uns auf das Trias – Vegetativum, Endocrinum und Psyche – stoßen. Es ist bekannt, daß das vegetative System Beziehungen zu allen Organen hat. Damit wird die Wirkung der Farbschwingungen über das Auge hin zu den Organen verständlich. Hierzu passt auch der häufig zitierte Goethe-Vers:

"Wär das Aug nicht sonnenhaft,
die Sonne könnt es nie erblicken,
läg nicht in uns des Gottes eigene Kraft,
wie könnt uns Göttliches entzücken".

Der Mensch im Farbenmeer

Einflüsse der Farben auf die Lebensfunktionen

Wie wirken die umgebenden Schwingungen des Lichts, die Farben, auf den Menschen in seiner Ganzheit? Daß das Auge Farbschwingungen aufnimmt und daß die Farben psychologische Wirkungen auslösen, ist hinreichend bekannt. Farbtests dokumentieren dies deutlich. Mich hat besonders die Wirkung des Lichtes und der darin enthaltenen Schwingungen auf den ganzen Menschen interessiert. Das menschliche Wesen als Teil der irdischen Materie und des umgebenden Kosmos muß von den gegebenen Gesetzmäßigkeiten abhängen. Wir reagieren auch auf alles, was uns unsichtbar trifft. Töne zum Beispiel vermitteln Wohlbefinden, solange sie harmonisch sind. Sie bewirken Ruhe und Gelöstheit in unserem Empfinden und vermögen Entspannung und Ausgeglichenheit auszulösen. Entspannt sich der Mensch, so verschwinden Nervosität, Angst und Unruhe; die Atmung vertieft sich, es kommt auch zur Harmonie der Gedanken, zu einem Gefühl der inneren Zufriedenheit und Ausgeglichenheit. Schwingungen sind also in der Lage, das Ganze des Menschen, Geist, Seele und Körper, auszugleichen, Zufriedenheit, Ruhe und eine gewisse Entrücktheit zu vermitteln. Wir alle sind von unzählbaren Schwingungen umgeben, müssen uns mit ihnen auseinandersetzen, reagieren auf sie. Reaktion ist die Antwort auf alles, was unseren Körper trifft. Die in uns vorhandenen Regelmechanismen müssen aktiv reagieren, d.h. mal mehr, mal weniger geben oder nehmen, um so die Wesenheit Mensch im Gleichgewicht, in der notwendigen Harmonie zu halten. Cousto, der Verfasser des Buches „Die kosmische Oktave", erzählte bei einem Gespräch über Forschungen, die sich mit den elektromagnetischen Schwingungen der Atmosphäre (Spherics) beschäftigen, daß Wetterfrequenzen erheblichen Einfluß auf das Wohlbefinden des Menschen haben. Die Wetterfühligen wissen davon ein Lied zu singen...

Elektromagnetische Impulse, die sogenannten Spherics, treffen unseren Körper, zwingen ihn zur Reaktion. Unabhängig davon, wie eine solche Reaktion aussieht und welche Auswirkungen sie auf das menschliche Befinden hat, wird auch damit deutlich, daß das Individuum in seiner Gesamtheit ständig auf Außenreize reagiert – reagieren muß. Der Satz „Wie Innen so Außen" läßt sich auch umkehren. Ich gehe bei all meinen Überlegungen und Forschungen davon aus, daß der Schwingungscharakter unserer Umgebung sich in uns widerspiegelt. Unsere Zellen, die Einzelbausteine des Kollektivs Mensch, müssen sich in ihrem Schwingungsverhalten in einer gewissen Entsprechung zu ihrem Umfeld befinden. Natürlich auch zu dem, was an die Grenzen der Dimensionen des menschlichen Erfassens reicht oder darüber hinausgeht. Wenn das aber so ist und das Innere dem Äußeren entspricht, so müssen die uns umgebenden Schwingungen auch aktiv an den Lebensprozessen beteiligt sein. Sie dürften besonders an den Regelmechanismen beteiligt sein, ohne die wiederum ein Leben in unserem Sinne nicht möglich wäre.

Legt man die Erkenntnisse von Head, Mackenzie, Putkamer, Dicke, Leube, Cornelius und vielen anderen zugrunde, so kann man die Oberfläche des Menschen, „die Haut", mit einer Antenne vergleichen, die Informationen von außen aufnimmt, verstärkt und nach innen weitergibt. Dr. Gleditsch ist es zu verdanken, daß die Gesamtschau der Reflexzonen oder Somatotopien, wie er sie nennt, zusammengefaßt wurden. Seine Arbeit, die 1983 erschien, brachte viel Verständnis und Klarheit in meine Gedanken, die sich mit dem Thema „innen und außen" beschäftigen. So reifte die Überlegung, daß sich die große Ordnung Kosmos – Erde – Mensch in den kleinsten Bausteinen des Lebens, den Zellen, widerspiegelt. Die Instanzen, die die Vermittlerrolle zwischen dem Außen und Innen übernehmen, sind die Sinnesorgane in ihrer Gesamtheit. Die Haut als äußere Hülle nimmt hier eine besondere Stellung ein. Die jahrtausende alte chinesische Medizinkunst bedient sich der Haut als therapeutischem Areal, ebenso, wie es die oben genannten Autoren beschreiben. Es ist hierbei gleichgültig, welche Manipulationen man anwendet, ob es Massagen, Trocken- oder Blutigschröpfen, die Akupunktur, das Brennen mit Moxa oder andere Verfahren sind. Immer geht der Reiz über die Hülle des Menschen, um Wirkung im Inneren zu erzielen. Physiologisch registriert die Haut Druck, Berührung, Vibration, Temperatur und Schmerz.

Man unterscheidet die somatoviszerale Oberflächen- und Tiefensensibilität. Die Haut ist in jedem Falle Tor zum Inneren. Alle Kulturen bedienen sich der Haut als Medium für die Behandlung der meisten Erkrankungen.

Das Gesundheitswesen der Urvölker dieser Erde gründete sich auf die heilende Wirkung der Sonne. Man denke an den Sonnenkult, der von vielen großen Kulturen gepflegt wurde. Gottheiten wurden mit der Sonne identifiziert. Kranke Menschen wurden der göttlichen Sonne übergeben in der Hoffnung, daß sie am Überirdischen wieder gesunden. Auch der große Arzt des Altertums, Hypokrates, war ein Anhänger des Sonnenlichtes. Er empfahl es als besonders gutes Heilmittel. Die Behandlung mit Licht ist also nichts Neues. Finsen erhielt aufgrund seiner Forschungen über Licht und Farbe 1903 den Nobelpreis für Medizin. Er begründete die rationelle Lichttherapie. Ihm folgte Rollier, der 1904 seine Licht-Heil-Tätigkeit begann. Die Licht- und

Sonnentherapie im Altertum machten sich die Heilkraft des Lichtes in seiner Gesamtheit, seiner Einheit, zunutze.

Wie steht es nun aber mit der Heilkraft der verschiedenen Farben? Farben als Bestandteile, als Varianten oder „Kinder" des Lichtes sollten ebenso über eine spezifische therapeutische Wirksamkeit verfügen wie das Licht selbst.
Diese Annahme hatte schon bei vielen Völkern dieser Erde ihren festen Platz. Ägypter, Griechen, Römer, Inder, Chinesen, alle glaubten an die heilsame Wirkung der Farben und wandten sie an.

Auch die moderne Medizin kommt auf die Farbtherapie bei verschiedenen Indikationen zurück. Man denke nur an die Verordnungen von Rot- oder Blaulichtbestrahlungen. Deshalb ist es verwunderlich, daß die Ärzteschaft der Farbtherapie größtenteils ablehnend gegenübersteht. Rot und blau dokumentieren zwei gegenüberliegende Pole des Farbspektrums. Allein die Tatsache, daß rot und blau wie alle anderen Farben des Spektrums elektromagnetische Schwingungen sind und eben diese elektromagnetischen Schwingungen bei einer Bestrahlung Wirkung im menschlichen Körper hervorrufen, sollte doch die Frage aufwerfen, ob man den dazwischenliegenden Schwingungen der übrigen Farben nicht vergleichbare therapeutische Wirkung zuordnen kann.
Babit, Gebhardt, von Langsdorf, Eberhard und andere veröffentlichten ein heute allgemein gültiges Farbtherapieschema. Obwohl auch praktische Erfolge nachzuweisen sind, ist die Zahl der Therapeuten, die sich diese Erkenntnis zunutzen machen, gering. In vielen Fällen stehen aber Ärzte vor dem Problem, eine Medikation zu finden, die sanft – also möglichst ohne Nebenwirkungen – und trotzdem effizient ist. Bei vielen Präparaten schließt das eine das andere aus. Die Farbtherapie, die therapeutische Anwendung des gesamten Lichtspektrums, vereint beide Anforderungen auf unvergleichliche Weise: Sanftheit einerseits (Farbbestrahlung schmerzt nicht und hat auch keine Nebenwirkungen) und positive Resonanzwirkung auf die Zellen andererseits.

Farben, Menschen, Temperamente

Im Spektrum des Lichtes können über unser Auge sieben Farben unterschieden werden. Wie wir bereits gesehen haben, hebt man dabei die drei Grundfarben rot, gelb und blau hervor, die wiederum in Mischung miteinander die anderen vier Farbnuancen grün, orange, indigoblau und violett des Spektrums ergeben. Das menschliche Auge ist in der Lage, immerhin 169 verschiedene Farbtöne zu unterscheiden, die sich jedoch alle auf die drei Grundfarben zurückführen lassen.
Ich entdeckte Zentren oder Zonen auf dem menschlichen Körper, die auf einer anderen Ebene die drei Grundfarben rot, gelb und blau repräsentieren bzw. ihnen entsprechen (s. Abb. 4). Diese Zonen, die sich – in der Reihenfolge der Farben – von unten nach oben direkt auf der Wirbelsäule befinden, stellen

quasi ein Reservoir des Schwingungspotentials der jeweiligen Grundfarbe dar. Wie ich später noch ausführen werde, besitzen diese Zonen sowohl eine besondere diagnostische als auch therapeutische Bedeutung.

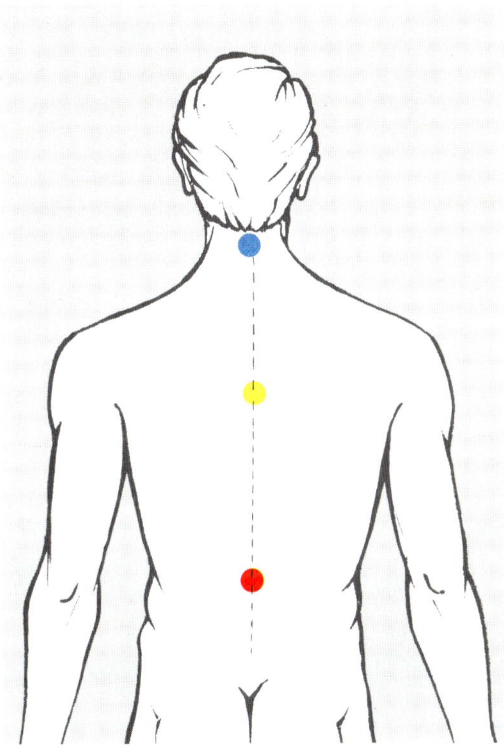

Abb. 4: Die Zonen der Grundfarben

Bei den Studien der Farbliteratur fand ich bei Frau Prof. Eberhard Hinweise auf die vier Temperamente der Farben. Es handelt sich um die Farben rot, gelb, grün und blau. Hier wurde das Grün als vierte Temperamentfarbe hinzugefügt. Schon 131 vor Christus formulierte Claudius Galenus seine Lehre von den Temperamenten. Er unterschied vier Wesensformen des Menschen, die er als melancholisch, cholerisch, sanguinisch und phlegmatisch bezeichnete. Stellt man die vier Farbtemperamente den vier Temperamenten des Menschen gegenüber, so erkennt man erstaunliche Übereinstimmung.

Der melancholische Mensch ist schwerblütig, ernst, zurückhaltend, energielos und neigt zu Gemütserkrankungen. Er ist hilfsbereit, sanftmütig aber auch empfindlich. Menschen, die dauernd düstere Stimmung mit sich tragen sind meist Melancholiker. Die prismatisch dunkelste Farbe ist das blau. Die Wirkung dieser Farbe auf den Menschen ist adäquat zum Temperament des Melancholikers.

Dem gegenüber steht das cholerische Temperament. Der schnell aufwallende, blutüberfüllte, leicht erregbare, selbstbewußte Choleriker ist wie die Farbe rot immer in Bewegung. Er hat nie Ruhe, ist begeisterungsfähig und sein Kampfesmut ist ebenso sprichwörtlich wie seine Wut und die ihm anhaftende Streitsucht. Der Choleriker ist heißblütig, so wie die Farbe rot eine heiße Farbe ist.

Das Temperament des Sanguinikers ist dem Charakter der gelben Farbe gleich. So wie das sanguinische Temperament, das lichte, heitere, positive, den Optimismus und die im Zenit stehende Sonne symbolisiert, so ist das Gelb im Farbenkreis des Prismas der Sommer der vier Jahreszeiten.

Als viertes Temperament ist der bequeme, wenig erregbare und gleichgültige Phlegmatiker zu nennen. Dessen materialistische Veranlagung ihn als erdgebundenen, kaltblütigen Verstandesmenschen stempelt. Hochgeistige Dinge interessieren ihn nicht oder nur solange, wie sie ihm Gewinn bringen. Das dunkle grün ist die Farbe des Phlegmatikers. (Diese ist nicht zu verwechseln mit den licht-grünen Nuancen, die wir bei den Indikationen der Farben noch besprechen werden). Dieses dunkle grün symbolisiert das Abnehmen des Lichtes und der Wärme, den Herbst und die Abendstunden.

Die vier Temperamentsfarben gleichen also in ihrer Wirkung auf den Menschen den Wesensformen, wie sie Claudius Galenus beschrieben hat. Obwohl man in der Regel selten reine Temperamente finden wird, muß man dem Charakter der Farben Rechnung tragen. Ich konnte die vier Farben auf den Körper des Menschen übertragen und spezifische Zonen finden, die den Schwingungen der vier Temperamente entsprechen. Sie liegen wie die Grundfarben auf der Wirbelsäule.

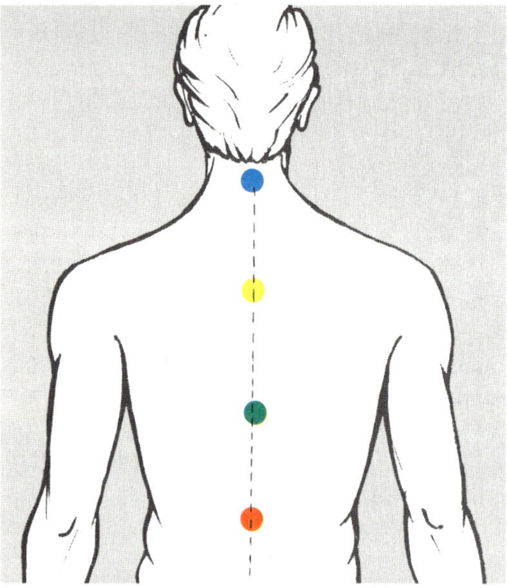

Abb. 5: Zonen der Temperamente

Über diese Zonen kann man auf die jeweilige Gesamtverfassung Einfluß nehmen. Ist der Mensch z.B. melancholisch, so kann der Gegenpol, das cholerische Zentrum, mit der roten Farbe bestrahlt werden und umgekehrt der Choleriker im Zentrum der Melancholie beruhigt werden. Ebenso verhält es sich mit den anderen Temperamenten.

Der Sanguiniker braucht das Grün, um sein überschießendes, oft „leicht – sinniges" Temperament zu regulieren, ebenso wie der Phlegmatiker der gelben Farbe bedarf, um seine Trägheit zu überwinden. Die erstaunliche Möglichkeit, über das Bestrahlen mit Farben Einfluß auf psychologische Gesetzmäßigkeiten zu nehmen, überzeugte mich davon, daß die Schwingungen der Farben – und dabei meine ich alle Farben – mit der Ordnung und Unordnung in unserem Sein zu tun haben. Meine weiteren Überlegungen waren, daß, gemäß dieser Temperamentspunkte auf der Wirbelsäule, der Kopf blau und melancholisch, der Thorax gelb und sanguinisch, der Bauch grün und phlegmatisch und der Unterleib rot und cholerisch im Spektrum des Lichtes erscheint. Diese Festlegung brachte mir sehr viele grundsätzliche Erkenntnisse, die sich zu Lehrsätzen formierten und auf die ich später zurückkommen werde.

Zunächst möchte ich mit den bekannten Indikationen der Farben fortfahren und sie zusammenfassen.

Die Farbindikationen

Die in den Farben verborgenen Heilkräfte entsprechen also ihren Charakteren. So ist rot die positive hitzige Farbe, die überall dort anzuwenden ist, wo die Durchblutung gefördert werden muß. Z.B. verlangen alle chronischen Krankheiten Rotlicht. Rot bringt das Blut in Bewegung. Blau dagegen wird als negative, kalte Farbe bezeichnet. Sie wirkt entsprechend kühlend und erfrischend, auch schmerzstillend. Hitzige und eitrige Prozesse verlangen Blaulicht. Nervosität und Schlaflosigkeit, Koliken, Blutungen und Entzündungen werden durch die Blaubestrahlung gebessert. Gelbbestrahlung wirkt aufheiternd, spendet Energie und ist deshalb bei körperlich-geistiger Müdigkeit des Menschen an-

gezeigt. Gelbbestrahlung bringt Schwung in den Organismus. Menschen mit düsterer Stimmung und Gemütskranke empfinden die Gelbbestrahlung als Segen. Gelb stärkt das Drüsensystem, es macht Chronisches akut, deshalb ist es auch bei Lähmungen angezeigt. Gelbbestrahlungen auch bei Erkrankungen des Magen-Darmtraktes, der Leber, der Blase und Nieren. Bei zu langer Gelbbestrahlung der Organe muß man jedoch mit Brechreiz rechnen. Deshalb sollte die Bestrahlungsdauer 10 bis 15 Minuten nicht überschreiten.
Die grüne Farbe gilt als sedierende Schwingung. Sie besänftigt und ist von beruhigender und entspannender Wirkung. Grünlicht ist auch bei Augenleiden, Bronchialkatarrh, bei Keuchhusten, Gelenkentzündungen, bei der Gicht und bei Diabetes einzusetzen. Schwellungen, Knotenbildungen reagieren im allgemeinen gut auf grüne Bestrahlungen.

Fassen wir noch einmal die Indikationen der Farben zusammen:

Rot:
Die Farbe des Lebens, der glühenden Sonne und des Feuers. Liebe und Wut, Freude und Zorn identifiziert man mit der Farbe rot. Rot ist die Farbe mit dem größten Durchdringungsvermögen. Es bringt das Blut in Wallung und findet deshalb bei allen Durchblutungsstörungen Anwendung. Rot ist die Farbe des Herzens, der Lunge und der Muskeln. Bei eiterfreien Wunden und Entzündungen, Hauterkrankungen, chronischem Husten, Asthma, Kehlkopfkrankheiten, Anämie und nässenden Flechten sowie Frostschäden ist rot die richtige Farbe. Rot macht gesprächig, erregt und heiter, hastig, eifrig und leidenschaftlich. Rot macht den Faulen fleißig.

Langsame und träge Kinder sollten unter Rotlicht Schularbeiten machen.

Blau:
Die Farbe der Ruhe und Unendlichkeit. Gilt als kalte Farbe und wirkt entspannend. Farbe der Hypophyse und des Endokriniums. Alle hitzigen Krankheiten verlangen blau. Blau bei eitrigen Prozessen, bei Schmerzen und Blutfülle. Blau wirkt hervorragend bei Hämorrhoiden. Warzen verschwinden unter Blaubestrahlung. Strumen werden blau bestrahlt, ebenso wie bestimmte Herzleiden, Schlaflosigkeit und Blutungen. Blau wirkt auf Testis und Ovarien und ist angezeigt bei Impotenz und Frigidität. Blau ist die Farbe des Klimakteriums, reguliert die Kontraktion der Muskeln, Bänder und Gewebe. Zappelige Kinder sollten unter Blaubestrahlung Schularbeiten machen. Blau bringt Stille, Schweigen und Zurückhaltung.

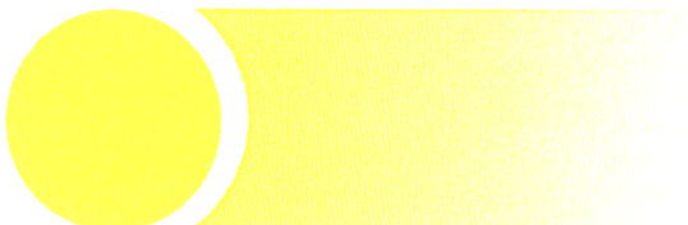

Gelb:
Symbol der im Zenit stehenden Sonne, gilt als heiße Farbe. Es fördert die Verdauung, stärkt die Nerven, regt den Magen an und hat einen aufheiternden Effekt. Stärkt das Drüsensystem. Es macht Chronisches akut und ist bei Erkrankungen der Leber, Blase, der Nieren und des Magens angezeigt. Gelb fördert den

Lerneifer und die Auffassungsgabe der Kinder und wirkt günstig auf den Intellekt. Alle Erkrankungen des Verdauungstraktes werden mit gelb bestrahlt. Unzufriedene Menschen wechseln unter Gelbbestrahlung ihren Gesichtsausdruck.

Grün:
Die am meisten in der Natur vertretene Farbe grün gilt als neutraler Faktor. Es ist bei Bronchialkatarrh, Keuchhusten, Gelenkentzündungen angezeigt (hier wechselt man mit Blaulicht). Bei allen chronischen Krankheiten hin und wieder Grünlicht einschalten. Feine Arbeiten können unter Grünlicht besser erledigt werden. Grün bei Geschwülsten und Geschwüren, Zysten, auch bei allen Augenkrankheiten sowie Diabetes. Grün gleicht aus, bringt Zufriedenheit und Frieden. Grün sediert, beruhigt und entspannt.

Nun gibt es eine Reihe von Mischfarben, die für die Therapie mit Farben interessant sind. Wir wissen, daß es keine reinen Temperamente gibt. Deshalb werden wir auch die Farbtemperamente miteinander kombinieren müssen.

Orange:
Mischfarbe aus rot und gelb. Orange ist die Farbe der Heiterkeit und des Frohsinns. Sie ist angezeigt bei Unzufriedenheit, Pessimismus, Psychosen, Trübsinn, Depressionen und Angst. Bei der Angst jedoch wechselt man mit blau! Organisch reagieren alle Sklerosen auf die Farbe orange z.B. die Arterio-, Cerebral- und Coronarsklerose. Orange fördert den Appetit. Bei Abmagerung oder Anämie ist diese Farbe anzuwenden. Sollte auch bei allen Herzleiden zur Anwendung kommen, besonders bei der Insuffizienz. Beim Herzinfarkt ist mit blau zu wechseln, ebenso bei der Angina pectoris.

Die morgendliche Schläfrigkeit eines Menschen ist durch kurze Bestrahlung mit orange aufzuheben. Orange steigert den Ehrgeiz und bringt Herzenswärme. Die Farbe wirkt aufheiternd und arbeitsunlustige Menschen bekommen Kraft und Freude an ihrer Arbeit.

Lichtgrün:
Diese Farbe setzt sich aus gelb und grün zusammen. Sie fördert den Intellekt, gibt Nervenkraft und bringt Entspannung. Alle Erkrankungen, die man mit gelb bestrahlt, wie z.B. die Erkrankungen der Verdauungsorgane, können durch die Bestrahlung mit lichtgrün schonender behandelt werden. Des weiteren stellte ich fest, daß die Bestrahlung der Nierenpole mit grün oder lichtgrün gute Ergebnisse in bezug auf die Entgiftung des Körpers bringt.

Die Indikationen für lichtgrün sind Keuchhusten, Klimakterium, Nervenentzündungen, Lähmungen, Nierenerkrankungen, Diabetes und alle Erkrankungen des Verdauungstraktes.

Gelb-orange:
Eine Zusammensetzung aus orange und gelb fördert den Willen und den Intellekt, bringt Herzenswärme und Heiterkeit. Es ist anwendbar bei allen Erkrankungen, die unter orange beschrieben sind.

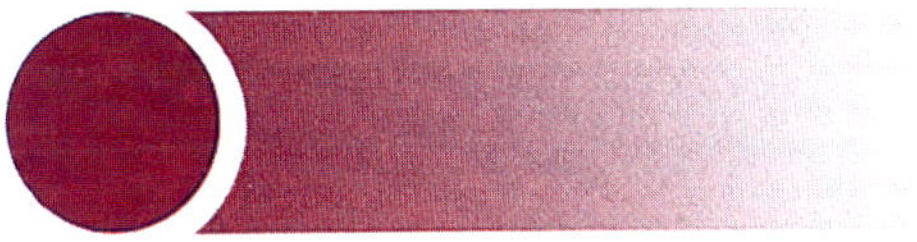

Blau-violett oder dunkelviolett:
Violett ist seit altersher als Farbe des Geistes bekannt. Wirkt dementsprechend auf das Unterbewußtsein, gibt geistige Kraft und bringt Erkenntnisse. Verstärkt jede Meditationswirkung. Violett gilt als Farbe der Inspiration.
Es wirkt günstig auf die Milz und ist lymphanregend.

Indigo- oder dunkelblau:

Die Indikationen gleichen denen von blau und verstärken diese. Das indigoblau als vorletzte Schwingung im sichtbaren Spektrum gilt als intuitive Farbe, verstärkt ebenfalls die Meditationswirkung.

Diese Zusammenfassung farbtherapeutischer Indikationen habe ich aus dem vorhandenen Literaturmaterial zusammengetragen. Viele Farbtherapeuten und Farbforscher in aller Welt haben sie zusammengefügt. Ich bin mir bewußt daß diese Aufzählung der Indikationen wahrscheinlich nicht vollständig ist. Es würde den Rahmen dieses Buches sprengen und am Thema vorbei gehen, wollte ich die großartigen Wirkungen der Farben umfassend darstellen. So soll dieser grundsätzliche Überblick genügen, um eine Vorstellung von der Vielfältigkeit der Einsatzmöglichkeiten der Farben zu vermitteln.

Der Schritt zur Farbpunktur

Bioenergie als zentrales Lebensthema

Nachweis der informativen Energien

Zonen der Grundfarben

Bioenergie als zentrales Lebensthema

Alle bekannten Photonenstrahlungen sind elektromagnetische Schwingungen. Auch das sichtbare Licht gehört in dieses Feld. Es umfaßt den Schwingungsbereich zwischen 780 (rot) und 400 (violett) Nanometer. Sprechen wir von Farben, so beschäftigen wir uns also mit der Energie des Lichtes. Wie läßt sich die Wirkungsweise der Farben erklären? Wie wir gesehen haben, entspricht jeder Farbe eine bestimmte Wellenlänge, dieser wiederum eine bestimmten Schwingungszahl des Lichtes. Physikalisch versteht man unter einer harmonischen Schwingung die regelmäßige Bewegung, die innerhalb bestimmter Grenzen auf gleichem Wege hin und zurück vollführt wird. Die Schwingungszahl innerhalb eines bestimmten Zeitraumes bezeichnet man als Frequenz. Es sind spezifische Energien, die den Farben des weißen Lichtes innewohnen und die auf unsere Lebensfunktionen einwirken. Von Energien spricht auch die Jahrtausend alte traditionelle chinesische Medizin.

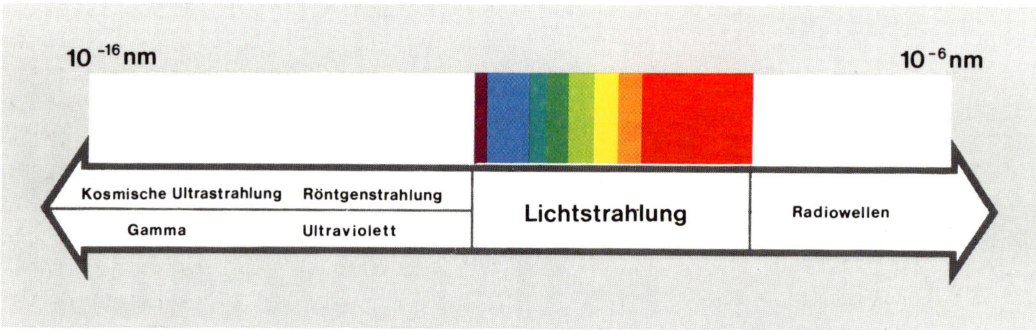

Abb. 15: Strahlenbereiche und ihre Wellenlängen

Für sie ist der Mensch das Bindeglied zwischen dem Himmel und der Erde. Das Gleichgewicht im Menschen schreiben die chinesischen Philosophen einer universellen Kraft zu, der Lebensenergie oder dem Chi. Dieses Chi teilt sich in die beiden Größen Yang und Yin auf, die im Körper des Menschen gleichzeitig wirken und trotzdem Antagonisten sind. Die Bipolarität von Yang und Yin ist vergleichbar mit dem Plus- und Minuspol elektrischer Systeme. Die chinesische Philosophie ordnet die Gegensätzlichkeiten in dieser Welt den beiden Begriffen Yang und Yin zu. So ist der Tag, die Wärme, das Licht, der Mann usw. dem positiven Yang zuzuordnen; die Nacht, die Kälte, das Dunkel, die Frau dem negativen Yin. Diese Einteilung bedeutet jedoch keine Bewertung; denn nur das völlige Gleichgewicht beider Pole in unserem Organismus stellt den idealen Gesundheitszustand dar. Yang und Yin sind die beiden energetischen Größen, die zusammengenommen als Vitalenergie oder Chi zu definieren sind. Die Vitalenergie oder Chi, die sich aus den beiden energetischen Größen Yin und Yang zusammensetzt, zirkuliert in vorbestimmten Bahnen, den Meridianen. Die Energiekanäle durchziehen den menschlichen Körper in seiner Gesamtheit. Sie sind für die Lebensfunktionen von Zellen, Geweben und Organen verantwortlich und tragen die notwendige

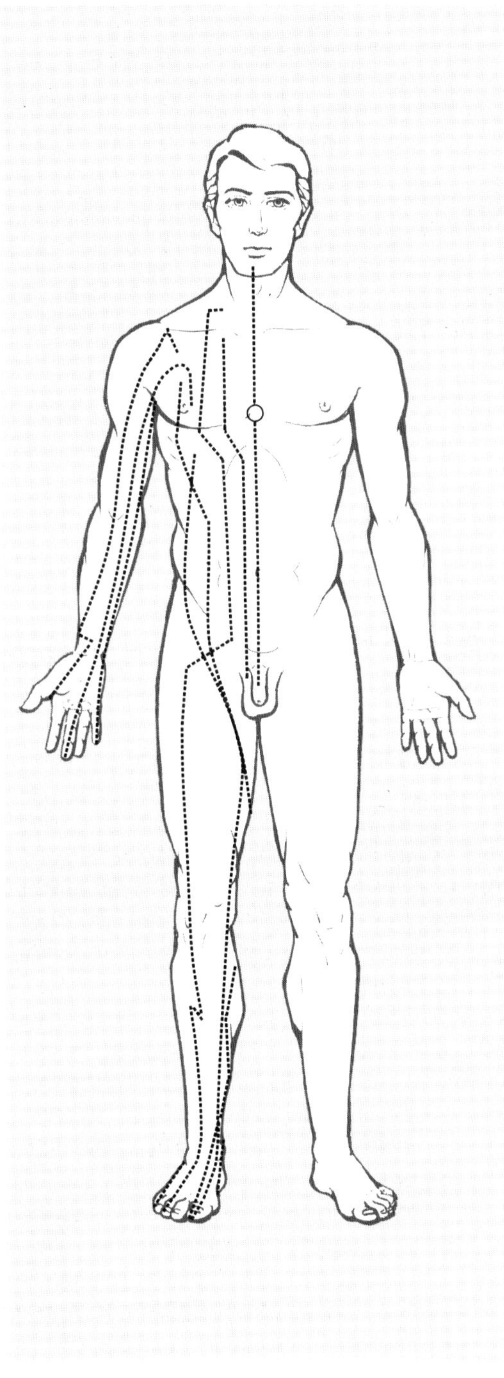

Abb. 16: Vertikale Meridianverläufe

Lebensenergie in diese Bereiche hinein. Ein Übergewicht der einen oder der anderen Seite der beiden Kräfte Yin und Yang bedeutet in der chinesischen Medizin Krankheit. Nur wenn das polare Gleichgewicht der Bioenergie erhalten bleibt, ist auch die Harmonie aller Lebensfunktionen gewährleistet. In der modernen westlichen Medizin stoßen diese Philosophien auf Unverständnis, ja manchmal auf Ablehnung. Man lernt dort Erkrankungen in einem fortgeschrittenen Stadium am Ende der Kausalkette als pathologisch aufzudekken, um dann gegen den schlechten Zustand der Materie (Zellen, Organe usw.) vorzugehen. (Hier sollte man bedenken, daß die Physik die sichtbare Materie als eine Stufe der Energie versteht und begreift.) Die Anamnese soll mögliche Ursachen zeigen. Gedanklich bleibt man jedoch mit dem Fall vor Ort verhaftet, ohne die Gesamtheit einzubeziehen. Diese Vorgehensweise befriedigt einen ganzheitlich denkenden Menschen nicht, denn die Diagnose einer Erkrankung beginnt ja in der klassischen Betrachtung erst, wenn sie symptomatisch sichtbar vorhanden ist, d.h. wenn das Leiden das menschliche Leben bereits erfasst hat. Die Lehre von Yang und Yin in der chinesischen Medizin zeigt uns, daß der immerwährende Ausgleich beider Kräfte Harmonie und damit Gesundheit bedeutet.

Dies bedeutet, daß bereits jene Störungen, die durch westlich medizinische Methoden noch nicht erkannt werden, durch regulative Manipulationen ausgeglichen werden müssen.

Die chinesische Medizin benützt unter anderem die auf dem Gitternetz der Energiekanäle liegenden Akupunkturpunkte oder Energieschleusen, um bei einem Ungleichgewicht von Yang und Yin harmonisierend eingreifen zu können. Keine Erkrankung entsteht spontan, sie muß sich erst entwickeln. Einer negativen Entwicklung frühzeitig zu begegnen,

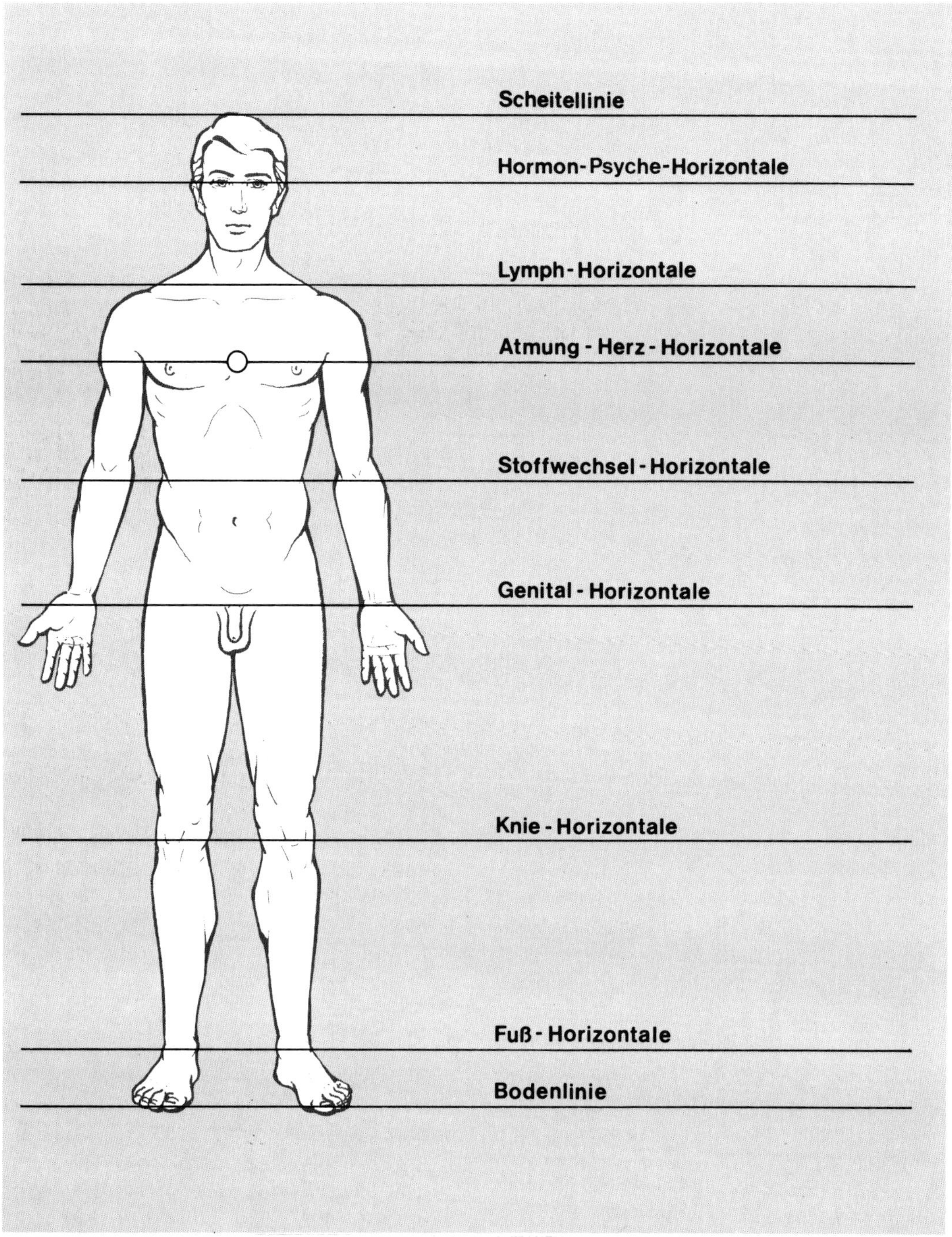

Abb. 17: Die horizontalen Meridiane nach Mandel

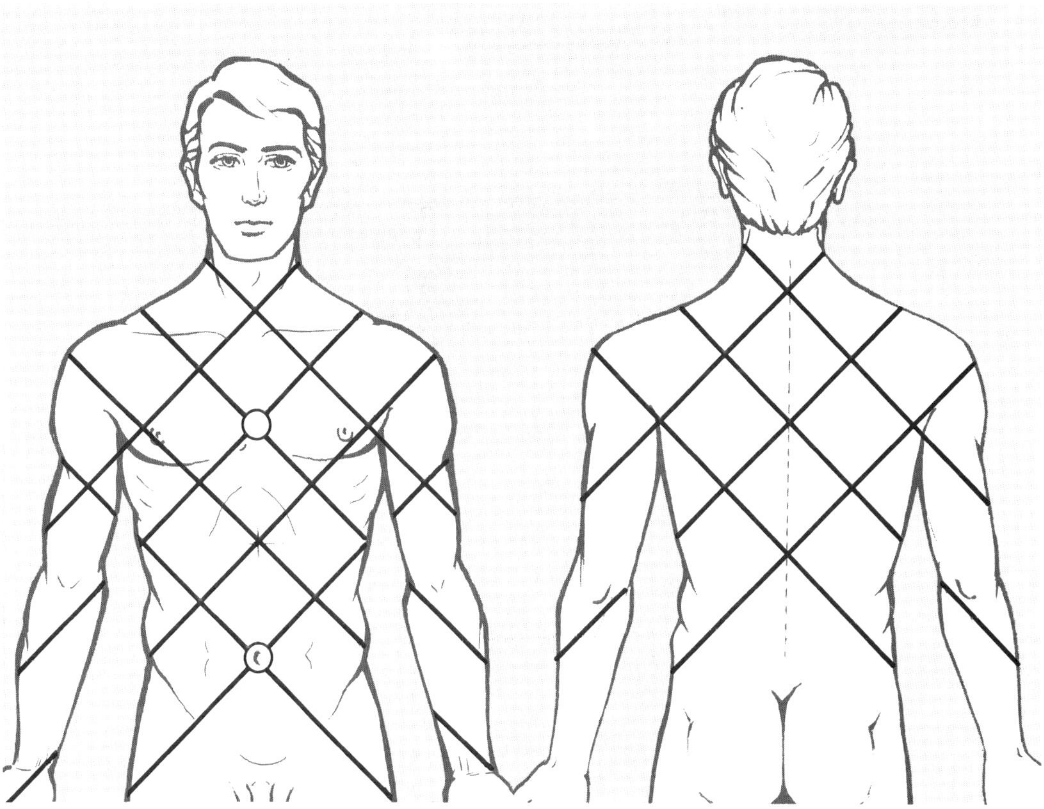

Abb. 18: Diagonale Meridianverläufe nach Mandel

war immer schon das Ziel der östlichen Medizin. Eben nicht solange zu warten, bis die Spitze des Eisberges einer Erkrankung sichtbar wird, um diese dann eventuell abzutragen. Ohne Zweifel hat die westliche Medizin in vielen Bereichen Großes geleistet. Deshalb erscheint mir die sinnvolle Synthese beider, der westlichen und der östlichen Medizin, nötig und erstrebenswert; auch das Plus und das Minus stehen sich in unserem Körper antagonistisch gegenüber und sind trotzdem gleichzeitig wirksam. Die Folge bioenergetischen Denkens ist die ganzheitliche Betrachtung des Menschen und all seiner Funktionen. Eine isolierte Krankheit kann es deshalb gar nicht geben. Krankheit erfaßt immer den Menschen in seiner Gesamtheit, d.h. Geist, Seele und Leib sind am Geschehen beteiligt. Jede Zelle unseres Organismus weiß von der anderen. Sie trägt das Programm des Ganzen in sich. Dies zeigte der Versuch von Gordon, der die Eizelle eines Frosches ausräumte, eine Darmzelle einlegte und befruchtete. Es entstand ein zeugungsfähiger Frosch. Dieses Klonen bewies also, daß die Lebensinformationen allumfassend sind. Das Chi der Chinesen oder die Bioenergie ist eine angenommene Größe, die man nicht beobachten kann, obwohl sie vorhanden ist. Diese Unklarheit muß zwangsläufig zur Kollision mit wissenschaftlichen Denkschemata führen. Die wissenschaftliche experimentelle Beweisfüh-

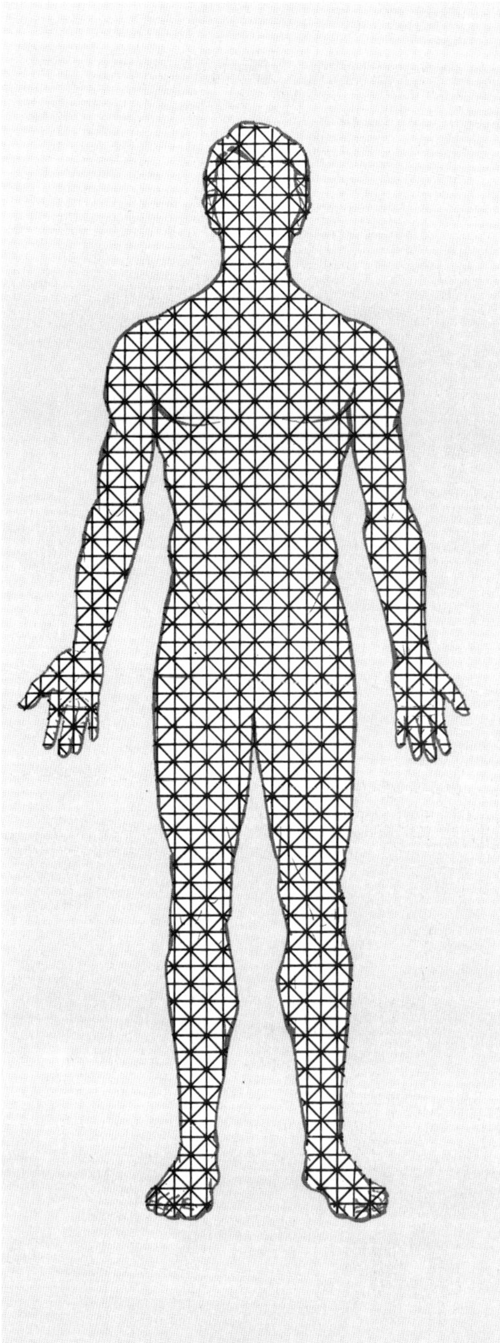

Abb. 19: Das Gitternetz der Meridianverläufe auf dem Körper

rung eines Problems setzt die Beobachtbarkeit voraus. Energie ist nicht zu beobachten, sehr wohl aber deren Wirkung, so z.B. können wir Licht dann wahrnehmen, wenn es von der Materie reflektiert wird. In einem wechselwirkungsfreien Raum ist Licht nicht wahrnehmbar. Wenn wir auf einem Oszillographen Figuren des elektrischen Stromes beobachten können, dann glauben wir an das Vorhandensein dieser Energie, obwohl auch hier die elektrische Energie nur über die Kupplung mit dem Meßgerät beobachtbar ist. In unserem Körper verhält es sich ähnlich. Die angenommenen bioenergetischen Potentiale der Zellen sind zwar nicht sichtbar, halten aber trotzdem die Materie des Menschen in jenem Spannungszustand, der es ermöglicht, die Einheit des materiellen Systems der Zellen zu gewährleisten. Max Planck sagte einmal sinngemäß, daß es keine Materie an sich gibt. Materie entsteht und besteht nur durch Kräfte, welche die Atomteilchen in Schwingungen versetzen und zum winzigen Satellitensystem des atomaren Gefüges zusammenhalten. Ein Atom ist nicht allein als Materie zu begreifen, sondern als Energiefeld. Folglich müssen wir uns mit der Regulation der Energie auseinandersetzen. Im menschlichen Körper sind es unter anderem Natrium-Ionen, die über Nervenleitungen Informationen tragen. Es ist jedoch zu fragen, ob nicht die Wechselwirkungen zwischen geladenen Teilchen, nämlich die Photonen, die eigentlichen Informationsträger sind. Im Gegensatz zu den trägen Ionen oder Elektronen, die an Masse gebunden sind, können sich Photonen mit der größtmöglichen Geschwindigkeit (Lichtgeschwindigkeit) ausbreiten.

Der Ruhezustand eines lebenden Systems kennzeichnet den kohärenten Zustand, d.h. der Informationsfluß des Systems ist ausgeglichen und normal. Inkohärenz bedeutet demnach das Verlassen des Ruhezustandes

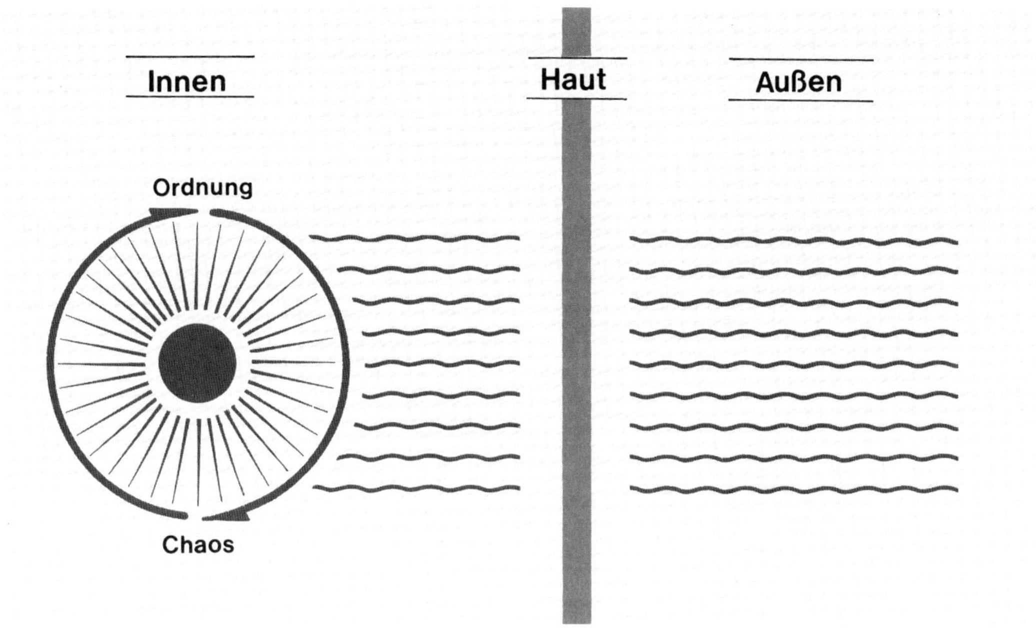

Abb. 20: Kohärenz: Ruhendes, in sich stabiles System

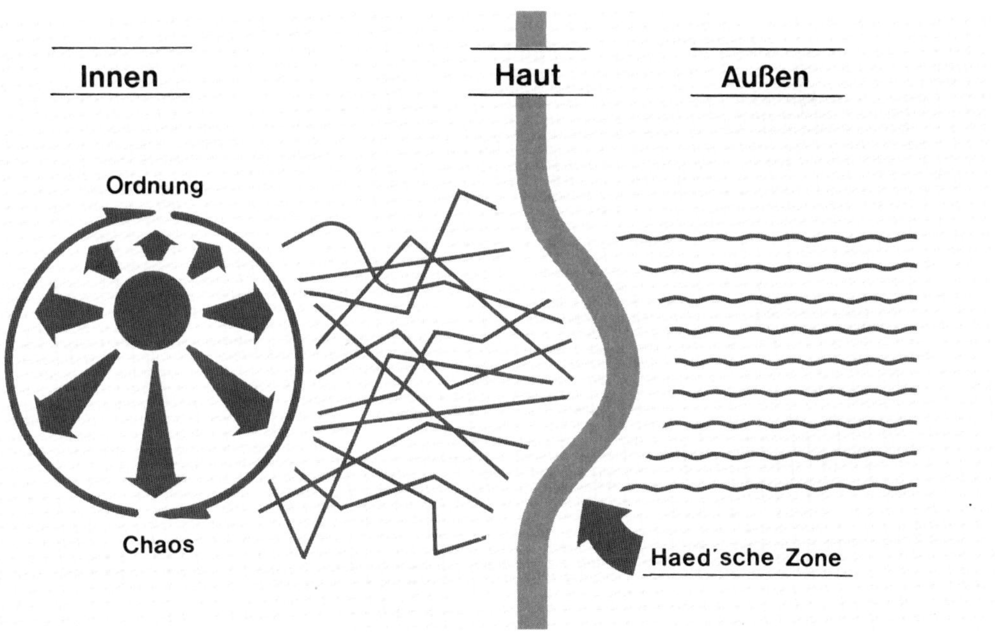

Abb. 21: Inkohärenz: Der ruhende, gleichgewichtige Zustand des Systems geht verloren

innerhalb des Systems. Damit beginnt Ungleichgewicht, die normale Schwingung wird verlassen, es entsteht Unordnung, Fehlinformation, die sich ausbreiten kann. Die These von der Gleichgewichtigkeit des „Innen und Außen" kann diese Überlegungen auch im Hinblick auf die Farbpunktur verständlich machen.

Überlegt man, wie die auf der Haut zu tastenden Segmentzonen zustandekommen, so richtet sich der Blick auf innere Veränderungen von Zellen und Organen, also inkohärente Funktionen von Systemen. Nach Popp ist ein Anstieg der Photonenemission eines Systems immer dann gegeben, wenn die Funktionen den gleichgewichtigen Zustand der Kohärenz verlassen. Dadurch kann es zu Elektronenreaktionen kommen, die wiederum auf der Hautzone Segmente und energetische Punkte verändern. Die Überlegung, daß über die Oberfläche eben dieser therapeutischen Zonen der Prozeß umgekehrt werden kann, ist die zentrale Hypothese der Farbpunktur. Die Strahlen des Farblichtes schleusen Informationen über die gestörten Zonen in den Körper und vermögen durch Resonanz zur Entstörung entgleister Systeme beizutragen. Gehen wir zurück zu den Anfängen der Photonenforschung. Einstein beschäftigte sich vorrangig mit der Wechselwirkung zwischen Licht und Materie. Die Arbeiten Heinrich Hertz vermittelten ihm den richtigen Denkansatz. Hertz hatte als erster beobachtet, daß Licht, das auf eine Metallplatte trifft, Elektronen aus dem Metall schlägt. Auf diesem sogenannten Photoeffekt basiert heute z.B. die Wirkungsweise eines Belichtungsmessers. Die durch das einfallende Licht aus den Atomen der Metalloberfläche gelösten Elektronen fließen bei angelegter Spannung als Strom, der gemessen und auf eine Skala übertragen werden kann. Die Energie des Lichtes wird auf die Elektronen übertragen. Dadurch werden sie beschleunigt und sie treten aus der Oberfläche aus. Nun könnte man annehmen, daß eine große Lichtintensität eine stärkere Beschleunigung der Elektronen zur Folge hat als schwaches Licht. Die Messungen zeigten jedoch, daß die Lichtintensität keinen Einfluß auf die Geschwindigkeit hat, sondern in direktem Verhältnis zur Menge der freiwerdenden Elektronen steht. Andererseits erkannte man eine Beziehung zwischen Lichtfrequenz und Elektronenbeschleunigung. Trifft z.B. kurzwelliges, blaues Licht auf die Metallplatte, werden die Elektronen mit einer größeren Geschwindigkeit herausgeschleudert als beim Auftreffen langwelligen, roten Lichtes. Lange Zeit fand man für dieses Phänomen keine Erklärung. Erst mit Einsteins Theorie, für die er 1922 den Nobelpreis für Physik erhielt, gelang die Deutung: Licht ist eine elektromagnetische Wellenerscheinung, bei der die Energie in bestimmten „Bündeln" transportiert wird.

Diese kleinsten Lichtatome oder Photonen, wie er sie nannte, verdeutlichen zum einen, daß neben der Materie auch das Licht aus kleinsten Elementarteilchen besteht, zum anderen, daß Licht sowohl eine Wellenerscheinung als auch ein Teilchenphänomen ist. Das Photon entspricht Wellenzügen, in denen Energie gebündelt ist. Sie breiten sich mit Lichtgeschwindigkeit aus. Die Energie des Photons ist von der Wellenlänge abhängig. So sind die Photonen des roten Lichts energieärmer als die des blauen; Photonen der Gammastrahlung mit 10^{-16} m Wellenlänge gehören zu den energiereichsten, die der Radiowellen mit z.T. mehreren Metern Wellenlänge zu den energieärmsten Strahlen. Einstein lieferte die Deutung des Photoeffekts. Bei hoher Lichtintensität trifft eine große Zahl von Photonen auf die Metallplatte. Viele Elektronen verlassen die Oberfläche. Je kurzwelliger das Licht ist, umso energiereicher ist das Photon, was dann bei der Energieübertragung auf ein Elektron zu einer stärkeren Beschleunigung führt. Der amerikanische Physiker Arthur Compton bewies später die Einsteinsche Hypothese am sogenannten „Compton-Effekt". Was ist der Unterschied zwischen Photonen und Materieteilchen wie Elektronen und Atomkernen? Ein wesentlicher Unterschied besteht in der Ruhemasse. Photonen sind aufgrund ihrer Masselosigkeit dazu gezwungen, sich durch den leeren Raum ständig mit Lichtgeschwindigkeit zu bewegen. Die anderen Elementarteilchen können sich wegen ihrer Masse mit geringeren Geschwindigkeiten, nicht aber mit Lichtgeschwindigkeit fortbewegen. Photonen stehen in Wechselbeziehung zur Materie. Sie können Materie auch durchdringen, übertragen Energie aber im allgemeinen auf alle elektrisch geladenen Teilchen, z.B. Elektronen (Compton-Effekt). Elektrizität ist fundamental die Wechselwirkung von Photonen mit Ladungen. In der Natur wirken Photonen als Energieträger. Die Sonnenenergie in Form von Photonen wird absorbiert und in andere Energieformen, z.B. Wärme, umgewandelt.

Diese wissenschaftlichen Erkenntnisse bringen für die Farbpunktur und die Farbtherapie eine Erklärung ihrer Wirksamkeit.

Die Physik der Photonen, gekoppelt mit dem empirischen Wissen der Akupunktur, ergibt eine Synthese, die sich therapeutisch nutzen läßt. Es ist meine These, daß die Akupunkturpunkte eine Affinität zu elektromagnetischen Wellen, dabei besonders zu den Farben haben. Die Möglichkeit, Farben durch den Farbfocus direkt mit der Haut zu konfrontieren, war und ist in jedem Falle für die schnelle Wirksamkeit der Farbakupunktur von Wichtigkeit. Ebenso bin ich überzeugt, daß die Haut den Lichtkontakt braucht. Es ist ein elementarer Unterschied, ob ich die Akupunkturpunkte mit beliebigen elektromagnetischen Wellen oder mit reinen Farben konfrontiere. Dies ergibt sich logisch aus den eben dargelegten feststehenden physikalischen Regeln. Dabei kommt es selbstverständlich auch zu einer Verbindung des Innen und Außen. Die von Einstein entdeckten Photonen des Lichtes, die Erklärung ihrer

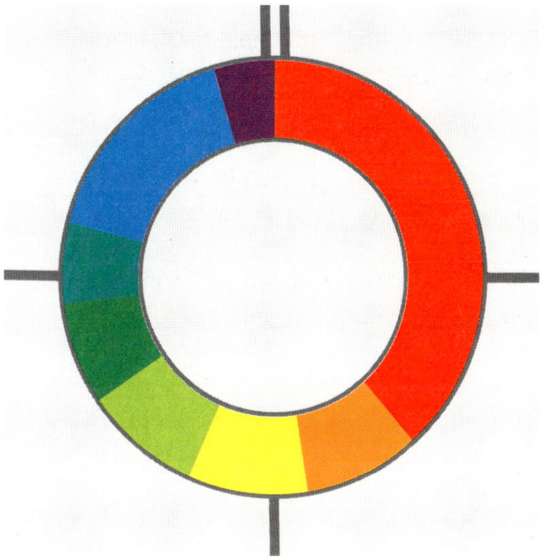

Abb. 22: Farbuhr, Farbanteile und -positionen entsprechen der Anordnung im Spektrum

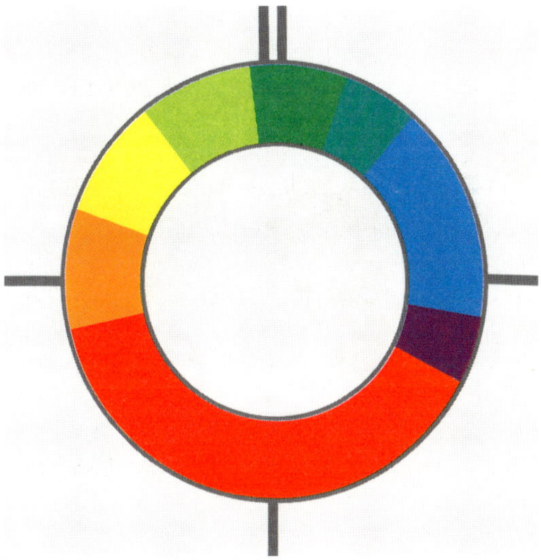

Abb. 23: Ungleichgewicht, instabile Farbanordnung. Farbanteile haben sich verschoben (aus „Die kosmische Oktave", Cousto)

physikalischen Wirksamkeit und die in neuerer Zeit veröffentlichte Photonenforschung von F.A. Popp in bezug auf lebende Systeme scheinen hier das Innen und das Außen harmonisch zusammenzufügen.

Die Biophotonenforschung, die Kenntnis einer ultra- schwachen Strahlung in lebenden Systemen, bringt uns zu energetisch- therapeutischen Modellen, die in der Zukunft eine große Rolle bei der Behandlung von Krankheiten spielen werden. Wenn es so ist, daß die Zellen des lebenden Organismus die harmonische Wellen- und Quantenform des Lichtes in sich tragen, und dies nur dann so ist, wenn dieses lebende System in Harmonie mit sich und zu seiner Umgebung schwingt, so kann die Kenntnis der Farbpunktur und der Farbakupunktur nicht hoch genug eingeschätzt werden. Geben doch die Farbstrahlen gemäß ihrer Wellenlänge und der damit verbundenen Photonenzahl Energien an die dem Körper innewohnenden Elektronen ab, um diese entweder auch zu beschleunigen, oder deren Anzahl zu erhöhen. Diese physikalische Reaktion von Photonen und Elektronen bleibt nicht ohne Wirkung auf das Schwingungsverhalten von Zellen und Geweben im menschlichen Körper. Stellen wir uns vor, der Farbkreis des Regenbogens wäre eine Uhr, bei der die Zeiteinteilung der Menge der vertretenen Farben von rot bis violett entspricht. Solange der jeweilige Anteil der Farben harmonisch innerhalb dieses Farbkreises vorhanden ist, schwingt auch das System in Harmonie oder Kohärenz.

Stellen wir uns weiter vor, daß sich die Potentiale innerhalb dieser Farbuhr zugunsten einer Farbe verschieben. Dann gerät das System als Folge dysharmonischer Schwingung und damit Inkohärenz aus den Fugen. Licht in der menschlichen Zelle ist einwandfrei nachgewiesen. Demzufolge sind auch die Farbanteile der Zelle durch das Licht bestimmte Größen. In Wirklichkeit kann jedoch das billionenfache Kollektiv der Zellen des menschlichen Körpers nicht in der idealen Gleichgewichtigkeit einer angenommenen Farbuhr schwingen. Auch die Aufgabenstellung der einzelnen Zellverbände läßt dies unwahrscheinlich erscheinen. Zudem ergibt sich dies auch aus der Konfrontation von Keimblatt und Grundfarben: dem Mesoderm steht das Rot, dem Entoderm das Blau und dem Ektoderm das Gelb gegenüber.

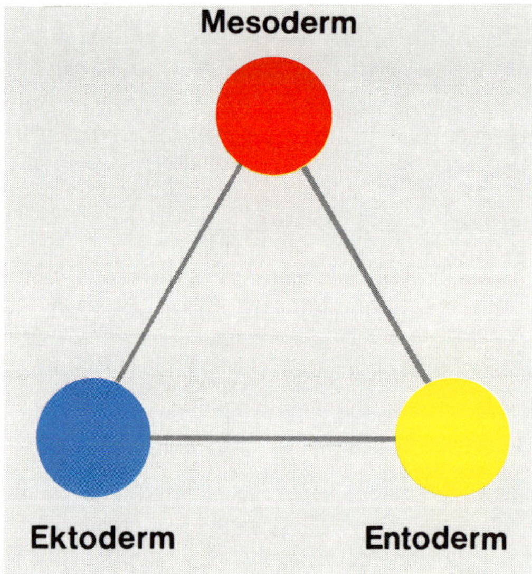

Abb. 24: Die Zuordnung der Grundfarben zu den Keimblättern

Bei der Erarbeitung der Farbpunktur ging ich theoretisch von dieser Gegebenheit aus und stellte das alte Wissen der Farbwirkung den Erkenntnissen der Physik gegenüber. Weiterhin mußte die Frage beantwortet werden, wie Einfluß auf die Zellen, die über spezifische Schwingungsmodalitäten verfügen, genommen werden kann. Besonders das System der Akupunktur bot sich an, da ja seit Jahrtausenden mit der Nadel, Kräutern (Moxa) oder auch Massagen die energetischen Potentiale ausgeglichen werden konnten. Es war zu überlegen, ob das Netz der Akupunkturpunkte Affinitäten zu den einzelnen Farben zeigte. Im Verlaufe von Überlegungen und späterer praktischer Versuche stellte es sich tatsächlich heraus, daß die einzelnen Akupunkturpunkte eine besondere Beziehung zu den Farben haben. Weiterhin erkannte ich, daß alle Akupunkturpunkte einem der komplementären Farbpaare entsprechen. Die Formulierung des Gesetzes über die Therapie mit komple-

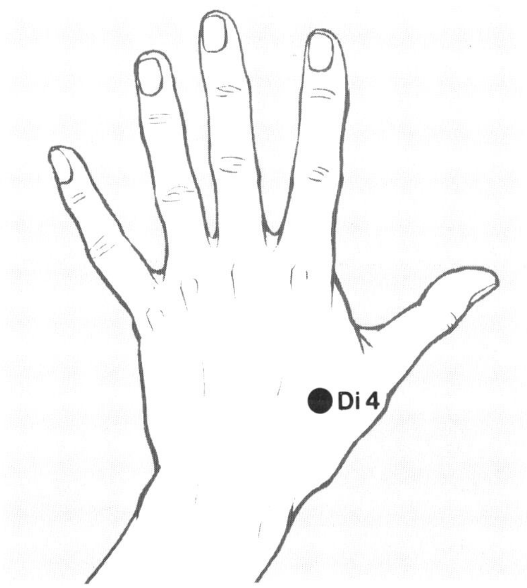

Abb. 25: Der Punkt Dickdarm 4 zur Behandlung der Diarrhoe

mentären Farben bedeutete die eigentliche Geburt der Farbpunktur. Die Akupunkturlehre spricht von Yin und Yang. Auch weiß man, daß der Akupunkturpunkt mal Yin- oder Yangpotential haben kann, je nachdem wie der ihm zugeordnete Zell- oder Organbereich momentan beschaffen ist. Nehmen wir ein Beispiel: Ein Patient kommt mit einer Diarrhoe (Durchfall). Unter anderem wäre der Akupunkturpunkt Dickdarm 4 (siehe Abb.25) für eine Nadelung indiziert, da er in der Regel ein Übergewicht an Yin-Qualität zeigt. Nach der feststehenden Regel würde man diesen Punkt mit einer Goldnadel tief akupunktieren. Nach der französischen Akupunkturlehre verwendet man das Metall Gold zur Tonisierung, d.h. man bringt durch diese Manipulation Energie in die zugeordneten Zellbereiche und gleicht diese aus. Wie man sich diesen Energietransport vorstellen kann, soll später begründet werden. Die Folge der Therapie ist meist eine Beruhigung der Situation im Darm. Was ist geschehen? Da die Übergewichtigkeit der Yin- oder Minusenergie in den betroffenen Gewebsbereichen angenommen wurde, behandelte man mit einem Metall (Gold), das positive Yang-, also Plusenergie, mobilisierte, um das zu starke Yin abzubauen.
Das Resultat ist dann eine Gleichgewichtigkeit beider energetischer Größen Yin und Yang.

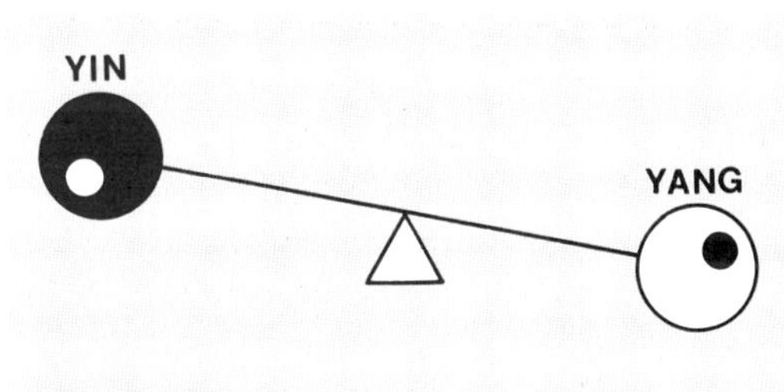

Abb. 26: Im Ungleichgewicht zwischen Yin und Yang kommen Krankheitsgeschehen zum Ausdruck

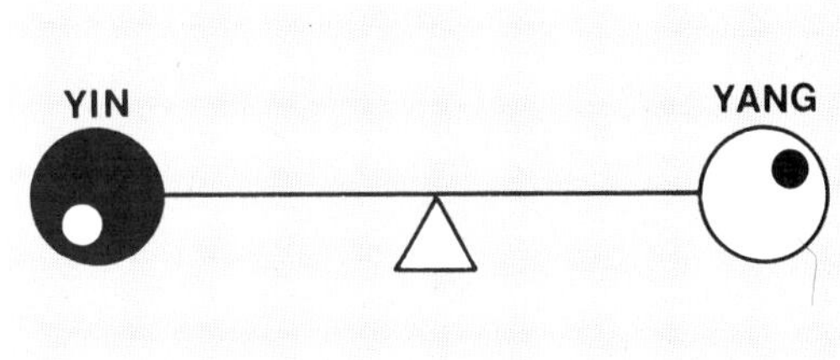

Abb. 27: Die Akupunktur schafft Gleichgewicht zwischen Yin und Yang

Damit ist eine Beruhigung und ein Ausgleich der Zellfunktionen eingetreten. Übertragen wir nun dieses Beispiel auf die Farbpunktur, so haben wir es mit drei komplementären Farbpaaren zu tun, wobei in unserem Falle das Paar gelb-violett zum Tragen kommt. Die Farbe gelb vertritt das Yang, das Violett die Yin-Energie. Mittels des Pyramidenfocus hätte man statt der Goldnadel die gelbe Farbe einsetzen können, um zu den gleichen Ergebnissen zu gelangen.

Kehren wir zurück zu unserer Farbuhr. Das Farbniveau war im Falle der Diarrhoe zum Yin-Pol, also in Richtung violett verschoben. Deshalb mußte die komplementäre Farbe gelb für Ausgleich und Harmonie der energetischen Potentiale sorgen. So kann man sich in alien anderen Fällen die Regulation mit der Farbpunktur vorstellen. Man verfügt jedoch über ein viel differenziertes Instrumentarium als die Gold- (Yang) oder die Silbernadel (Yin). Die drei komplementären Farbpaare rotgrün, blau-orange und gelb- violett beherrschen das gesamte Lichtspektrum der Zellen mit ihren Energieträgern, den Photonen, die spezifisch rot, gelb, orange, grün, blau und violett an Elektronen abgeben. Für die Farbpunktur und Farbakupunktur mit dem Pyramidenfocus ist der Einsatz der komplementären Farben erster Grundsatz. Geht man nun davon aus, daß die Umwandlung eines harmonisch schwingenden Lichtes, also Welle plus Photon, in das vermehrt quantenförmige Licht der Photonen Inkohärenz und Unordnung und somit Krankheit bedeutet, dann ist der Einsatz der komplementären Farben über die Haut und die darin enthaltenen Akupunkturpunkte oder Energieschleusen eine gute Möglichkeit, auf das Gesamtsystem einzuwirken. In jeder gestörten Zelle fehlt die fließende energetische Information, die hypothetisch auch mit der Veränderung der Licht- und Farbqualität in der Zelle einhergeht. Es gilt, das Übergreifen falscher Schwingungspotentiale auf die unmittelbare Umgebung zu verhindern. Ähnlich wie ein Stein, der ins Wasser fällt, von der Eintauchstelle weg immer größere Wellen erzeugt, so kann man sich das Fehlverhalten einer inkohärenten Zelle auf ihre Umgebung vorstellen. Dies aber geschieht fortwährend in unserem Körper. Die Regulationsmechanismen sind meist in der Lage, die Situation zu meistern. Gelingt dies nicht, so verspürt der Mensch ein anderes Informationssignal, z.B. Unwohlsein oder Schmerz.

Gehen wir von der Popp'schen Hypothese aus, daß Photonen als Informationsträger im lebenden Organismus anzusehen sind, dann bedingt dies, daß jede Unordnung, also jede Hemmung des Informationsflusses, mit einem Anstieg der Photonen im System einhergeht. Das bedeutet, daß der Ausfall von Zellen, aus welchen Gründen sie auch immer sterben, mit einer Zunahme der Strahlungsintensität verbunden ist. Die Harmonie des Gesamtsystems ist aber in dem Moment gefährdet, wo der normale Lebensrhythmus der Zelle gestört ist. Durch innere oder äußere Einwirkung verändert sich demzufolge das kohärente Informationsgefüge.
Bereits an dieser Stelle sollte man eingreifen, um das System in einen kohärenten Zustand zurückzuführen. Dies kann durch viele bekannte Methoden erreicht werden, gleichgültig, wie sie auch heißen mögen: Solange sie das Bestreben des Körpers zur Regulation unterstützen sind sie gut und richtig. Die neu entwickelte Farbpunktur reiht sich in die vielfältigen Therapien, die es gibt, ein und versucht, ihren Platz in der Behandlungsmethodik zu finden.
Licht und Farben wirken also im System gesamtenergetischer Informationen. Da, wie bereits erklärt, die menschliche Zelle auch energetische Lichtqualitäten besitzt, liegt es nahe, die Farben zur Unterstützung körperlicher Regulationsversuche einzusetzen. Die Kenntnisse vom adäquaten Schwingungsver-

halten unserer Zellen zum Licht – und somit zu den Farben – ist auf altes Wissen zurückführbar. Das menschliche Auge einerseits und die Rezeptoren der Haut andererseits sind die Schleusen des Körpers, durch die Farben aufgenommen werden, damit sie ihre Wirkung bis hin zu den kleinsten Bausteinen entfalten können. Die Vorstellung, daß die Rezeptoren der Haut die Schwingungen des Lichtes kennen, scheint mir gerechtfertigt, wenn man bedenkt, daß Licht einen erheblichen Anteil am Leben hat. Treffen die Schwingungen des Farblichtes auf die Rezeptoren der Haut, so werden sie an die endokrinen Steuerungsorgane weitergeleitet. Dort wird selektiert, die Qualität der Informationen überprüft und bestimmt. Die blitzschnell erfolgenden Resonanzwirkungen breiten sich dann in jene Bereiche aus, in denen ein Schwingungsdefizit besteht. Das Resonanzprinzip besagt unter anderem, daß kleinste Schwingungen größte Wirkung haben. Wenn man in der Lage ist, einen Körper mit der ihm eigenen Frequenz in Eigenschwingung zu versetzen, werden bei geringer Sendeenergie erhebliche Resonanzkräfte frei. Die Therapie mit Farben will sich dieses Resonanzeffektes bedienen.

Anregung ist ein physikalischer Prozeß in Form der elektrischen Impulse über den nervalen Weg (Natrium-Ionen) in das Gebiet der Steuerungsorgane (Hypophyse, Hypothalamus). Das Licht und somit die Farben haben eine relativ hohe Energie. Treffen sie auf der Körperoberfläche auf, so ist die Haut auf Reaktionen vermutlich vorbereitet, da die Rezeptoren Licht kennen und so auch die Schwingungsanteile der darin enthaltenen Farben. Der Reiz pflanzt sich ohne nervale Leitung über die atomare Struktur durch Photonen und Elektronen direkt in das Gebiet des Hypothalamus fort und löst dort endokrine Reaktionen aus. Es ist anzunehmen, daß in unserem Organismus eine gewisse Polarität zwischen dieser Information und endokriner Reaktion herrscht. Hierbei hat dann die Information Priorität. Aus dieser Sicht ist der Einsatz der Farben als Therapeutikum Notwendigkeit. Die energetischen Impulse des Farblichtes sind in der Lage, Unregelmäßigkeiten im Schwingungsverhalten der Zellen zu eliminieren und damit Funktionsstörungen aufzuheben, oder bei vorhandenen Krankheiten dem Gesamtsystem in den Bereich harmonischer Schwingungsqualitäten zurückzuhelfen.Die Punkte des Akupunktursystems, die wir als Ventile oder Schleusen des Energieflusses ansehen, bieten sich für die Manipulation mit Farben an. Die Schwierigkeit lag bislang darin, daß das Farblicht durch Wärmequellen (Glühbirnen etc.) transportiert wurde. Dadurch mußte der Abstand zur Körperoberfläche so gewählt werden, daß die Wärmestrahlung die Indikation des Farblichtes nicht störte. Trotz der unbestreitbar guten Wirkung solcher Bestrahlungen befriedigte mich die Vorgehensweise nicht. Ich wollte direkten Kontakt mit den in der Haut liegenden Akupunkturpunkten, von denen ich annahm, daß sie die Schwingungen der Farben gemäß ihrer (bekannten) Indikation gezielter, schneller und besser weiterleiten würden. Die Konstruktion einer neuen Lichtquelle war gefordert und wurde durch ein Licht, das über Glasfasern zu den Farbfiltern geleitet wurde, erreicht.

Jetzt war die Wärmewirkung ausgeschaltet. Die jeweilige Farbe konnte direkt ihre Schwingung an entsprechende Zonen und Akupunkturpunkte abgeben. Auch war zu bedenken, daß es ein elementarer Unterschied ist, ob die Reaktionszonen der Haut mit sichtbarem weißem Licht konfrontiert oder lediglich die Schwingungen der jeweiligen Farbe aufgesetzt werden. Ich erinnere an das Farbsehen der Blinden: Diese Ergebnisse wurden besonders in der Sowjetunion er-

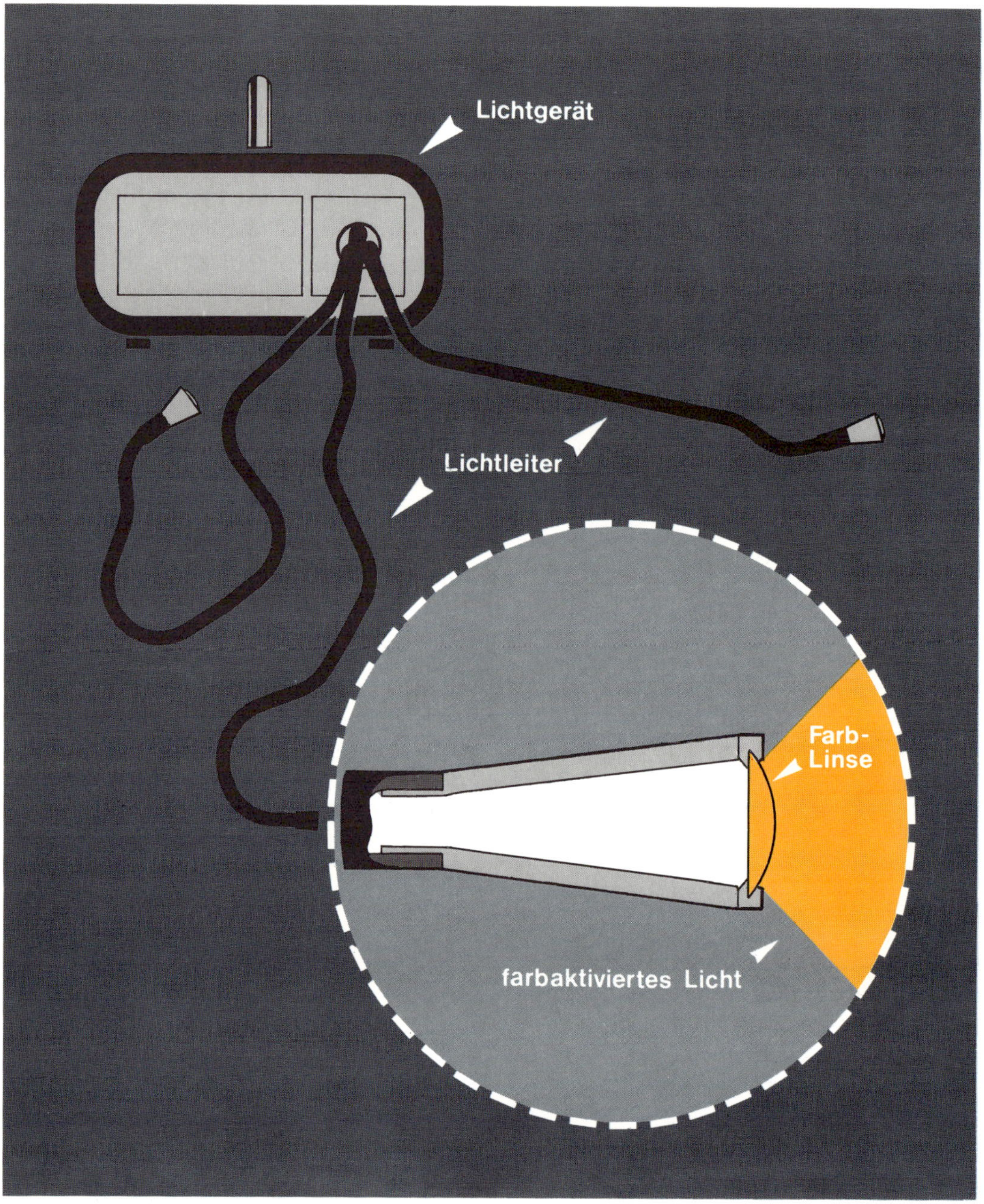

Abb. 28: Das Farbpunktur-Gerät ermöglicht das direkte Einschleusen der Farben ohne störende Wärmeentwicklung

zielt. Die Theorie, daß Blinde mit der Haut Farben sehen können, ist folglich bestätigt. Schon deshalb bin ich der Meinung, daß auch die Haut ganz allgemein Farben erkennen muß. Somit berechtigt die Anwendung des Farbfocus den Namen „Farbpunktur".
Ich möchte dieses Kapitel mit einer These beenden. Es ist nicht anzuzweifeln, daß das Sonnenlicht, oder besser das Licht überhaupt, auf die Funktionen unserer Zellen Einfluß nimmt. Deshalb darf man annehmen, daß das Licht beim Auftreffen auf den menschlichen Körper zerlegt wird, um nun in seinen Farben rot bis violett an die adäquaten Zellverbände als Information abgegeben zu werden. Dies setzt einerseits voraus, daß bestimmte Hautzellen, vielleicht sogar alle, die Funktion eines Prismas erfüllen. Andererseits muß das von der Natur geschaffene Zellniveau spektrale Eigenschaften besitzen. Eigenschaften, die dem Licht entsprechen und damit auch den Farben. Deshalb ist Farbtherapie in gewisser Weise Zelltherapie. Es ist an der Zeit, diese Behauptungen durch logische Hypothesen und Theorien zu untermauern. Davon handelt das nächste Kapitel.

Der Nachweis der informativen Energien durch den Kirlianeffekt

Anfang der 70er Jahre begann ich mich mit dem Kirlianeffekt zu beschäftigen. Dieser nach dem sowjetischen Forscher Semjon Davidowitsch Kirlian benannte Effekt läßt die bioenergetische Strahlung in einem Hochfrequenzfeld sichtbar werden und fotographisch darstellen. Schon Ende 1973 konnte ich sehen, daß die durch die Kirlianapparatur sichtbar werdenden Abstrahlungen eine Beziehung zum Befinden eines Menschen haben. Die danach einsetzenden Forschungen am kranken Menschen bewiesen eindeutig, daß es einen Zusammenhang energetischer Phänomene mit vorhandenen Irritationen der Zellen gibt, und daß man die feinen informativen energetischen Spuren auf einem Fotopapier sichtbar machen konnte.

Die Konfiguration von Strahlen, Punkten und weiteren Strahlenphänomenen habe ich zusammengefaßt, statistisch geordnet und in eine Organ-Topographie übertragen. Jetzt war es möglich, über das visuell erfaßbare energetische Phänomen einen direkten Hinweis auf ein oder mehrere erkrankte Organe zu bekommen. Mehr noch: durch mein von vielen Lehrern, besonders von Dr. Markgraf, übernommenes ganzheitlich-energetisches Denken erkannte ich, daß es elementare Zusammenhänge innerhalb der energetischen Phänomenologie gibt, was bedeutete, daß die einzelnen Organfelder in der vorhandenen Topographie Verbindungen zeigten, die nach einer neuen Betrachtungsweise verlangten. Mit der Zeit ergab sich, daß die vielfältige Phänomenologie, wie sie auf Kirlianbildern meiner Methode auftrat, in einem grundsätzlichen Zusammenhang stand.
Der Funktionskreis des Leidens schien hier sichtbar zu werden und die Spur zu den wirklichen Ursachen von Krankheit auffindbar.

Ich nenne meine Methode „Energetische Terminalpunkt Diagnose" (E-T-D). Die E-T-D ist den ätiologischen, prognostischen und visuellen Diagnostiken als neue Art hinzuzufügen und als energetisch- informativ zu bewerten. Der dauernde Umlauf aller an den lebenden Organismus gefesselten oder von ihm produzierten und aufgenommenen Energien ist Voraussetzung für die Gesamtinformationen, die diese Energien in sich tragen. Somit stellt die in einem energetischen Terminalpunktbild sichtbar gemachte körperliche Gesamtinformation eine Geheimschrift dar. Dadurch kommt das Informationsprinzip zum Tragen, das besagt, daß alle Phänomene, ob Wort, Schrift, Klang, Geruch etc. oder die Phänomene der E-T-D auf den geistigen Inhalt überprüft und durch Interpretation verwertbar gemacht werden müssen. Der Code einer Information muß verstanden werden, d.h. der geistige Sinn muß aus den sichtbaren Phänomenen herausgedeutet werden. Dies geschah bei der E-T-D durch die empirische Forschung. Die andauernde Beschäftigung mit den topographischen Organfeldern, und die Beobachtung, daß gleiche Phänomene immer gleiche Aussagen brachten, ergab die Möglichkeit der diagnostischen Interpretation. Stehen nun energetische Phänomene in bezug auf Veränderungen des lebenden Systems fest, so schließt sich automatisch die Überlegung an, aus diesen Informationen rückgekoppelt therapeutischen Einfluß auf das Geschehen zu nehmen.

Das Schwarz-weiß-Foto, wie es in der täglichen Praxis genutzt wird, vereinigt in sich drei wesentliche Faktoren:

1. Den energetischen diagnostischen Hinweis.
2. Den therapeutischen Hinweis aus der Zusammenfassung der sichtbaren Phänomene.
3. Die Kontrolle der Therapie durch ein weiteres Foto im Anschluß an die durchgeführte Manipulation.

Die dritte Möglichkeit der E-T-D, durchgeführte Behandlungen auf ihre Wirkung und Richtigkeit zu überprüfen, betrachte ich als besonders notwendig. Es ist hier gelungen, visuell dokumentarisch den Erfolg oder den Mißerfolg einer Therapie zu belegen. Diese Möglichkeit der Kontrolle einer Manipulation verhalf mir auch zu intensiven Beobachtungen der Farbwirkung auf den menschlichen Körper.

Mein Postulat, daß alle Phänomene des E-T-D-Bildes so lange bestehen bleiben wie auch die diagnostizierte Krankheit besteht, wurde erst kürzlich in einer wissenschaftlichen Arbeit an der Universität Saarbrücken bestätigt. Das heißt doch, daß bei einem Verschwinden krankheitsanzeigender Phänomene damit zu rechnen ist, daß das Leiden eines Menschen ebenfalls verschwunden ist. Die Reproduzierbarkeit der Phänomene wurde durch diese Arbeit bestätigt. Dies gibt mir Mut und die feste Überzeugung, daß vielleicht in nicht allzu ferner Zeit die in diesem Buch gemachten Aussagen in ihrem Kern ebenfalls bestätigt werden.

Die Energetische Terminalpunkt Diagnose, unter gleichem Namen 1983 veröffentlichte Literatur, war Ausgangspunkt für viele neue oder modifizierte Therapiemöglichkeiten. Einen großen Raum nahmen dabei die Therapien mit Farben ein. Die Faszination der Farben überhaupt, wie sie sich in so vielen Veröffentlichungen seit Goethe widerspiegelt, gab mir den Anstoß, Parallelen der Farbschwingungen zu den E-T-D-Phänomenen zu suchen und zu finden. In meinem oben erwähnten Buch definierte ich: „Wenn die Bioenergie des Menschen Träger von Informationen ist, so hat normaler, harmonischer Energiefluß, normale, harmonische Zellfunktionen zur Folge. Da jedoch Informationen nie einseitig fließen können, ergab sich daraus die Annahme des energetischen Kopplungsrhythmus zwischen Energie und Zelle und umgekehrt. Verändert sich aus irgendeinem Grunde die Information und verläßt somit den pulsierenden, gleichgewichtigen Rhythmus, so muß dies die Funktion der Zellen verändern". Da dieses energetische Prinzip analoge energetische Therapien fordert, die sich das Resonanzverhalten der Zelle zunutze machen, liegt es nahe, besonders die

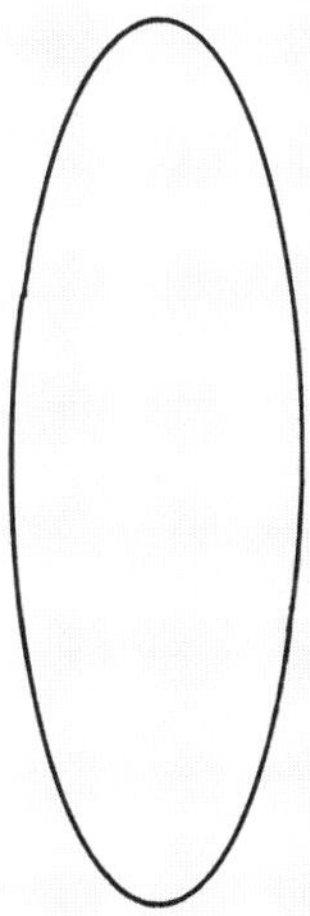

Abb. 29: Die vertikale Energieturbulenz steht für endokrine Insuffizienzen

Farben zur Reharmonisierung einzusetzen. Die E-T-D brachte mir die entscheidenden theoretischen Hinweise, wie man die energetische Therapie der Farben einsetzen muß. Eine Arbeitshypothese ließ sich zunächst aus dem energetischen Schwarz-weiß-Bild mit den darin enthaltenen Ebenen entwickeln. Die Ebenen vertikal, horizontal und diagonal waren und sind Eckpfeiler der Grundhypothese zur E-T-D, weil sie einen wesentlichen Teil der Interpretationsbasis darstellen.
Die vertikale Energieturbulenz steht für alle funktionellen Erkrankungen und für den Begriff der endokrinen Insuffizienz.

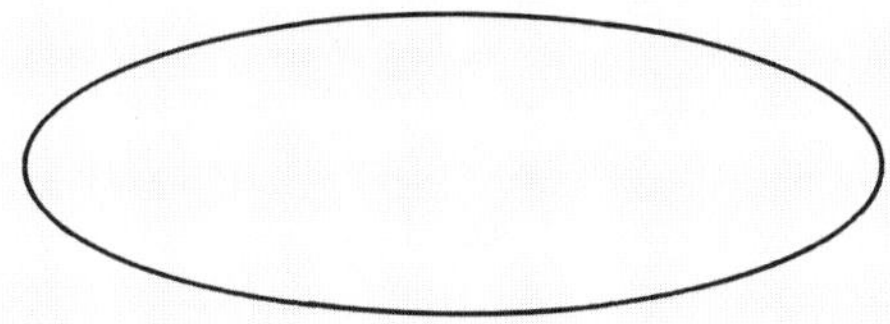

Abb. 30: Dem horizontalen Energieverlauf entsprechen alle entzündlichen Vorgänge

Der horizontale Energieverlauf entspricht den von mir entdeckten horizontalen Energiekanälen und steht für alle aggressiv entzündlichen Vorgänge im Organismus.

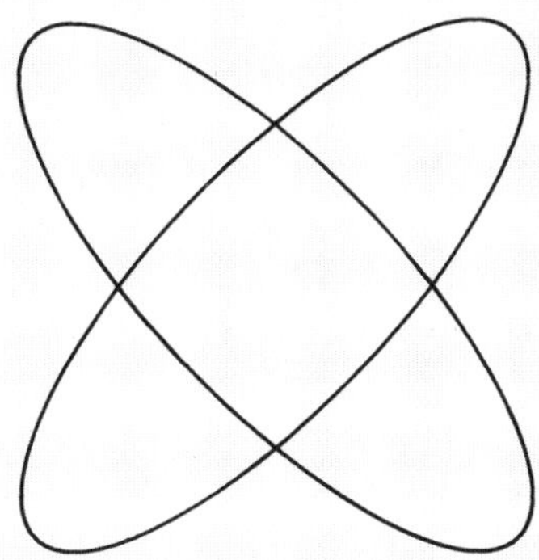

Abb. 31: Die diagonalen Energieturbulenzen weisen auf degenerative Erkrankungen hin

Eine diagonale Energieturbulenz schließt sich an und zeigt die degenerativen Erkrankungen in einem E-T-D-Bild.

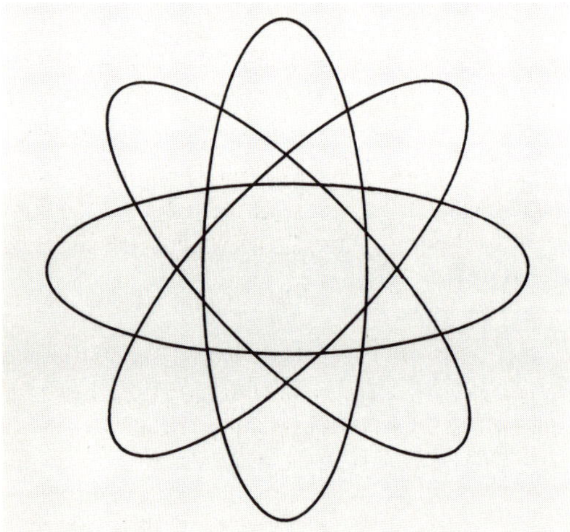

Abb. 32: Energetische Schwingungsebenen entsprechen dem Atommodell

Legt man nun diese drei Ebenen übereinander, so entsteht daraus das bekannte Atommodell. Hinzu kommt lediglich eine zweite diagonale Linie, wie sie sich - übertragen auf den menschlichen Körper – von rechts und von links ergibt.

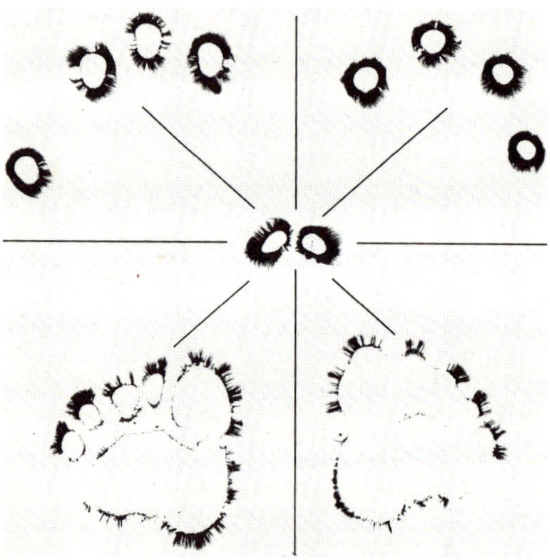

Abb. 33: Die Ebenen des ETD-Bildes

Drei Ebenen umfaßt auch das energetische Terminalpunkt-Bild.
Die Abstrahlung der Hände und der Füße stehen sich vertikal, polar gegenüber.
Die rechte und linke Seite des E-T-D-Bildes zeigt die horizontale Beziehung sowie der rechte Fuß und die linke Hand und umgekehrt die diagonalen energetischen Beziehungen.
Drei Ebenen zeigen auch die Grundfarben.

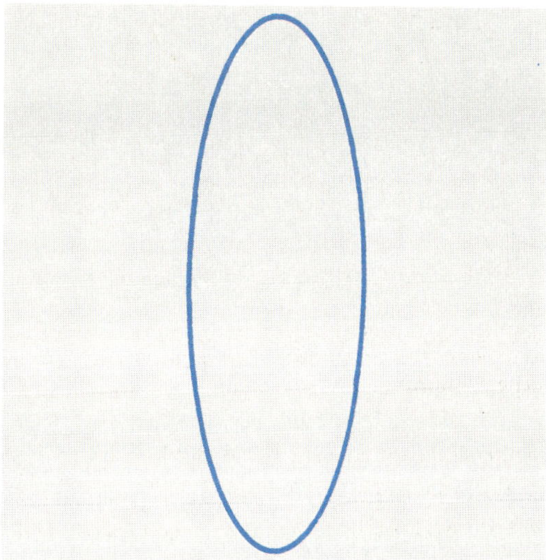

Abb. 34: Die vertikale blaue Farbebene steht für das Endokrine, Funktionelle

Die blauen, vertikalen Linien, sind dem Endokrinen, Funktionellen zuzurechnen.

Abb. 35: Die gelbe horizontale Linie steht für Reaktion und Aggression

Die gelben, horizontalen Linien, die nach der Symbolik der Farben Chronisches akut machen.

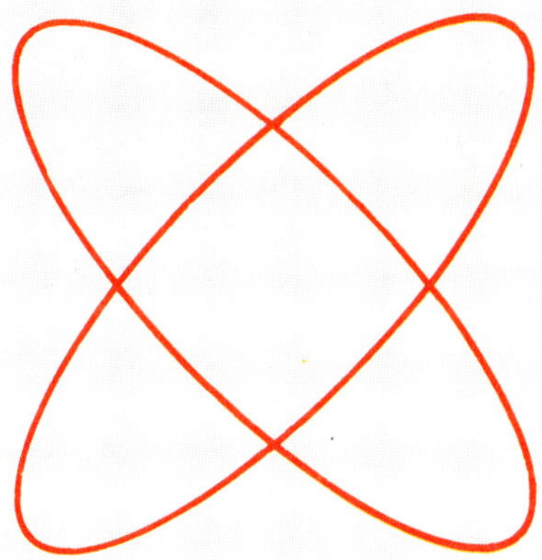

Abb. 36: Die roten diagonalen Linien stehen für Anregung und Wachstum und entsprechen den degenerativen energetischen Strukturen

Weiterhin die roten Diagonalen, die gemäß der Farbenlehre Anregung und Wachstum ergeben.

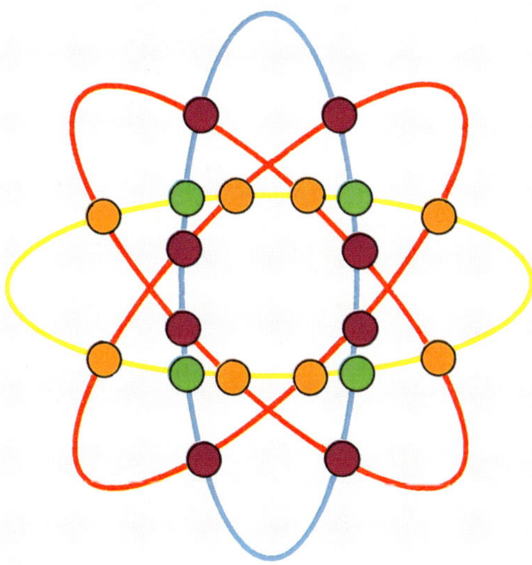

Abb. 37: Mischfarben erster Ordnung als Schnittpunkte der Farbebenen

Legt man nun die drei Farbebenen übereinander, so zeigen die Schnittpunkte in verblüffender Weise die von Goethe beschriebenen Mischfarben erster Ordnung.

Die Zusammengehörigkeit energetischer Ebenen, ob nun im Schwarz-weiß-E-T-D-Bild oder in der Betrachtung der Grundfarben, brachte mir die phantastische Überlegung, daß die Grundschwingungen der Farben mit den energetischen Grundgesetzen in Übereinstimmung stehen.

Es kamen weitere Überlegungen hinzu. Neben dem Schwarz-weiß-Bild werden in meiner Praxis regelmäßig Farb-E-T-D-Bilder von Patienten angefertigt.

Die Farbfotographie der Finger und Zehenkuppen, wie sie bei der E-T-D angewandt wird, ergab die Möglichkeit zu einer weiteren Arbeitshypothese. Bei der Betrachtung eines farbigen E-T-D-Bildes fällt auf, daß drei Farbnuancen die Gesamtstrahlung beherrschen. Ich bin mir natürlich bewußt, daß andere Forscher in ihren Kirlianaufnahmen viele weitere Farben produzieren, z.B. rot, gelb oder grün. Nach meinen Beobachtungen hängt dies besonders mit der Beschichtung der einzelnen Fotomaterialien zusammen.

Ich benütze seit ca. 10 Jahren das Ilford Cibachrom-Positiv-Papier um Farb-E-T-D-Aufnahmen von Patienten anzufertigen. Die vielen Bilder, die ich gesehen habe, zeigen immer drei Farbnuancierungen.

Eine violette Eruption als äußerer Strahlenkranz, der gemäß aller esoterisch-metaphysischen Überlegungen dem Geistigen zuzuordnen ist. Eine grünlich-blaue Farbe, die den mittleren Strahlenkranz bildet und die ich mit dem Seelischen in Verbindung bringe. Die innere weiße Strahlung ist – gemäß dem Drei-

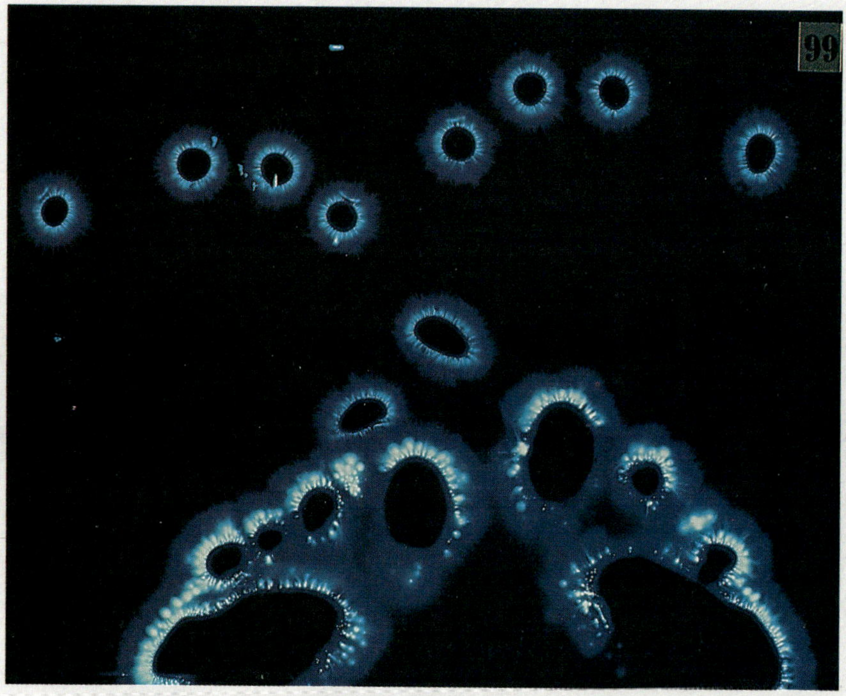

Abb. 38: Das farbige ETD-Bild läßt Rückschlüsse auf die metaphysische Dreiteilung der menschlichen Existenz zu

klang – dem körperlich Materiellen zuzuordnen. Diese weißen Strahlen weckten mein besonderes Interesse. Weiße Strahlung gibt schlechthin den Hinweis auf das Licht, das uns umgibt und das wir kennen. Dieses Licht aber muß den Gesetzen der Dimensionen unterworfen sein, was bedeutet, daß man spektrale Eigenschaften erwarten muß. Harmonische Umflußstrahlungen, die alle drei Farbbereiche des E-T-D-Bildes ausgeglichen zeigen, geben den Hinweis, daß auch die topographisch plazierten Organe und Systeme ausgeglichen sind und in Harmonie schwingen. Verändern sich die drei Umflußstrahlungen und besonders das weiße Licht, ist mit körperlichen Unregelmäßigkeiten zu rechnen. Verschiedene Qualitäten der weißen Strahlung sind dann zu beachten. Vom alles überstrahlenden Weiß bis zum Verlust des weißen Lichtes. Einzuordnen ist dies dann zu den Begriffen – endokrin, toxisch und degenerativ. Hierbei spielt die Symptomatik des Patienten zunächst keine Rolle. So wie nach den Kriterien der E-T-D-Schwarzweißaufnahmen die Strahlentypen eine erste Einschätzung und Einordnung des Patienten in ein mögliches Krankheitsgeschehen ermöglichen, so ist das Viel oder Wenig des Weißanteils einer Farbphotographie Träger erster negativer Informationen. Auch hier gibt die bestehende Topographie Hinweise auf besonders gestörte Segmente. Diese Segmente finden in ihrem Schwingungsverhalten ihre Entsprechung in den Farben des Spektrums, d.h. daß jede Körperregion in Analogie zu einer der Farben des spektralen Lichtes steht.

Das zweite wichtige Interpretationsschema bezieht sich auf die schon beschriebenen Ebenen.

1. Das Verhältnis der Abstrahlungen von den Händen zu den Füßen insgesamt als vertikale Polarität

2. Die horizontalen Schwingungsebenen rechte – linke Hand, rechter und linker Fuß.

3. Das diagonale Schwingungsverhalten rechter Fuß – linke Hand und umgekehrt.

Es ist also ein energetisches Gesetz, daß die drei Grundfarben rot, gelb und blau in den Ebenen vertikal, horizontal und diagonal schwingen.

Diesen Erkenntnissen ist bei einer spezifischen Farbtherapie (Farbpunktur) Rechnung zu tragen. Der Ausgleich dieser drei Schwingungsebenen ist wichtig und notwendig. Die gezielte Anwendung der richtigen Farbe unter Zuhilfenahme der Indikationen der Akupunktur und der Reflextherapie schafft diesen Ausgleich.

Alle wesentlichen Informationen des Lebens kann man im Anteil des Hypothalamus vermuten. Dieses übergeordnete Areal energetisch informativer Befehlsgewalt gilt es zunächst regulativ umzustimmen. Dies geschieht über den Ausgleich der Polaritätsverschiebungen auf allen drei Ebenen.

Die weichen harmonischen Impulse des Farblichtes geben Regulationsanstöße in das Interferenzmuster des hypothalamischen Systems.
Sie regen somit endokrine und neurophysiologische Reaktionen an, die ihrerseits die Resonanzkräfte mobilisieren. Dabei ist nochmals wichtig, sich vorzustellen, daß das Sonnenspektrum von unten nach oben im menschlichen Körper plaziert ist. Demnach ist das Genitalgebiet rot, der Scheitel violett. (s. Abbildung 40).

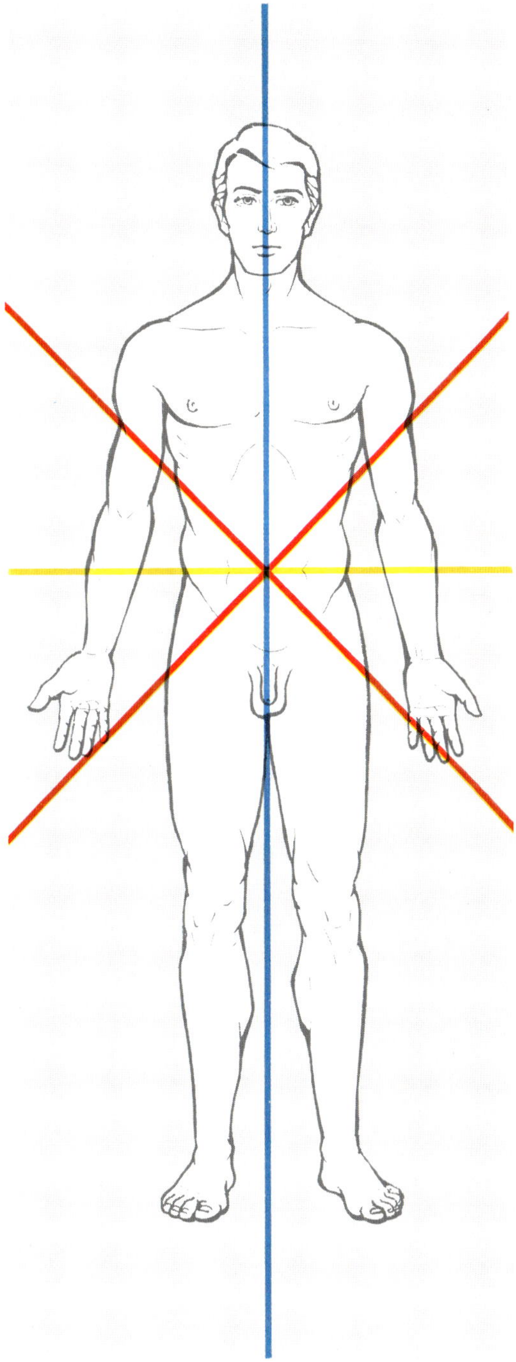

Abb. 39: Die Ebenen der Grundfarben

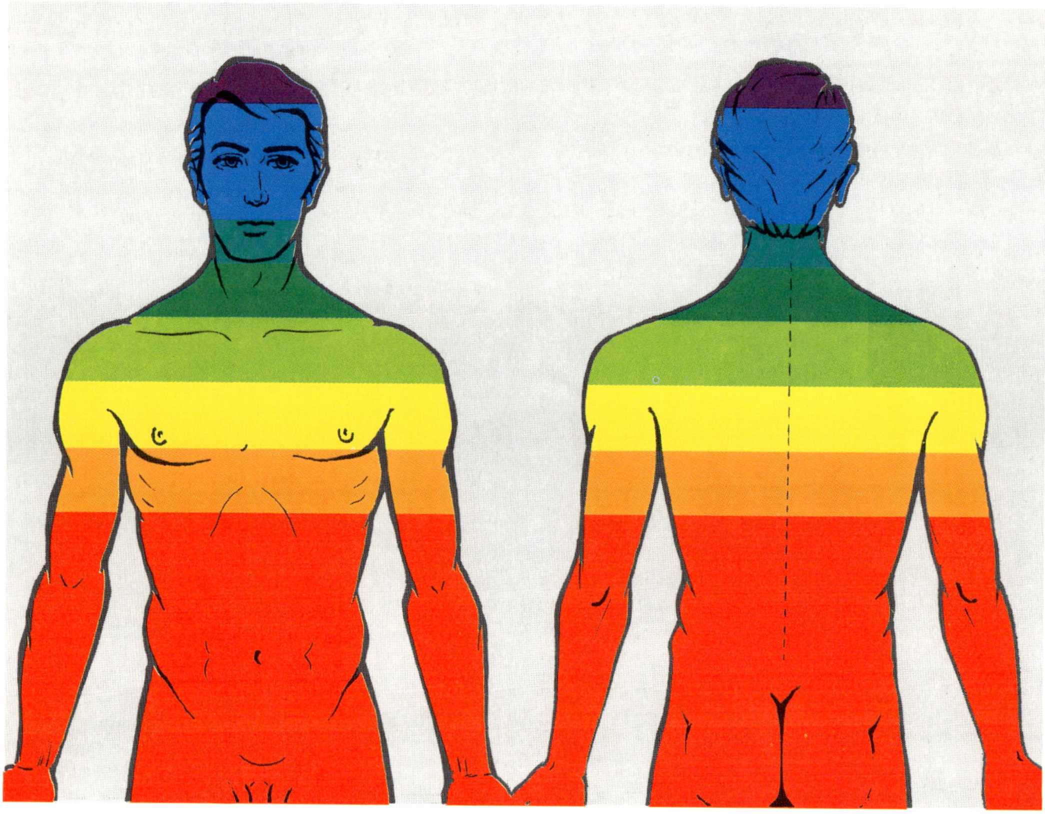

Abb. 40: Die Positionen der Spektralfarben auf dem menschlichen Körper

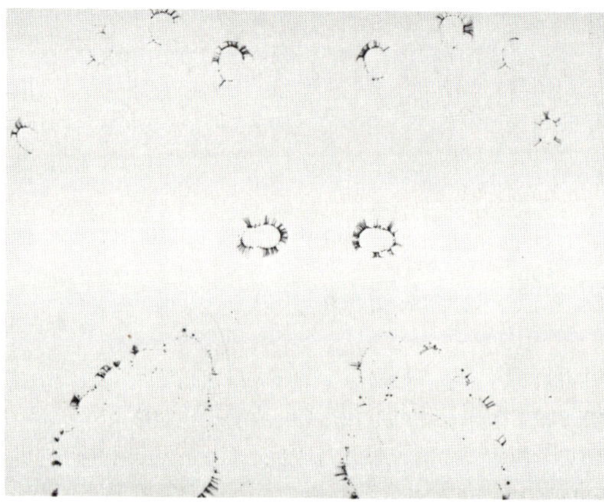

Abb. 41: Auf dem ETD-Bild ist deutlich die endokrine Strahlenqualität durch den Strahlungsverlust der Hände zu erkennen.

Gerade deshalb ist die Therapie der vertikalen Ebene an den Beginn einer Farbpunktur zu setzen. Den Hinweis, wann und wie eine solche vertikale Farbbestrahlung indiziert ist, gibt zunächst das Strahlenverhältnis zwischen Yang (Hände) und Yin (Füße).

Sind die Strukturen der Strahlen im Anteil der Hände leer, so hat der Kopf als höchster Teil des Körpers seine eigene Strahlung verloren. Es fehlt hier die Schwingung der Farbe blau. Um einen Energieausgleich zu erzielen, setzt man blaue Schwingung zu. Ohne E-T-D-Bild ist es der hormonell-, neurovegetative-Symptomenkreis, der für den vertikalen Ausgleich in Frage kommt. Hierbei bestrahlt man dann den Kopf über dem Punkt Yin-Trang blau. Das Verhältnis zwischen Yin und Yang muß jedoch mitbeachtet, und die vertikale Ebene im Zusammenhang der Chakren mitbedacht werden. Deshalb muß der Gegenpol komplementär mitbestrahlt werden. Es handelt sich dabei um den Punkt KG 3 der Akupunktur, der mit der Farbe orange bestrahlt wird.

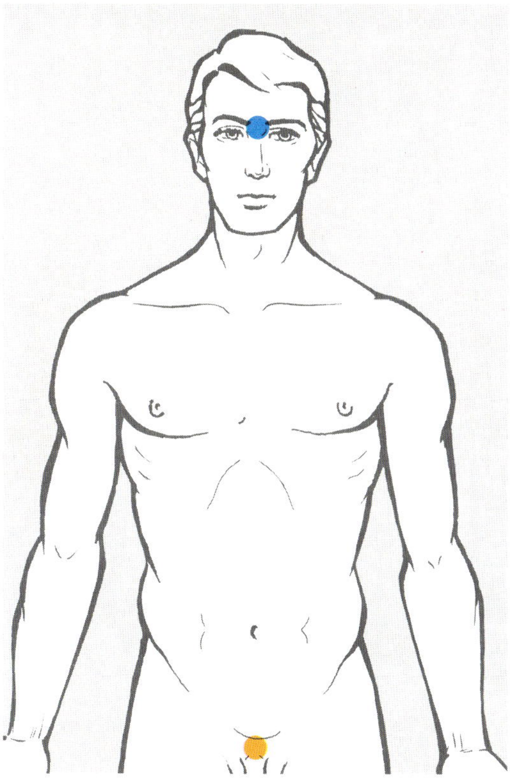

Abb. 42: Vertikaler Ausgleich

Bildhaft kann man sich diesen Vorgang so vorstellen, daß dadurch zäher oder verlangsamter Energiefluß angeschoben wird, um zu seinem normalen Schwingungsrhythmus zurückzufinden. Handelt es sich um toxische oder degenerative Erkrankungen, die sich im E-T-D-Bild einmal mit Punkten im Yang oder als starre Ring- oder Plaquestrahlung ohne Punkte und Lumineszenzen zeigt, dann ist der Vorgang umgekehrt.

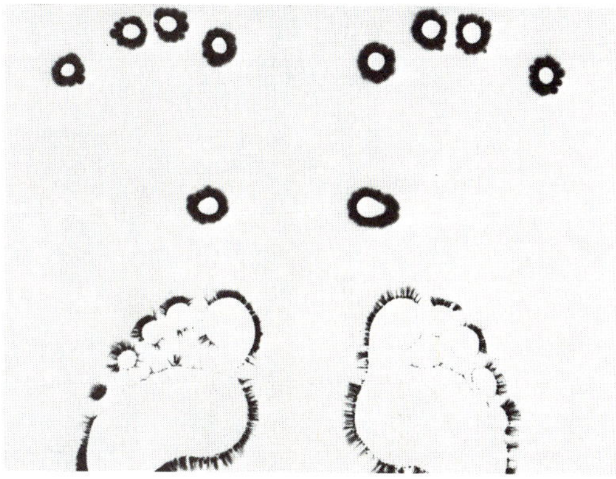

Abb. 43: Toxisch-degeneratives ETD-Bild

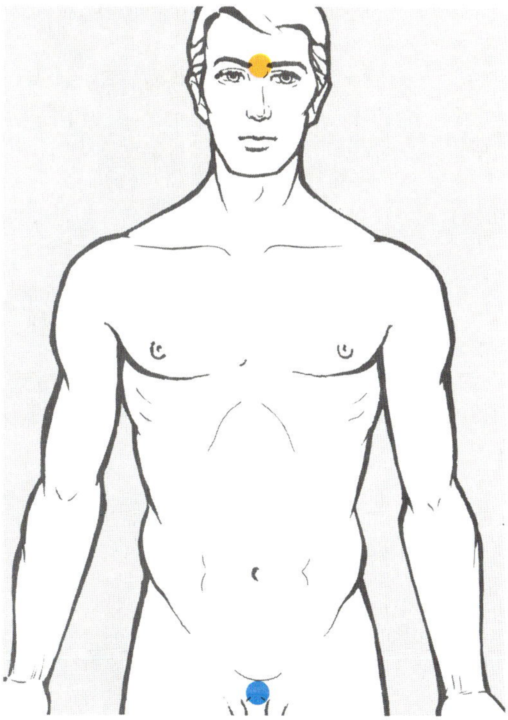

Abb. 44: Yin-Trang (orange), KG 3 (blau) zur Auflösung starrer Strukturen

Man bestrahlt dann den Punkt Yin-Trang orange und den gegenüberliegenden Pol KG 3 mit blau und erreicht so ebenfalls einen möglichen Ausgleich aggressiver oder starrer Strukturen.

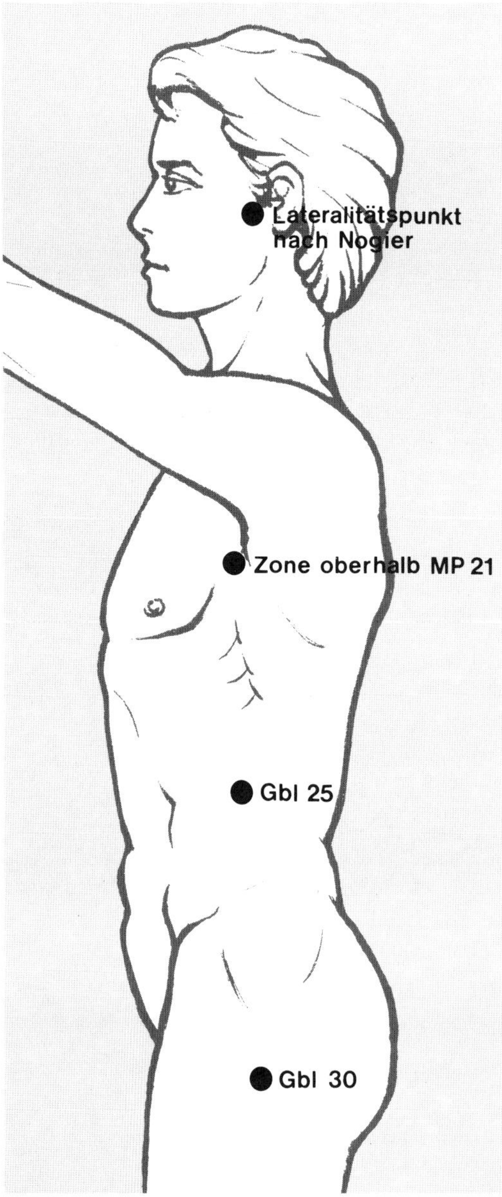

Abb. 45: Die vier Möglichkeiten des horizontalen Ausgleichs

Die zweite Strahlungsebene stellt die Beziehung zwischen der rechten und der linken Seite dar. Diese Ebene umfaßt die horizontalen Linien, wie ich sie in meinem Buch „Die Energetische Terminalpunkt- Diagnose" veröffentlicht habe. Mir ist es nicht wichtig, die einzelnen horizontalen Energiebänder auszugleichen.
Die Gesamtstrahlung eines Segments, also rechte oder linke Hand, rechter oder linker Fuß wird beurteilt und farbpunktiert. Ich habe vier Möglichkeiten des horizontalen Ausgleichs gefunden und jeweils zwei Punktkombinationen für den energetischen Ausgleich der Hände und Füße festgelegt. Das zu verwendende komplementäre Farbpaar ist hier gelb-violett.

Die Linie, die das Yang (oben) und das Yin (unten) voneinander trennt, stellt die mittlere Turbulenz dar, die sich über die Akupunkturpunkte Le 13, KG 12, Le 13 und über die oberen Nierenpole zurückerstreckt. Für das Yang steht der Lateralitätspunkt nach Nogier und eine Zone oberhalb des Punktes MP 21 zur Verfügung. Für das Yin, Gallenblase 25 und Gallenblase 30. Hier zählt nicht die Eigenfarblichkeit eines Segments, wie bei der vertikalen Farbpunktur, sondern einfach nur Fülle oder Leere. Zeigt z.B. die rechte Hand ein Strahlendefizit gegenüber der linken, so handelt es sich um einen Yin-Zustand, und man therapiert auf dieser Seite mit der Yang-Farbe. Die andere Seite wird dann komplementär mit der dazugehörigen Yin-Farbe farbpunktiert.

Dazu ein Fall aus meiner Praxis:

Die E-T-D-Aufnahme zeigt allgemein degenerative Strahlenstrukturen, was an den schwarzen Plaques der linken Hand und dem starken Strahlungsniveau des oberen Bereichs zu erkennen ist (Abb. 46). Zum Ausgleich des Strahlenverlustes der linken Hand wählte

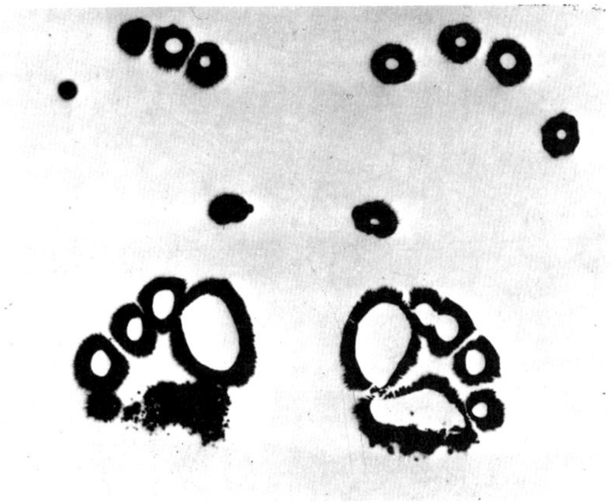

Abb. 46

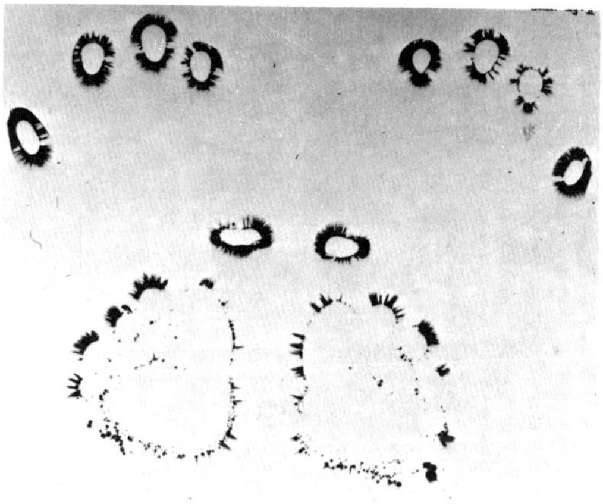

Abb. 47

ich zur Farbtherapie die Lateralitätspunkte nach Nogier, wobei auf der linken Seite die Farbe violett und auf der rechten Seite die Farbe gelb indiziert war.

Abb. 47 zeigt den phantastischen Ausgleich. Die Patientin fühlte sich schon nach der ersten Bestrahlung sehr wohl und blieb fast 10 Tage lang beschwerdefrei.

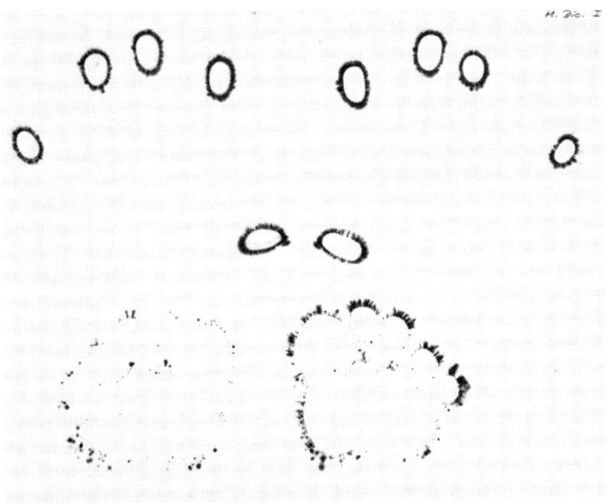

Abb. 48

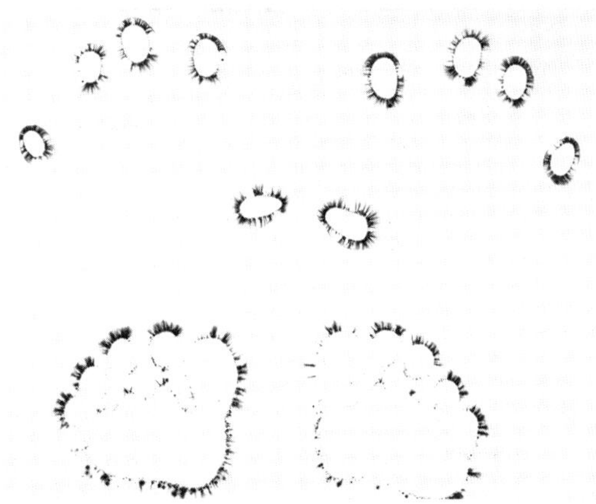

Abb. 49

Ein weiteres Beispiel zum Ausgleich einer Polaritätsstörung im Anteil der Füße (s. Abb. 48), wieder ohne auf die Symptome und Beschwerden des Patienten einzugehen:

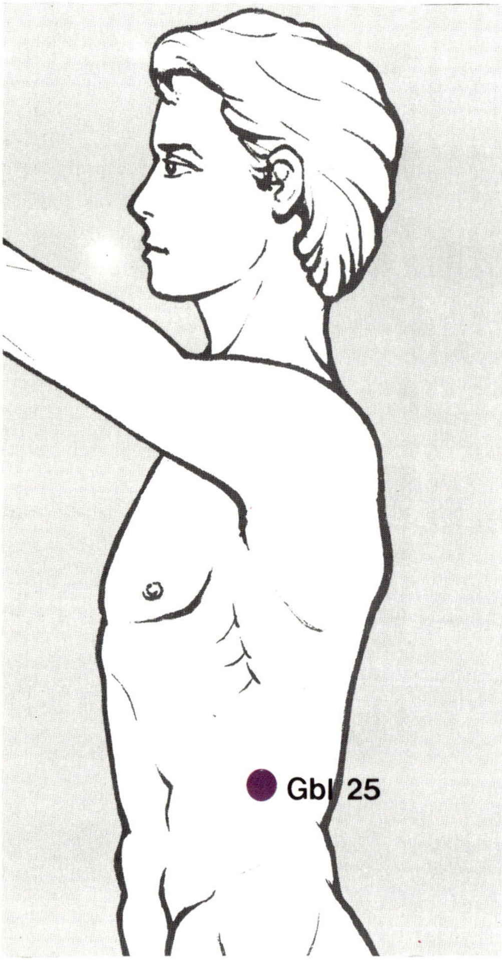

Abb. 50

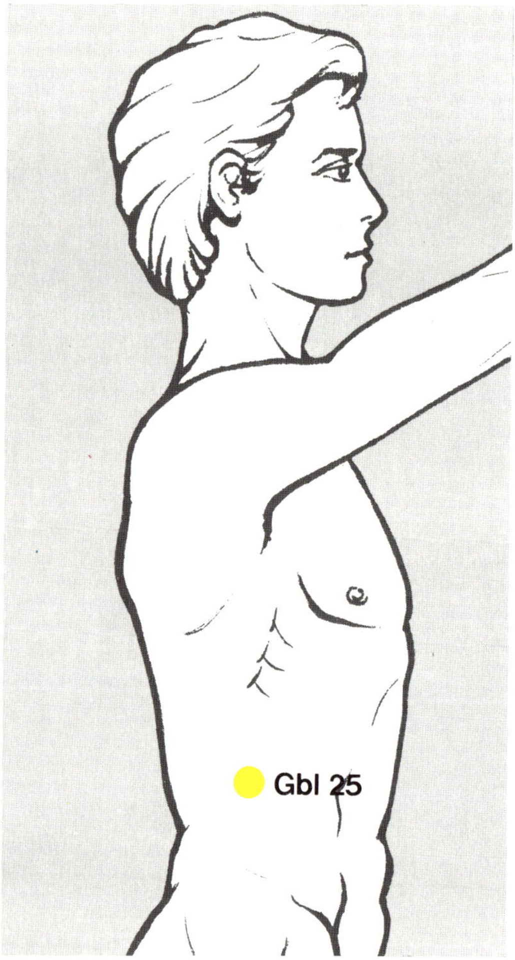

Abb. 51

Ich wählte das Punktpaar Gallenblase 25 zur komplementären Bestrahlung und bestrahlte den rechten Punkt Gallenblase 25 mit gelb, den linken mit violett. Das Kontrollbild (Abb. 49) zeigt in eindrucksvoller Weise die Regulation zwischen rechts und links.

Da alle Strahlungsebenen in unserem Körper ausgeglichen sein sollten, bliebe noch die diagonale Regulation. Auch hier ist komplementär zu verfahren, wobei die Therapiezonen wie bei der horizontalen Farbpunktur gewählt werden können.

Die Strahlung des linken Fußes zeigt Leere, die der rechten Hand Fülle. Man wählt auf der rechten Seite den Punkt oberhalb MP 21 und

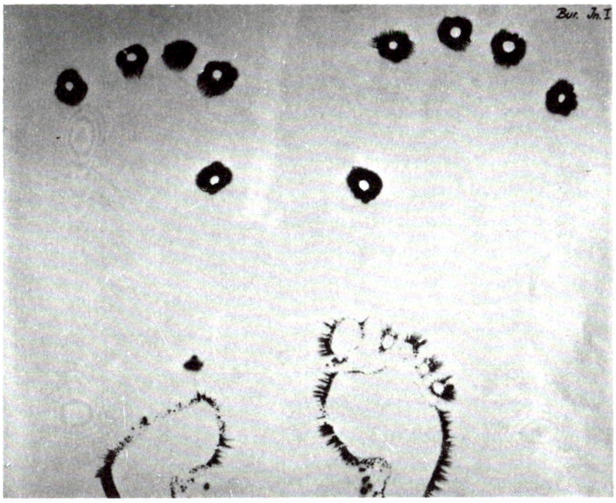

Abb. 52: Polaritätsstörung im Anteil der Füße

und gibt die Farbe grün (Yin bei Fülle). Diagonal dazu wählt man dann auf der linken Seite unterhalb der mittleren Turbulenz den Punkt Gallenblase 30 und gibt rot (Yang bei Leere).

Die Bestrahlungsdauer beträgt jeweils 15 Minuten. Haben wir einen Fall mit umgekehrter Strahlenqualität, also z.B. linke Hand leer und rechter Fuß voll, so wählt man links den Lateralitätspunkt nach Nogier und rechts den Punkt Gallenblase 25. Auch hier sollte man komplementär, also oben rot und unten grün, bestrahlen. Damit habe ich zwei Formen der Bestrahlung bei der diago-

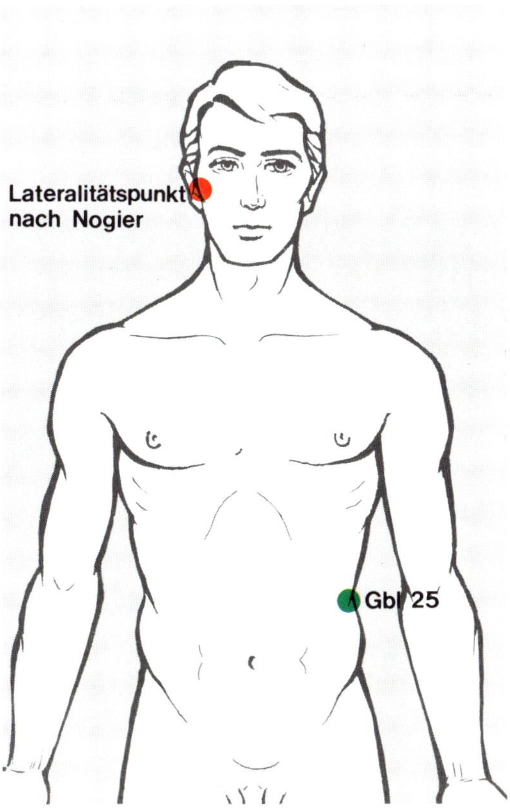

Abb. 53: Diagonaler Ausgleich über Gbl 25 und Lateralitätspunkt

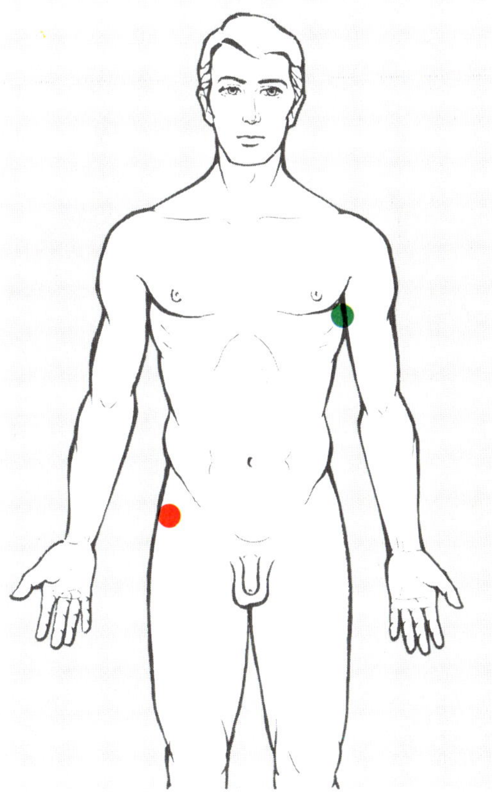

Abb. 54: Gbl 30 und Punkt oberhalb MP 21 zum diagonalen Ausgleich

nalen Strahlungsebene festgelegt. Die Faustregel besagt: Wenn wir degenerative Strukturen im Yang und eine leere Situation diagonal vorfinden, dann sind die Zonen oberhalb des Punktes MP 21 und Gallenblase 30 zu applizieren. Finden wir oben Leere und unten Fülle diagonal, dann sind die Zonen um den Lateralitätspunkt nach Nogier und der Punkt Gbl. 25 angezeigt.

Um eine Farbpunktur der energetischen Ebenen durchzuführen, ist nicht immer ein E-T-D-Bild erforderlich. Es gibt viele andere Testmethoden, die die Polaritätsverschiebungen der energetischen Ebenen anzeigen. Ich denke z.B. an den RAC-Puls nach Nogier oder an die Pulsdiagnose der Akupunktur, die eindeutig die Wertigkeit der Punkte festlegen kann. Auch die Voll'sche Elektroakupunktur oder die Vegatestmethode sind in der Lage, die Punkte der Ebenen festzulegen. Ich habe die E-T-D-Bilder deshalb zur Demonstration herangezogen, weil sie visuell-dokumentarisch die Wirksamkeit der Farbpunktur beweisen.

Fassen wir nochmals zusammen:

Zu Beginn einer Farbpunktur nach energetischen Gesetzen sollte zunächst der Ausgleich der drei energetischen Ebenen angestrebt werden. Erst dann kann man die Regulation einzelner Blockaden angehen. Dabei hat der Ausgleich der vertikalen Ebene absolute Priorität.

Hier gelten die Grundsätze der Eigenfarblichkeit eines Segments. Im Falle der hormonell, neurovegetativen Symptomatik (endokrine Strahlenform bei der E-T-D) können wir ein Defizit der Farbe blau im Kopfsegment annehmen. Die Bestrahlungszonen sind dann der Punkt Yin-Trang und komplementär der Punkt KG 3. Im Gegensatz dazu ist bei den horizontalen und diagonalen Farbpunkten so zu verfahren, daß bei einem Yin-Zustand (Leere) eine Yang-Farbe und bei einem Yang-Zustand eine Yin-Farbe komplementär eingesetzt wird.

Sofern die Strahlungsebenen Beachtung finden, werden bei der Farbpunktur, so meine ich, die übergeordneten Steuerungszentren des Organismus angeregt, erste Anstöße über das Resonanzprinzip in das billionenfache Kollektiv des Zellapparates zu tragen. Viele Unregelmäßigkeiten im Befinden eines Menschen sind allein durch die Farbpunktur der Ebenen auszugleichen.

Im ersten Teil meines Buches über die Möglichkeit mit der neuen Farbpunktur die Resonanzkräfte im menschlichen Körper zu aktivieren, kam es mir besonders darauf an, die der Methode zugrundeliegende Theorie zu entwickeln und zu vermitteln.
Der zweite Teil beschäftigt sich mit der Vielfalt der Möglichkeiten, die die Farbpunktur dem Anwender bietet. In den Vordergrund stelle ich zwei Verfahren, die für den Anfänger besonders geeignet sind. Es ist dies die Farbbehandlung der Zustimmungs- und der Alarmpunkte der Akupunktur und die Therapie über bestimmte Fußreflexzonen. Daran anschließend möchte ich einige sichere Indikationen der Farben demonstrieren. Jeder Therapeut kann also sofort mit der Farbpunktur beginnen, wenn er sich an die gezeigten Möglichkeiten des zweiten Teiles hält.

Nach einiger Zeit der Einarbeitung in die Farbpunktur wird man die im ersten Teil festgelegten Therapien über die Strahlungsebenen automatisch hinzunehmen.

Bevor ich jedoch auf die Therapien zu sprechen komme, möchte ich nochmals auf die drei Grundfarben eingehen.

Die Zonen der Grundfarben und ihre Bedeutung

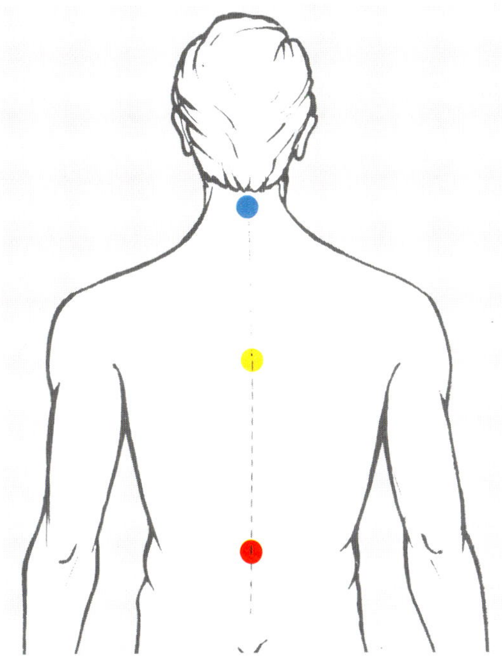

Abb. 55: Zonen der Grundfarben auf dem Körper

Wie bereits erwähnt ist es mir gelungen, die Zonen, die den Grundfarben rot, gelb, blau entsprechen, auf dem menschlichen Körper zu finden. Sie liegen auf der Wirbelsäule. Die Zone der roten Farbe findet man, indem man die Akupunkturpunkte Blase 23 mit einer horizontalen Linie verbindet, direkt auf dem Gouverneur-Meridian. Zum Auffinden der gelben Zonen verbindet man die Akupunkturpunkte Dünndarm 11 rechts und links miteinander, um dann ebenfalls am Kreuzungspunkt mit dem Gouverneur- Meridian die Zone festzulegen. Die Blau-Zone liegt zwischen dem 4. und 5. Halswirbelkörper auf der Mittellinie zwischen den beiden Wirbeln. Diese drei Zonen stehen nach meinen Beobachtungen in einem engen Zusammenhang mit den Schwingungen der drei Grundfarben.

Bei vielen Erkrankungen verschiebt sich die Schwingungsebene in und um diese Punkte entweder zum Plus oder zum Minus. Man kann das sehr einfach durch die Bestrahlung feststellen. Man setzt die Punkte der jeweiligen zugeordneten Farbe aus. Bei einem Yin-Zustand werden die Farben vom Patienten als angenehm empfunden. Im Gegensatz dazu verspürt der Patient nach kurzer Bestrahlungsdauer ein Unwohlsein, wenn auch nur bei einer Zone ein Yang- Zustand vorherrscht. Der Therapeut stellt fest, welche der drei Grundzonen sich dysregulativ verhält, indem er von oben nach unten jeweils einen Farbfocus der Bestrahlungslampe vom Körper des Patienten nimmt. In der Regel berichtet der Patient über die Reaktion auf diese Maßnahme sofort.

Bleiben die Beschwerden, nachdem man einen Farbfocus entfernt hat, bestehen, setzt man den eben entfernten Focus wieder auf und nimmt den nächsten weg. Löst sich dann das Unwohlsein des Patienten auf, erkennt der Therapeut daran die Farbe, die die Störung verursacht hat. Er ersetzt sie durch die Komplementärfarbe und setzt die Bestrahlung fort. Nach all meinen Beobachtungen ist es immer nur eine der drei Farben, die bei dem Patienten das Unwohlsein auslöst.

Diese Maßnahme bringt dem Patienten meist Wohlbefinden, Entspannung und Ruhe. Sie dient einerseits dazu, die Unregelmäßigkeit im Schwingungsverhalten des ganzen Körpers zu erkennen; andererseits ist die Bestrahlung der drei Grundzonen eine hervorragende Einstimmung in jegliche weitere Therapie. Die drei Zonen fand ich lange bevor ich sie mit der Farbpunktur in Verbindung brachte.

Durch die intensiven Forschungen in bezug auf den Kirlianeffekt entdeckte ich viele Zonen am menschlichen Körper, die für die Akupunktur oder andere Therapiemöglichkeiten prädestiniert sind. So auch diese drei Zonen, die sich zunächst für die Therapie mit Nadeln sehr erfolgreich und heilsam zeigten.

Ich konnte durch viele Tests erleben, daß es gerade Zonen sind, die einerseits beim sogenannten hormonell-neurovegetativen Symptomenkreis, andererseits bei den degenerativen Blockaden Hervorragendes leisten können. Nach meinen Überlegungen, die durch Tests bestätigt wurden, haben diese Zonen eine Beziehung zu den Chakren des Yoga.

Die völlig materielosen Zentren energetischer Potenz sind die Quellen der Gesamtenergie, die im Gitternetz der Meridiane durch unseren Körper fließt. Das Yoga, das soviel wie „vereinigen, hinzufügen" bedeutet, versucht zunächst, durch Übung und Meditation eine Vereinigung des Unterbewußten mit dem Bewußtsein herbeizuführen und später das individuelle Bewußtsein der göttlichen kosmischen Bewußtseinsebene näher zu bringen.

Die Tantra-Yoga-Lehre beschreibt die Vereinigung von Seele, Geist und Körper über das Nervensystem der Wirbelsäule. Die Energie steigt entlang der Wirbelsäule nach oben und durchfließt dabei sechs Zentren, die sich dann in einem siebten, das sich zwischen den beiden Großhirnhemisphären befindet, vereinigen. Dieses siebte Chakra, sofern es erweckt wird, vermittelt dem Meditierenden die Entrücktheit von jeglicher Materie. Raum und Zeit verlieren in einem solchen Zustand ihre Bedeutung.

Die beiden Großhirnhälften, die die Ratio einerseits, andererseits die Emotionen repräsentieren, kommen zur Ruhe und der immerwährende Dialog zwischen den Bewußtseinsebenen hört auf. Es kehrt Stille, Ruhe und Entrücktheit von jeglicher materieller Bindung ein. Der gesamte menschliche Körper, der durch die informatorischen Systeme der Nerven Aktion und damit Leben erfährt, ist mit diesen Energierädern (Chakra = Kreis = Rad) verbunden.

Nach meiner Meinung haben die Zonen der drei Grundfarben elementare Beziehungen zu diesen energetischen Zentren. Die Mischfarben ordnen sich dazwischen ein, so wie sie im Spektrum des Lichtes angeordnet sind. Bestrahlt man nun die angegebenen Zonen, so wird das jeweilige Chakra mit dem Teil der Sonnenenergie konfrontiert, dessen energetische Struktur seiner ähnlich ist.

So kann durch Zusammenfluß aller Energien eine Harmonisierung, Anregung und Beruhigung im Bewußtsein des Menschen erfolgen. Die innere Ruhe und Ausgeglichenheit, die der kranke Mensch bei solch einer Bestrahlung empfindet, kann gleichzeitig der Beginn einer umfassenden zellulären Harmonisierung sein. Spannungen und Spasmen lösen sich, und die zelluläre Kommunikation kann nun wieder ungehindert fließen. Dieser ungehinderte Informationsfluß ist wichtig, will man funktionelle oder auch zellulär-organische Unregelmäßigkeiten aufheben. Dabei sollte man zusammen mit dem Ausgleich der Schwingungsebenen den Zonen der Grundfarben und denen der restlichen Farben des Sonnenspektrums therapeutische Beachtung schenken.

Ich fasse zusammen:
Die Farben des gesamten Spektrums finden eine Repäsentanz auf dem Gouverneur-Meridian direkt auf der Wirbelsäule. Wichtig hierbei sind die Zonen der Farben rot- gelb-blau. Diese drei Zonen werden zu gleicher Zeit den

drei Grundfarben ausgesetzt. Der Patient kann dabei ein Unwohlsein verspüren, welches er sofort anzuzeigen hat. In diesem Fall ist meist eine Farbe und deren Schwingung im gesamtenergetischen Profil des Körpers zuviel. Hier ersetzt man dann diese Farbe durch die komplementäre, was immer als angenehm vom Patienten empfunden wird.

Beispiel: die gelbe Farbe wird nicht vertragen. Man wechselt den Focus aus und gibt auf die Gelb-Zone die komplementäre Farbe. Dies ist violett. In der Regel reicht diese Maßnahme aus, einen Ausgleich in das gesamtenergetische System des Menschen hineinzutragen. Die Zonen der Grundfarben werden besonders zur Einstimmung in weitere Therapien verwendet. Sie reichen bei funktionellen Erkrankungen meist aus, um unregelmäßige Schwingungsinformation und damit das Krankheitsgefühl beim Patienten zu eliminieren.

Die Farbpunktur

Zustimmungspunkte

Alarmpunkte

Farbpunkte
der drei Ebenen

Besonders wirksame
Zonen

Komplementäre Farben

Therapie über Zustimmungs- und Alarmpunkte

Im therapeutischen Teil meiner Arbeit möchte ich mit einer einfachen Anwendung, wie sie auch den nicht energetisch denkenden Menschen zugänglich ist, fortfahren.
Die chinesische Medizin beschreibt Punkte, die sich bei der Behandlung bestimmter Erkrankungen oder auch Schmerzzuständen bewährt haben. Es sind dies zunächst die Zustimmungs- oder Meisterpunkte und die Alarmpunkte der Akupunktur.

Die Zustimmungspunkte

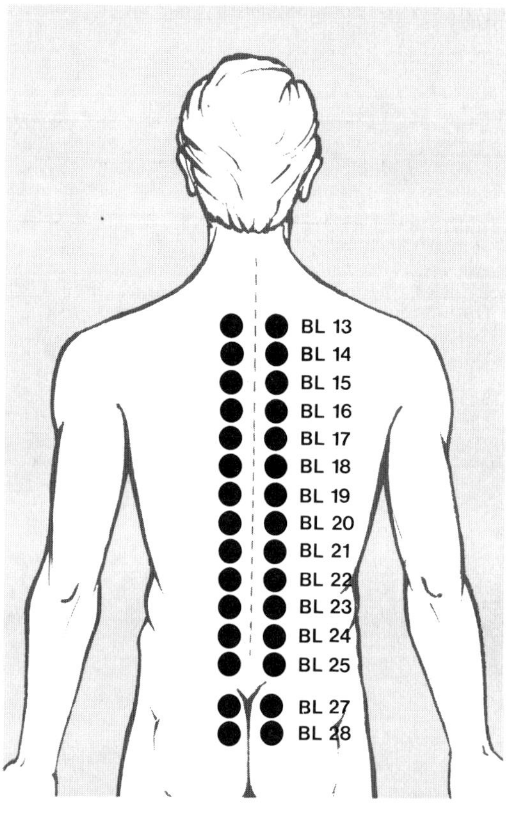

Abb. 56: Die Zustimmungspunkte der Akupunktur

Die Zustimmungspunkte liegen alle auf dem Blasenmeridian rechts und links der Wirbelsäule. Man brachte sie mit einem Organ oder einer Funktionsgruppe in Verbindung und bezeichnete sie entsprechend, z.B. Zustimmungspunkte der Lunge, des Zwerchfells oder der Niere usw. In der Akupunktur werden diese Punkte bei allen Erkrankungen ohne Rücksicht auf das jeweilige Krankheitsgeschehen angewandt. Die Zustimmungspunkte beginnen im dritten Interkostalraum und enden in der Gegend des Kreuzbeins. Nach den alten chinesischen Erkenntnissen werden bei jeder Krankheit Giftstoffe über die Blase ausgeschieden. Dadurch wird bei jeder Erkrankung die Blase in Mitleidenschaft gezogen, so daß der auf dem Blasenmeridian gelegene Organpunkt meist mitbehandelt wurde. Die Wirkung des Blasenmeridians ist im wesentlichen regulierend. Er steuert die gesamte Ausscheidungsfunktion und gleicht die Funktionen des Körpers aus. Schon immer haben Akupunkteure die elementare Wirkung der Zustimmungspunkte bei chronischen und akuten Erkrankungen beschrieben.
Zur Erklärung der Wirksamkeit dieser Punkte diente deren segmentale Zuordnung. Die Zustimmungspunkte sind polar angelegt. Ich konnte bei der Überprüfung am Patienten durch mittleren Druck auf die Punkte Schmerzreaktionen dort erzeugen, wo ein Zusammenhang in Bezug auf die Indikation der Erkrankung zu finden war. Schon sehr früh beschäftigte ich mich mit der Segmentdiagnostik- und Therapie, wie sie von PUTKAMMER, MOZER, KIEBLER, KRACK und vielen anderen beschrieben wurde. Dadurch lernte ich die Bedeutung dieser Punkte und Zonen kennen. Die heilsame Wirkung der Massage nach PUTKAMMER, die Behandlung der

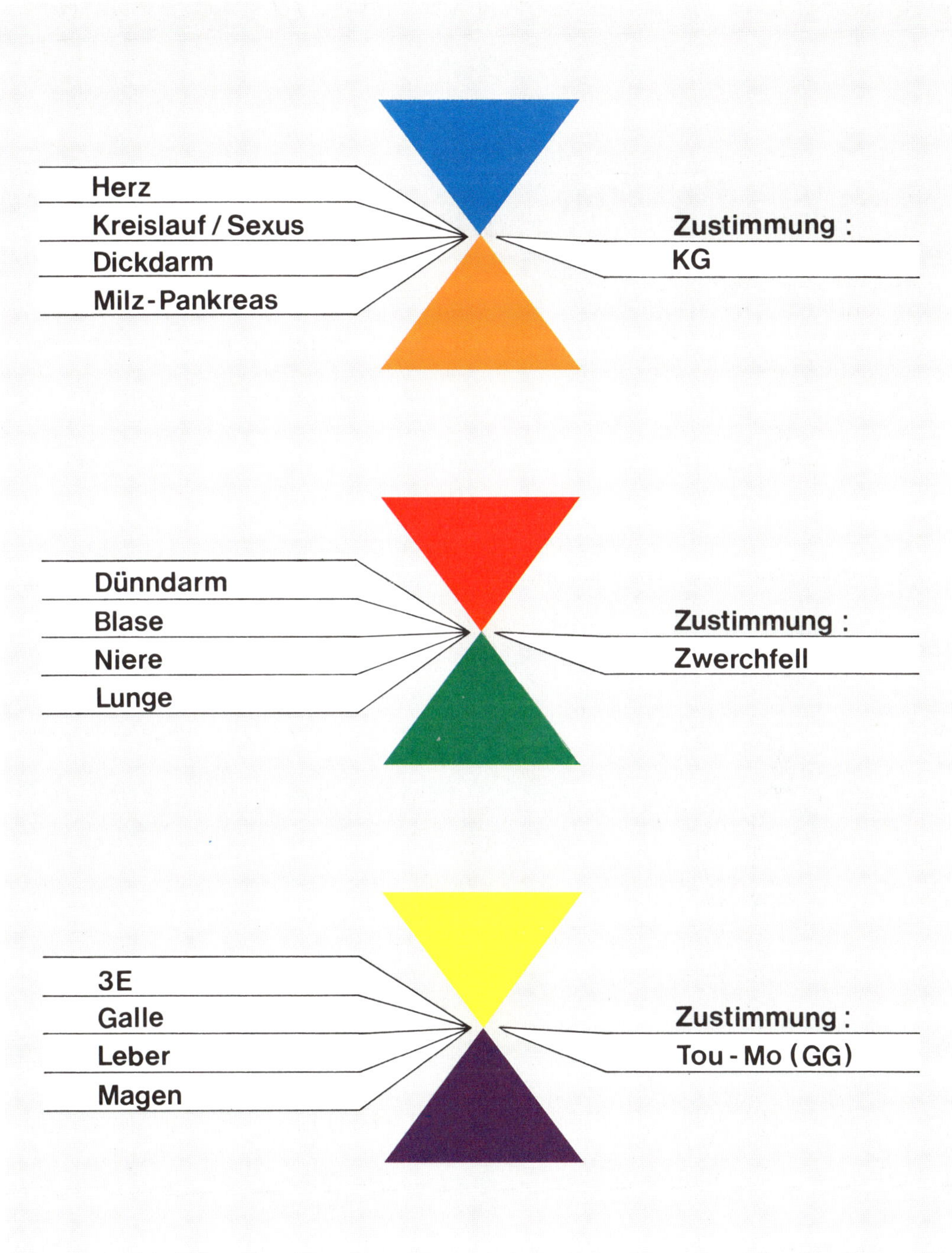

Abb. 57: Zuordnung der komplementären Farben zu den Zustimmungspunkten der Akupunktur

Brennpunkte nach MOZER, die Neuraltherapie nach HUNEKE oder die Segment-Diagnostik und -Therapie von KRACK brachten, besonders in den Bereichen der Zustimmungspunkte, immer hervorragende Ergebnisse. Die Idee, Farbpunktur über die Zustimmungspunkte anzuwenden, lag schon deshalb nahe, weil man Organe und Organsysteme schon von alters her mit Farben in Verbindung brachte. Zum Beispiel sind die Leber, der Darm, der Magen der Farbe gelb; Herz, Kreislauf, Lunge rot; Blase, Niere, Dreierwärmer blau zugeordnet. Auch die Zustimmungspunkte haben eine spezifische Farbbezeichnung, die jedoch mit dem Meridian gleichen Namens nichts zu tun hat. Die jeweilige Farbe richtet sich nach den Indikationen der einzelnen Punkte. Die nachfolgende Skizze zeigt eine Einteilung der Zustimmungspunkte zu den einzelnen komplementären Farbpaaren.

Man tastet rechts und links der Wirbelsäule, ca. 2. Querfinger von der Mittellinie entfernt, die Zustimmungspunkte mit mittlerem Druck ab. Der Patient wird angewiesen, die Empfindlichkeit anzuzeigen. Die Behandlung erfolgt nun mit komplementären Farben, die dem jeweiligen Organ oder System entsprechen. Die Faustregel zum Auffinden behandlungsbedürftiger Zustimmungspunkte heißt: Der schmerzhafte Punkt zeigt einen Yang-Zustand und wird mit der jeweilig zugeordneten Yin-Farbe bestrahlt. Der Farbfocus wird dabei direkt auf die Haut aufgesetzt. Der gegenüberliegende nichtempfindliche Punkt entspricht dann der komplementären Yang-Farbe und wird gleichzeitig mitbestrahlt.

Beispiel 1

Der rechte Zustimmungspunkt der Lunge Blase 13 wurde bei der Untersuchung des Patienten als schmerzhaft angegeben. Das zugeordnete komplementäre Farbpaar ist rot und grün. Die rechte Seite bestrahlt man mit der Farbe grün, die als Yin-Farbe anzusehen ist, die nichtempfindliche Seite mit der Farbe rot. Damit gleicht sich das Schwingungsverhalten in diesem Energiesektor aus. Durch die Resonanzwirkung nimmt die Bestrahlung dann Einfluß auf die Gesamtindikation des Zustimmungspunktes.

Beispiel 2

Der Zustimmungspunkt des Dickdarms Blase 25 zeigt auf beiden Seiten starke Schmerzhaftigkeit. Hier wird nicht komplementär behandelt, sondern beide Zustimmungspunkte werden mit der zugeordneten Yin-Farbe farbpunktiert. Dem Dickdarm entspricht das komplementäre Farbpaar blau und orange.
In der Regel findet man mehrere Zustimmungspunkte gestört. Die Farbbehandlung erfolgt dann von oben nach unten, also vom Zustimmungspunkt der Lunge, Blase 13, bis zum Zustimmungspunkt der Blase 28. Die palpierten schmerzhaften Punkte trägt man auf einer Karte ein. Für den Yang-Zustand verwende ich ein Plus-, für den Yin-Zustand ein Minuszeichen. So kann ich bei einem späteren Besuch des Patienten den früheren Zustand mit dem derzeitigen ins Verhältnis setzen.

Parallel zu der Palpation der Zustimmungspunkte untersuche ich die Alarmpunkte der Akupunktur auf Schmerzhaftigkeit.

Die Alarmpunkte

Jedes der 12 Organe der Akupunktur besitzt einen Alarmpunkt. Diese befinden sich in der Regel nicht auf dem dazugehörigen, sondern auf anderen Meridianen. Die Alarmpunkte liegen immer in der Nähe ihrer Organe. Alle Punkte findet man auf der Vorderseite des Körpers. Im Gegensatz zu den Zustimmungspunkten, die ja alle auf dem Rücken zu finden

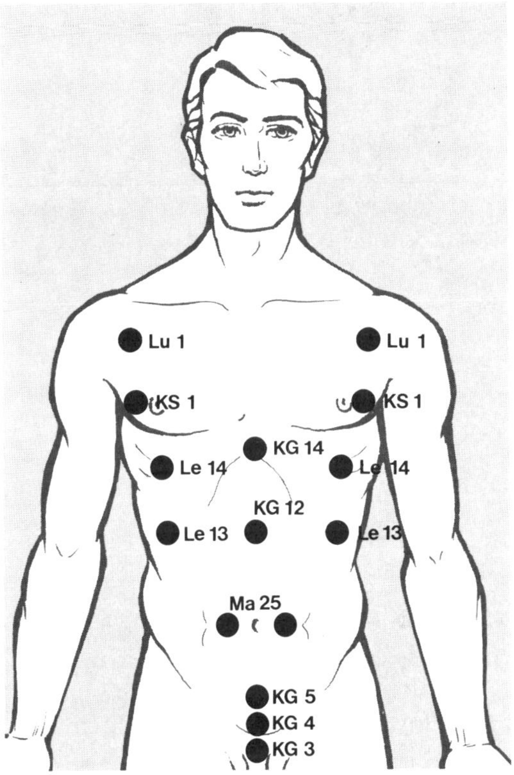

Abb. 58: Die Alarmpunkte der Akupunktur

sind. Immer, wenn ein Krankheitszustand akut ist oder akute Schmerzzustände auftreten, ist der jeweilige Alarmpunkt aktiv. Die Schmerzempfindlichkeit der Zustimmungspunkte fand ich sowohl bei chronischen als auch bei akuten Zuständen. Nach der Palpation der Zustimmungspunkte auf dem Blasenmeridian zeigt der Alarmpunkt differenzial-diagnostisch, ob der Zustand chronisch oder akut ist. Bei akuten Zuständen schmerzen sowohl der Zustimmungspunkt als auch der Alarmpunkt. Da zunächst nur schmerzhafte Alarmpunkte für die Farbpunktur in Frage kommen, ist die Auswahl der Farben einfach. Man verwendet ausschließlich die Yin-Farben des entsprechenden Organs.

Die gefundenen behandlungsbedürftigen Alarmpunkte trägt man nun ebenfalls auf die Diagnosekarte ein und verwendet dabei ein Pluszeichen. Sind Zustimmungspunkte empfindlich und der jeweilig zugeordnete Alarmpunkt nicht, so ergibt sich daraus eine weitere Überlegung.

Nach Auffassung der Naturheilkunde muß Chronisches akut werden, um ausheilen zu können. Ist also der Zustimmungspunkt schmerzhaft, der Alarmpunkt aber nicht, bestrahlt man den Alarmpunkt mit der entsprechenden Yang-Farbe des Organs und greift somit energetisch in das Gesamtsystem ein. Auf der Diagnosekarte plaziert man in diesem Falle ein Minuszeichen.

Die Zustimmungspunkte und Alarmpunkte zusammen ergeben eine hervorragende und einfache Möglichkeit, die Farbpunktur einzusetzen. Die heilenden Farbstrahlen sind in der Lage, über die ihnen innewohnenden Schwingungsfrequenzen starke Resonanzkräfte im Organismus freizumachen und zur Beruhigung und Heilung chronischer und akuter Krankheiten beizutragen. Ich habe nun die einzelnen Indikationen der Punkte aus der mir zur Verfügung stehenden Akupunktur-Literatur zusammengetragen und beziehe mich dabei besonders auf die Ausführungen von BACHMANN. Wenn diese Indikationen nicht vollständig sein sollten, so bitte ich um Nachsicht.

Im Folgenden möchte ich die einzelnen Therapiepunkte zeigen, die jeweilig dazugehörenden komplementären Farben festlegen und die Indikationen anführen. Es ist noch zu bemerken, daß nicht allein die in der Literatur stehenden Indikationen für die Farbbehandlung wichtig sind. Es ist vielmehr der Tastbefund, den der Therapeut erhebt. Dabei entspricht das schmerzende Areal immer Yang und wird mit der jeweiligen Yin-Farbe therapiert.

Der nicht schmerzende Punkt wird dann der jeweiligen Yang- Farbe ausgesetzt.

Bei der Auswahl der Indikationen habe ich mich an die Ausführungen des großen Akupunkturarztes, Dr. Bachmann, gehalten, der sehr übersichtlich die jeweiligen Indikationen geordnet hat. Obwohl jeder Zustimmungspunkt eine sehr umfassende Indikation hat, bleibt bei der Therapie das angegebene komplementäre Farbpaar dominant. Hierzu ein Beispiel: Zeigt die rechte Seite Yang bei der Palpation des Punktes Blase 13, die linke Seite Yin-Qualität, bezieht sich die Symptomatik des Patienten auf Magen- Darmstörungen, Gastritis evtl. Erbrechen, was eindeutig auf das Farbpaar gelb-violett hinweist. Davon unabhängig wird jedoch das Zustimmungspaar mit den festgelegten komplementären Farben behandelt. Im Falle der Zustimmungspunkte Blase 13 wäre dies rot und grün. Unabhängig also von den Indikationen des jeweiligen Zustimmungspunktes und unabhängig von der Symptomatik des Patienten zieht man das für den Zustimmungspunkt zuständige komplementäre Farbpaar zur Therapie heran. In dem hier beschriebenen Fall werden wahrscheinlich auch die Zustimmungspunkte des Magens schmerzhaft sein. Nach der von mir gefundenen Regel beginnt man jedoch immer am oberen Punktpaar, um danach die darunterliegenden, solange sie noch schmerzhaft sind, zu therapieren.

Diese Regel hat sich bestätigt, da nach ca. 20 Minuten Bestrahlung eines Punktpaares sehr oft auch die anderen ihre Ungleichgewichtigkeit verlieren. Eine weitere interessante Beobachtung ist es, daß die von Stiefvater, Schmidt, de la Fuye beschriebenen Einzelmittel der Akupunkturpunkte (Homöosiniatrie) eine hervorragende Unterstützung der Farbpunktur darstellen. Besonders bei den Zustimmungs- und Alarmpunkten kann dies den Ausgleich der verschobenen Energiepotentiale unterstützen. Ich habe deshalb bei der Beschreibung der einzelnen Punkte das jeweilige Einzelmittel angegeben.

Die Potenz richtet sich jeweils nach den bei dem Patienten angetroffenen Gegebenheiten. Die Mittel gibt man entweder oral oder man injiziert sie in die Punkte. Damit hat man als Therapeut ein hochwirksames Instrumentarium in der Hand, das insgesamt energetisch harmonisierende Reize in das entgleiste System hineinträgt. Ich bin fest davon überzeugt, daß die Homöosiniatrie von de la Fuye und die Farbpunktur gemeinsam viele Unregelmäßigkeiten des Energiekörpers und der daraus resultierenden Symptome und Krankheiten beseitigen kann.

Zustimmungspunkte:

Zustimmungspunkt der Lunge: Blase 13

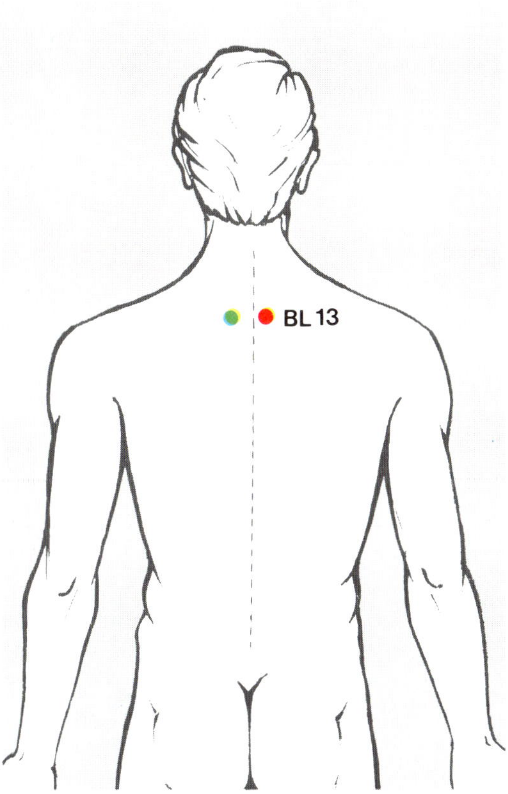

Abb. 59a

Farben: rot, grün

Einzelmittel: Antimon tartaricum
Der Punkt liegt im 3. Intercostalraum 2 Querfinger von der Mittellinie entfernt.

Symptome:
Bronchitis, Pneumonie, Kongestionen, Emphysem, Heiserkeit, Asthma, Grippe usw.

Wirkung auf das Nervensystem:
Bei Depressionen und Schwermut.

Wirkung auf Verdauungsorgane:
Bei Gastritis und Erbrechen, Magenstörungen.

Wirkung auf die Haut:
Bei Juckreiz, Akne und Ekzemen.

Zustimmungspunkt des kleineren Yin: Blase 14

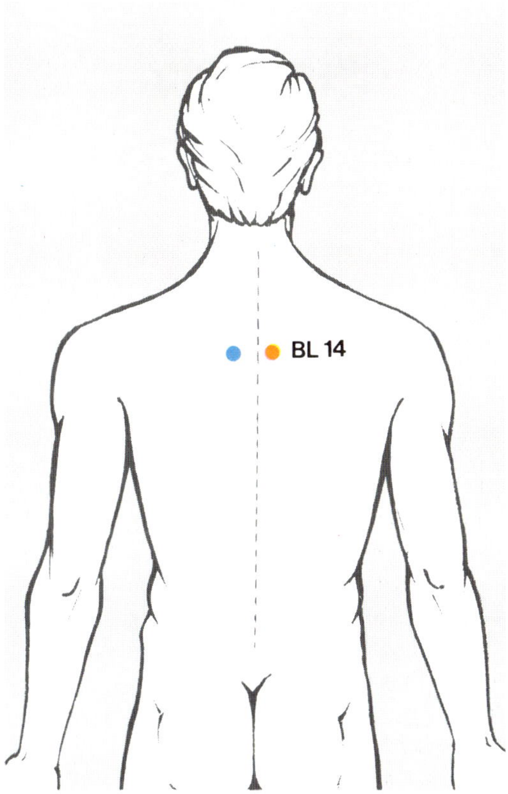

Abb. 59b

Farbe: blau-orange

Einzelmittel: Agaricus
Der Punkt liegt im 4. Intercostalraum

Symptome:
Herzschmerzen, Husten, Emphysem, Stauungsbronchitis, Stauungen im Bereich des gesamten Brustraums.

Wirkung auf das Nervensystem:
Bei Erbrechen, Schwindel, Erregbarkeit, Unruhe und Epilepsie.

Wirkung auf Herz und Kreislauf:
Pectanginöse Beschwerden, Kardialgie und Rhythmusstörungen.

Zustimmungspunkt des Herzens: Blase 15

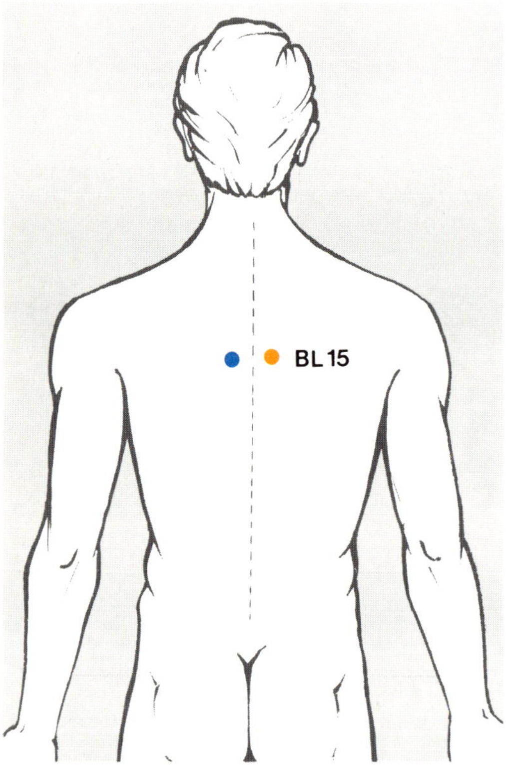

Abb. 60a

Farben: blau-orange

Einzelmittel:
Gelsemium (links), Kalium carbonicum (rechts)

Der Punkt liegt im 5. Intercostalraum 2 Querfinger von der Mittellinie.

Symptome:
Völlegefühl im Brustraum, Husten, Appetitlosigkeit, Herz-Kreislaufbeschwerden, Angina Pectoris, Herzklopfen, alle chronischen Erkrankungen des Herzens.

Wirkung auf das Nervensystem:
Bei Unruhe, Schlaflosigkeit, Schweiße, Basedow, Krämpfe bei schlechter Entwicklung eines Kleinkindes, bei Introvertiertheit.

Wirkung bei Symptomen des HNO-Raums.

Wirkung auf die Lunge:
Bei Atemnot, Kongestionen, Bronchitis.

Zustimmungspunkt des Tou-Mo (GG): Blase 16

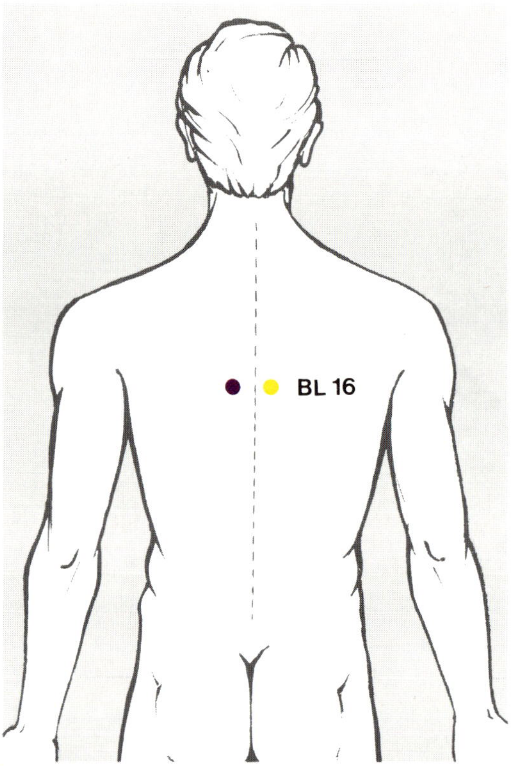

Abb. 60b

Farbe: gelb-violett

Einzelmittel: Phytolacca

Der Punkt liegt im 6. Intercostalraum 2 Querfinger von der Mittellinie.

Symptome:
Magenschmerzen mit Blähungen und Kollern, starke Schweißbildung, bei Gastritis und Enteritis.

Wirkung auf das Nervensystem:
Starke nervöse Alterationen mit Schweißausbrüchen sowie allgemeine Schwäche.

Wirkung auf Lunge und Luftwege:
Bronchitis,

Intercostalneuralgien oder Neuralgien schlechthin.

Zustimmungspunkt des Zwerchfells: Blase 17

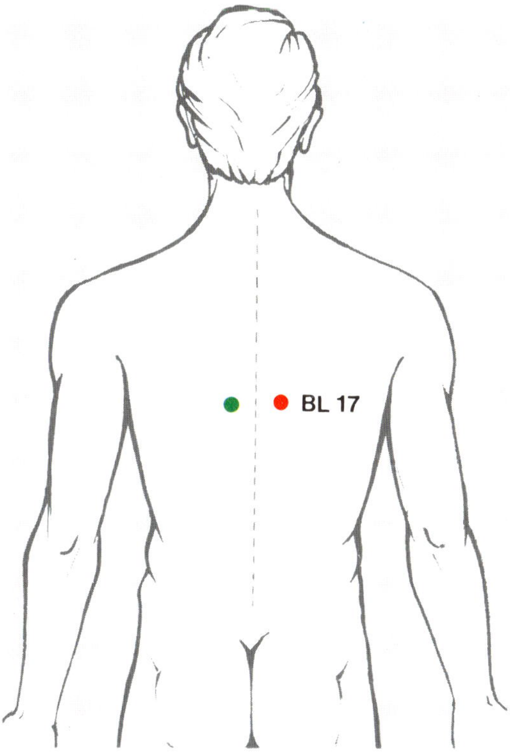

Abb. 61

Farbe: rot-grün

Einzelmittel: Naja (links), Apis (rechts)

Liegt im 7. Intercostalraum 2 Querfinger von der Mittellinie.

Symptome:
Magenschmerzen, Krämpfe im Oesophagus und des Diaphragmas, Magenkatarrh, Erbrechen und Aufstoßen.

Wirkung auf das Nervensystem:
Bei allgemeiner Schwäche der Extremitäten, bei Lymphdrüsenschwellungen.

Wirkung auf Lunge und Luftwege:
Bronchitis und Asthma.

Wirkung auf Herz und Kreislauf:
Alle Erkrankungen des Herzens und des Kreislaufs, Angina Pectoris, Tachykardie, Endocarditis, Herzmuskelschwäche.

Zustimmungspunkt der Leber: Blase 18

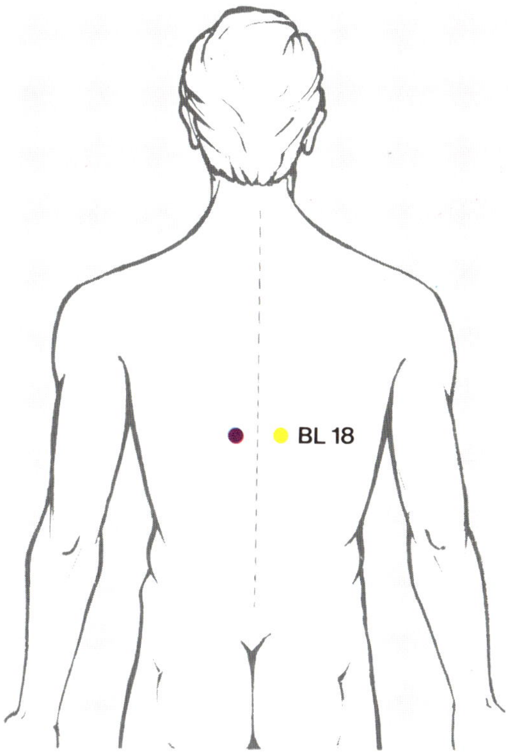

Abb. 62

Farbe: gelb-violett
Einzelmittel: Fabiana (Pichi Pichi)
Der Punkt liegt im 9. Intercostalraum 2 Querfinger von der Mittellinie.
Symptome:
Reizbarkeit, leichte Erregbarkeit, Hepatitis, alle Störungen und Dysfunktionen der Leber und der Gallenwege mit Begleitsymptomen seitens des Magens, Stauungen der Leber, Vergrößerungen der Leber, chronische Gastritiden, auch bei Sodbrennen und Erbrechen, bei Hämorrhoiden, Koliken der Galle.
Wirkung auf das Nervensystem:
Mensch mit leichter Erregbarkeit und anschließender Schwäche und Abgeschlagenheit, Choleriker, Kopfschmerzen in der unteren Stirnregion.
Wirkung auf das Urogenitalsystem:
Bei der Endometritis beim Fluor albus.
Wirkung auf die Extremitäten:
Steifigkeit und Rheuma sämtlicher Gelenke, Myogelosen, besonders bei Beschwerden, die bei Feuchtigkeit schlechter werden.

Zustimmungspunkt Gallenblase: Blase 19

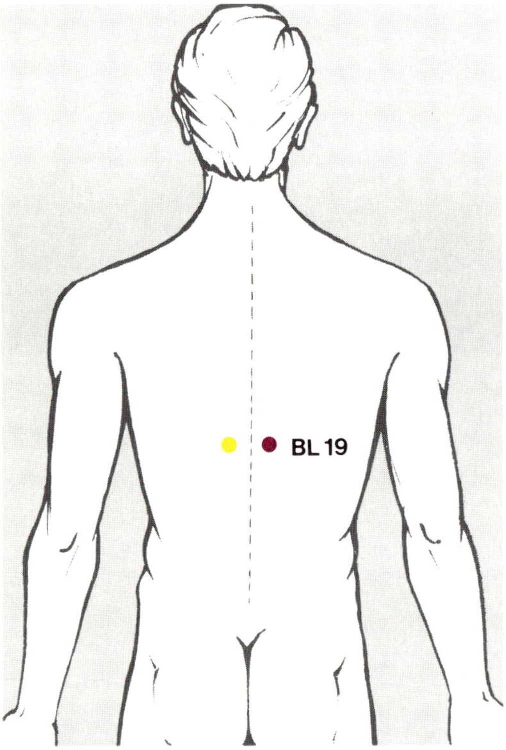

Abb. 63

Farbe: gelb-violett
Einzelmittel: Berberis
Der Punkt liegt im 10. Intercostalraum 2 Querfinger von der Mittellinie.
Symptome:
Cephalgien, Trockenheit im Mund, Kehlkopfschmerzen.
Wirkung auf das Nervensystem:
Cholerische Stimmung, Reizbarkeit mit Ängstlichkeit abwechselnd, Kopfschmerzen, besonders in der Temporalgegend, Angstzustände, Hypertonie, Migräne
Wirkung auf Hals, Nase, Ohren und Augen:
Angina, Laryngitis, Augenstörungen mit Tränenfluß, vermindertes Sehvermögen, Augenschmerzen.
Wirkung auf Lunge und Luftwege:
Bluthusten, Pleuritis, Spannungsgefühl in der Brust.
Wirkung auf die Verdauungsorgane:
Dysfunktion der ableitenden Gallenwege und der Gallenblase, Ikterus, Obstipationen, Gallencholiken und Verdauungsstörungen.
Wirkung auf die Extremitäten:
Krämpfe der Wadenmuskulatur, Bildung von Myogelosen der gesamten Muskulatur.

Zustimmungspunkt Milz Pankreas: Blase 20

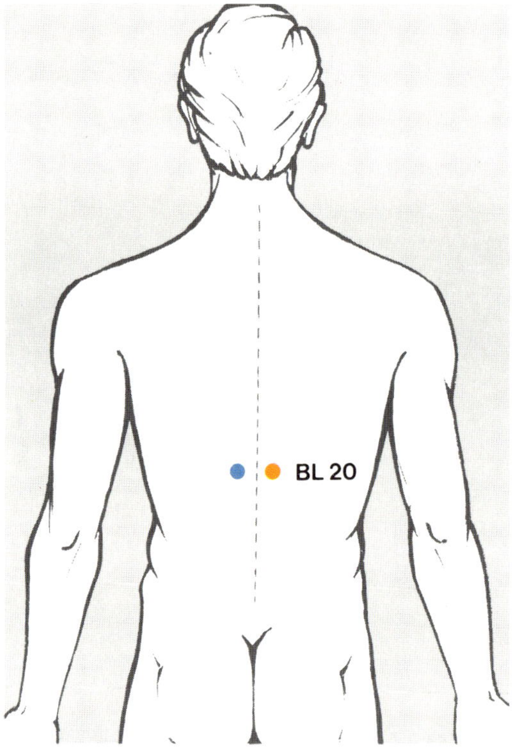

Abb. 64

Farbe: blau-orange
Einzelmittel: Ceanothus
Dieser Punkt liegt im 11. Intercostalraum 2 Querfinger von der Mittellinie.
Symptome:
Meteorismus, Aszites, Durchfall und Erbrechen, Magenschmerzen, Hepatitis, Gastritis mit Magenkrämpfen, Diabetes mellitus zur Unterstützung sowie bei der Enteritis.
Wirkung auf Herz und Kreislauf:
Anginoide Beschwerden.
Weiterhin bei rheumatoiden Beschwerden:
Myogelosen im Bereich der gesamten Rückenmuskulatur, bei Rückenschmerzen.

Zustimmungspunkt des Magens: Blase 21

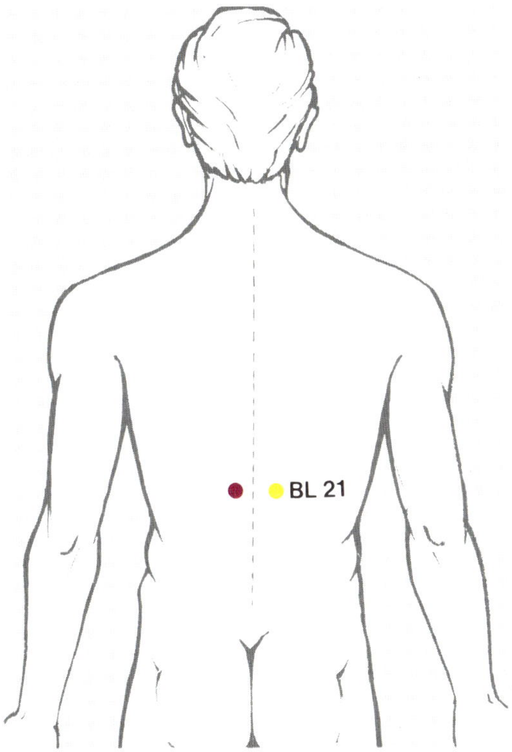

Abb. 65

Farbpaar: gelb-violett

Einzelmittel: Abrotanum

Liegt im 12. Intercostalraum 2 Querfinger von der Mittellinie.

Symptome:
Magenschmerzen und Erbrechen von Speisen, Appetitlosigkeit, Gastritis sowohl hypo- wie hyperazide Formen, Magenkrämpfe, Magenkoliken, Sodbrennen, Dyspepsie und Erbrechen, Ulcus ventriculi, auch einsetzbar bei Leberparenchymschäden, weitere Symptome: Bei schneller Ermüdbarkeit der Augen und Brennen in den Augen.

Außerdem Wirkung bei rheumatischen Beschwerden der gesamten Wirbelsäule und der Rückenmuskulatur.

Zustimmungspunkt Dreierwärmer: Blase 22

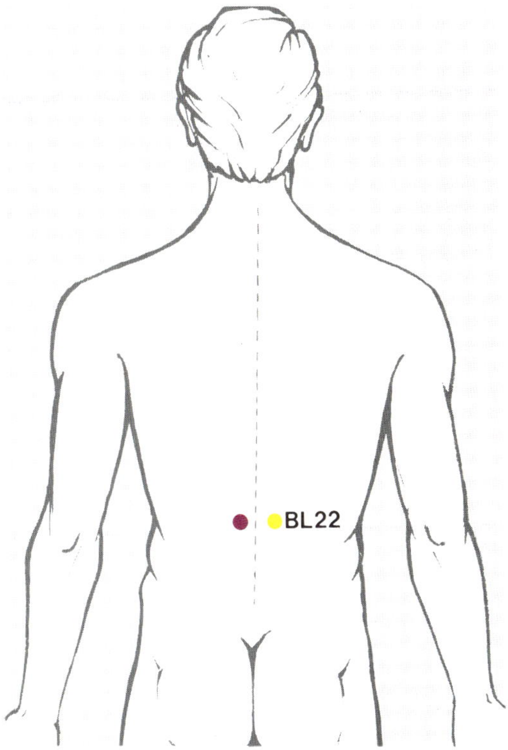

Abb. 66

Farbpaar: gelb-violett

Einzelmittel: Argentum nitricum

Liegt zwischen dem 1. und 2. Lumbalwirbel, 2 Querfinger von der Mittellinie.

Symptome:
Zunehmende Schwäche und Abmagerung, Harnverhalten, allgemeine nervliche und körperliche Schwäche, besonders Neurasthenie, bei Impotenz und Sterilität aufgrund psychischer Faktoren.

Wirkung auf die Verdauungsorgane:
Bei Gastritis, Magen-Darm-Krämpfen, Meteorismus.

Wirkung auf das Urogenital-System:
Bei der Nephritis und Pyelitis, bei Nierenschmerzen und Harnverhalten.
Außerdem bei rheumatoiden Schmerzen im Bereich der Rückenmuskulatur, besonders bei Steifheitsgefühl der Wirbelsäule.

Zustimmungspunkt Niere: Blase 23

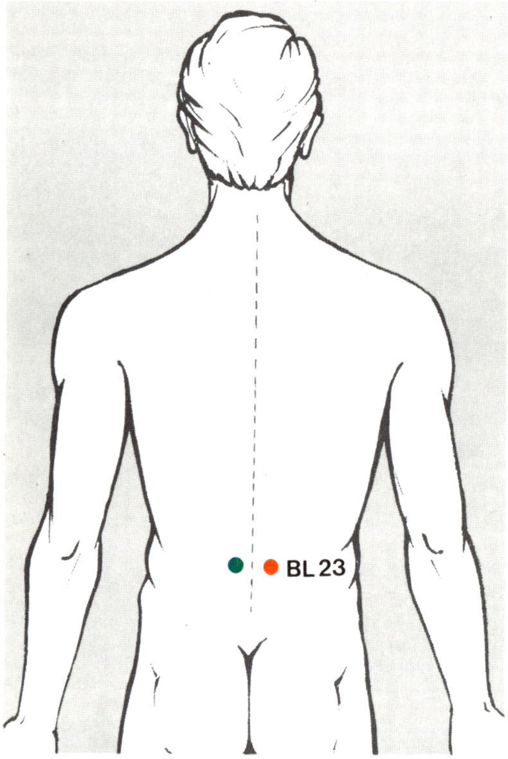

Abb. 67

Farbpaar: rot-grün

Einzelmittel: Terebinthina

Liegt zwischen dem 2. und 3. Lumbalwirbel, 2 Querfinger von der Mittellinie.

Symptome:
Nierenschmerzen, Nephritis, Nierenkoliken, Spasmen im Blasenbereich, Entzündungen des Ureters, Ejaculatio praecox, Periodenstörungen und Fluor albus.

Wirkung auf das Nervensystem:
Besonders bei allgemeiner Schwäche, Neurasthenie.

Weitere Wirkungen:
Bei Myogelosen im Bereich der Rückenmuskulatur und der Schulter, Lumbago, Ischialgien sowie bei der Gicht.

Zustimmungspunkt des KG 6 (Meer der Energie): Blase 24

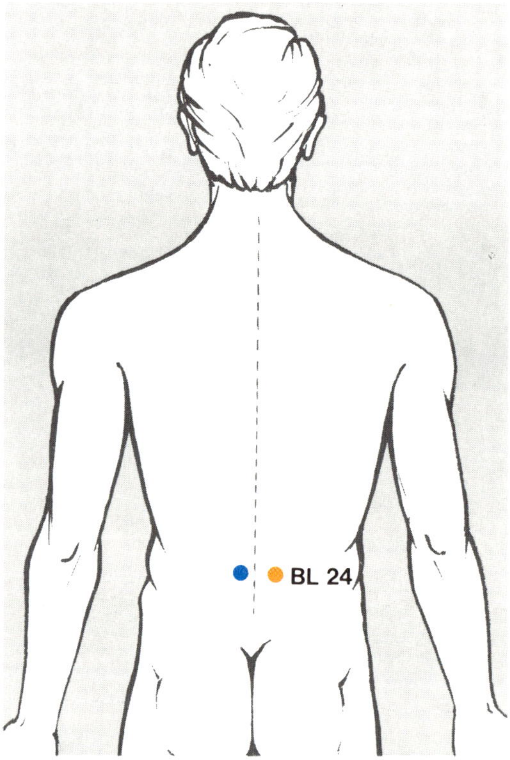

Abb. 68

Farbpaar: blau-orange

Einzelmittel: keine

Liegt zwischen dem 3. und 4. Lumbalwirbel, 2 Querfinger von der Mittellinie.

Symptome:
Meteorismus, Obstipationen, Schmerzen in Nabelgegend, Atonie des Enddarmes, Appetitlosigkeit, bei Hämorrhoiden sowie bei Fissura ani.

Wirkung auf das Nervensystem:
Bei mangelnder Energie sowie bei allgemeiner Schwäche, besonders wenn lange Erkrankungen vorhanden waren.

Weitere Wirkungen:
Bei rheumatoiden Beschwerden der gesamten Rückenmuskulatur, bei Lumbago und Myogelosen sowie Steifigkeit der Gelenke und der Wirbelsäule, sowie bei der Schwäche der Wirbelsäule.

Zustimmungspunkt Dickdarm: Blase 25

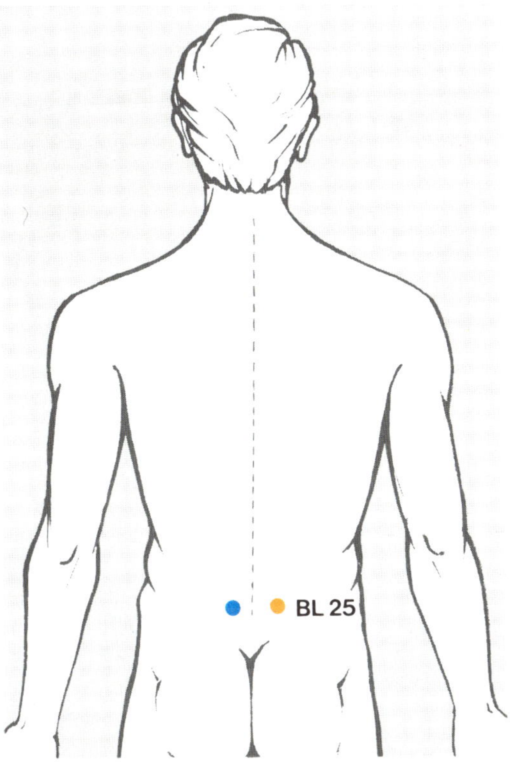

Abb. 69

Farbpaar: blau-orange/gelb-violett

Einzelmittel: Aloe
Liegt zwischen dem 4. und 5. Lendenwirbel, 2 Querfinger von der Mittellinie.

Symptome:
Appetitlosigkeit, Obstipation, Schwäche und Atonie des Enddarmes, bei Leberstörungen, bei Hämorrhoiden und beim Prolapsus ani.

Wirkung auf das Urogenital-System:
Bei Uritritis und Nierenschmerzen

bei rheumatoiden Beschwerden, bei Steifigkeit der Wirbelsäule und bei Lumbago.

Zustimmungspunkt des Punktes KG4: Blase 26

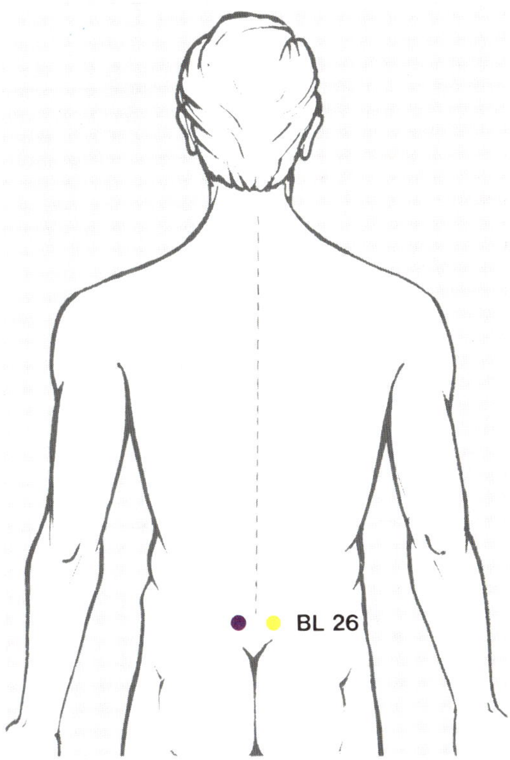

Abb. 70

Farbpaar: gelb-violett

Einzelmittel: keine
Der KG4 besitzt enge Beziehungen zu dem Wundergefäß TCHRONG-MO.
Liegt in dem Winkel, der vom Querfortsatz des 5. Lendenwirbelkörpers und der oberen Begrenzung des Kreuzbeines gebildet wird, 2 Querfinger von der Mittellinie.

Symptome:
Allgemeine Schwäche, psychische Alteration, Neurasthenie und Schlaflosigkeit.

Wirkung auf die Verdauungsorgane:
Obstipation.

Wirkung auf das Urogenital-System:
Schmerzen in der Nierengegend, Miktionsbeschwerden, bei Impotenz und bei Hämorrhoiden, bei Kreuzschmerzen während der Periode, bei Erkrankungen des Uterus, bei Dysmenorrhoe und Sterilität.
Weitere Wirkung auf die untere Wirbelsäule z.B. bei der Lumbago.

Zustimmungspunkt Dünndarm: Blase 27

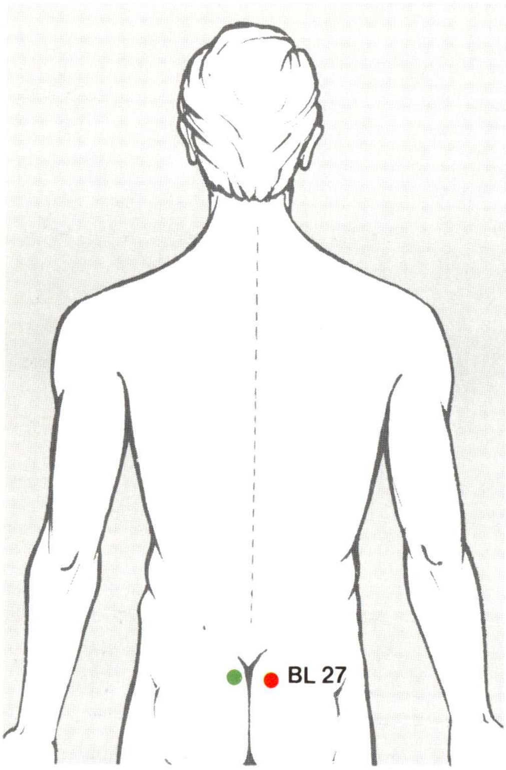

Abb. 71

Farbpaar: rot-grün

Einzelmittel: Cantharis

Liegt in der Höhe des obersten Foramen sacrale ca. 3 Querfinger von der Mittellinie.

Symptome:

Enteritis, Meteorismus, Obstipation, Darmspasmen.

Weitere Indikationen:

Geschwulstbildung des Uterus, Schmerzen entlang der Wirbelsäule, bei Lumbago, Ischialgien und Kreuzschmerzen, auch Kreuzschmerzen vor und während der Periode.

Wirkung auf das Urogenital-System:

Endometritis, Urethritis, Incontinentia urinae, Hämorrhoiden, Enuresis nocturna.

Zustimmungspunkt der Blase: Blase 28

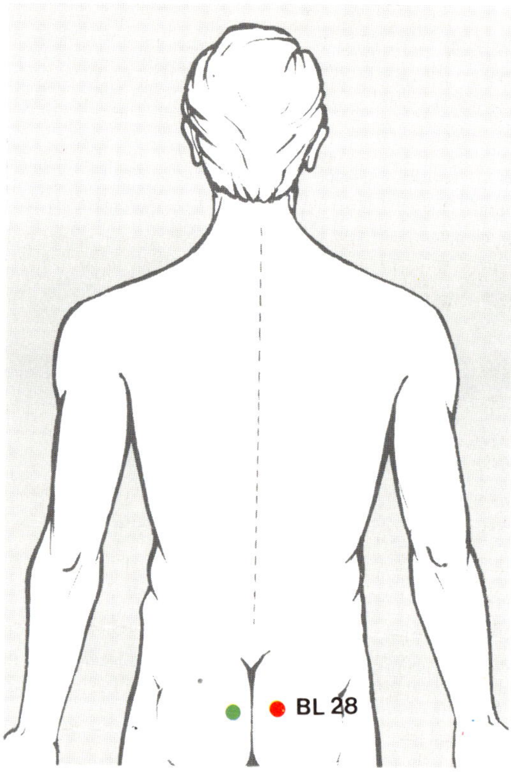

Abb. 72

Farbpaar: rot-grün

Einzelmittel: Pareira Brava

Liegt in der Höhe des 2. Foramen sacrale, 3 Querfinger seitlich der Mittellinie.

Symptome:

Prostata-Hypertrophie, Zystitis, Urethritis, Metritis und andere Blasenbeschwerden.

Weitere Symptome:

Bei Steifigkeit der Wirbelsäule und des Kreuzbeines sowie bei Lumbago.

Wirkung auf die Verdauungsorgane:

Bei Obstipation und Enteritis.

Jeder Therapeut, der über die Zustimmungspunkte die komplementäre Farbpunktur betreibt, wird erkennen, wie wichtig diese Farbtherapie sein kann. Nicht nur, daß die Palpation der Zustimmungspunkte diagnostische Hinweise ergibt, sondern auch, daß die weichen, feinen Reize der Farben den Organismus energetisch einstimmen und so den Boden für weitere therapeutische Überlegungen aufbereiten.

Die Alarmpunkte

Die Meridiane der Akupunktur besitzen alle sogenannte Alarmpunkte. In der Regel finden wir sie in der Nähe der bezeichneten Organe. Wie der Name schon sagt, alarmiert die Schmerzhaftigkeit des Punktes den Therapeuten und lenkt zum einen seine Aufmerksamkeit auf das Organ, welches mit dem Punkt in Verbindung steht, zum anderen auf den Meridian, auf dem er liegt.

Beispiel: KG 15, Alarmpunkt des Herzens
Die Schmerzhaftigkeit gibt Hinweis auf das Herz, aber auch auf den Meridian KG. Nachdem man nun die Zustimmungspunkte palpiert und die behandlungsbedürftigen festgelegt hat, tastet man die dazugehörigen Alarmpunkte ab. Im Falle der Schmerzhaftigkeit wird der betreffende Alarmpunkt zur Farbpunktur herangezogen. Sind die Alarmpunkte doppelt angelegt, so gilt auch hier das Gesetz von Yin und Yang, d.h. die Punkte werden komplementär bestrahlt, der schmerzende mit der jeweiligen Yin-, der nicht schmerzende mit der Yang-Farbe. Zeigen beide Alarmpunkte Reaktionen, so werden beide der Yin-Farbe ausgesetzt. Sind die Alarmpunkte, die zu den gefundenen Zustimmungspunkten gehören ohne Reaktion, können sie trotzdem in die Therapie einbezogen werden. Zur Kräftigung des entsprechenden Organs und zum Aufbau der Meridianenergie bestrahlt man dann mit der Yang-Farbe, die dem Punkt entspricht.

Beispiel:
Wir finden die Zustimmungspunkte der Lunge, Blase 13, behandlungsbedürftig. Bei der Palpation des Alarmpunktes Lunge 1 schmerzt die rechte Seite. In diesem Falle werden sowohl das Zustimmungspaar komplementär als auch die Alarmpunkte Lunge 1 bestrahlt; Lunge 1 rechts dann mit grün, Lunge 1 links mit rot. Sind beide Alarmpunkte der Lunge schmerzhaft, werden die beiden mit der Farbe grün farbpunktiert. Sind sie ohne Reaktion, so kann man den Meridian kräftigen, indem man die Farbe rot auf beide Alarmpunkte aufsetzt.

Im Folgenden nun die Indikationen der einzelnen Alarmpunkte, wie sie auch in der Akupunktur-Literatur nachgelesen werden können. Wie bei den Zustimmungspunkten werden auch die Alarmpunkte unabhängig von der Indikation mit der festgelegten Yang- oder Yin-Farbe bestrahlt, d.h. gleichgültig wie breit die Indikationen der Alarmpunkte auch sein mögen, immer wird nur das entsprechende komplementäre Farbpaar eingesetzt.

Auf unser obiges Beispiel bezogen, käme bei den Alarmpunkten Lunge 1 rot und grün für alle beschriebenen Indikationen in Frage.

Auch hier habe ich wieder die entsprechenden Einzelmittel der Homöopathie angegeben.

Alarmpunkt der Lunge: Lunge 1

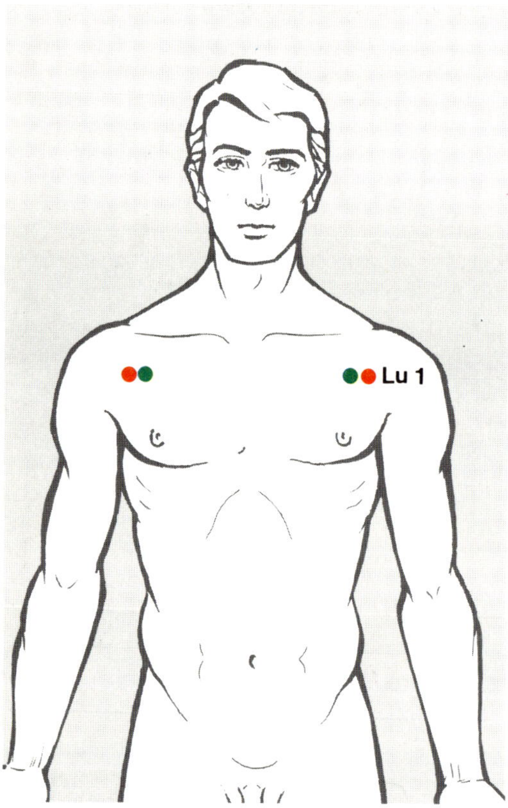

Abb. 74

Farbpaar: rot- grün

Einzelmittel: Bryonia

Symptome:
Erschwerte Atmung, Husten, Erkältung der Lunge, Bronchitis, Asthma, Emphysem, starkes Schwitzen, außerdem Erbrechen mit Meteorismus, Gasbildung und Aufstoßen, schlechte Verdauung, Müdigkeit verbunden mit Schlaflosigkeit, außerdem Schulter- und Rückenschmerzen.

Alarmpunkt des Herzens: KG 15

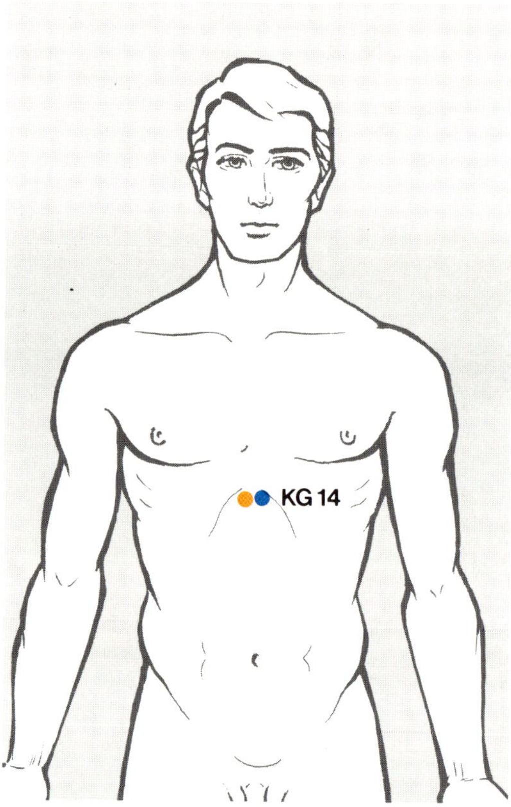

Abb. 75

Farbpaar: blau-orange

Einzelmittel: Tabacum, Ipecacuanha

Indikation des Punktes:
Atemnot, Druck in der Brust, Angina pectoris, stenokardische Anfälle, Herzklopfen, Arhythmien, Unruhe und Angst, Kollaps, Neurasthenie, Druckgefühl in der Brust, außerdem Appetitlosigkeit, Erbrechen, Magenschmerzen, Übelkeit, Krampf im Zwerchfell, Gastritis, Schluckauf, Magenkrämpfe.

Alarmpunkt der Leber: Leber 14

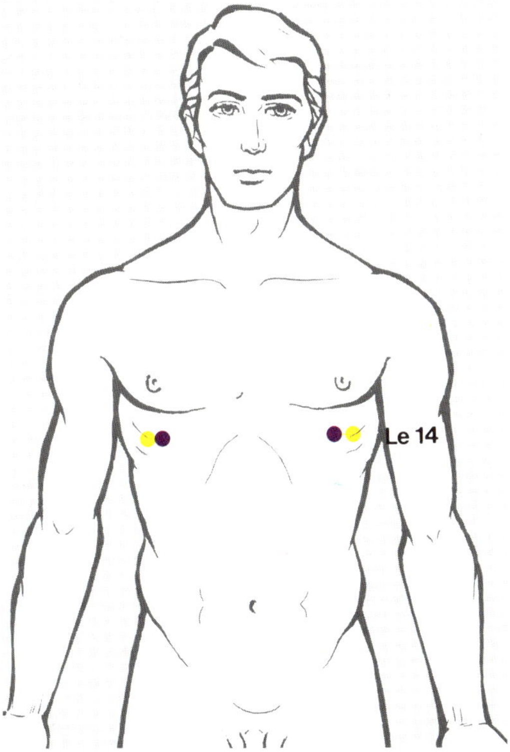

Abb. 76

Farbpaar: gelb-violett

Einzelmittel: Nux moschata

Indikationen:
Erbrechen, Völlegefühl, Magenschmerzen, Gastritis, Dyspepsie, Meteorismus, Cholitis.

Weitere Symptome:
Lungenentzündung, Kurzatmigkeit, Brustschmerzen, Nausea, Allergien, Pleuritis, Bronchitis, Druckgefühl im Brustraum zum Herzen ausstrahlend, bei Menstruationsstörungen in Folge von Erkältungen, bei Störungen nach einer Geburt.

Alarmpunkt der Gallenblase: Gallenblase 23 Ergänzungspunkt Gallenblase 24

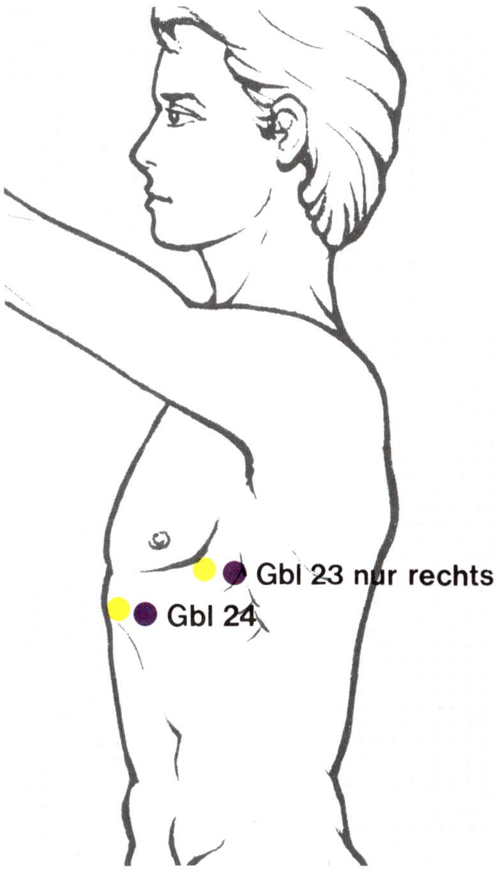

Abb. 77

Farbpaar: violett-gelb

Einzelmittel: Chelidonium

Symptome Gallenblase 23
Gastritis, Sodbrennen, Dysfunktion der Gallenwege, Cholezystitis, Gallenkolik, Ikterus, Hämorrhoiden, außerdem Schwäche und Schweregefühl der Extremitäten, Schmerzen in der Brust, Erbrechen, Erschöpfungszustände, Müdigkeit und Unruhe.

Symptome Gallenblase 24
Psychophysische Erschöpfung, Entzündungen im Unterleib, Gastritis, Erbrechen, Dysfunktion der Gallenwege, Krämpfe, Stauungen im kleinen Becken, Schwäche und Kreislaufstörungen.

Alarmpunkt Milz-Pankreas: Leber 13

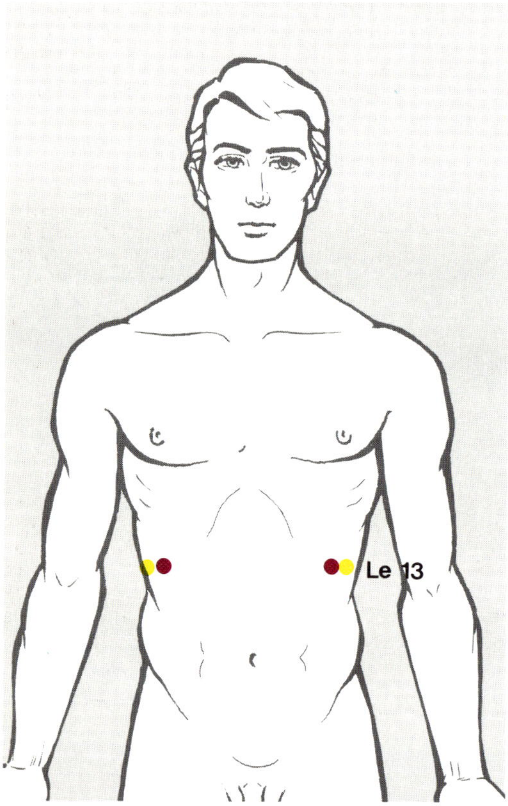

Abb. 78

Farbpaar: gelb-violett

Einzelmittel: Nux Vomica (rechts)
Ceanothus(links)

Allgemeine Symptome:
Ängstlichkeit, Verdauungsstörungen, Magenschmerzen, Darmgeräusche, Nierenschmerzen, Schlaflosigkeit, bei Schmerzen in den Flanken, Erschöpfung, mangelnde Entschlußkraft, Pleuritis, Bronchitis, Atemnot, Hypotonie, Erbrechen, Übelkeit, Dysfunktionen der Gallenwege, bei Gallenkoliken, bei Meteorismus, Obstipationen, bei der Kolitis, auch bei Leberschwellungen.

Alarmpunkt des Magens: KG12

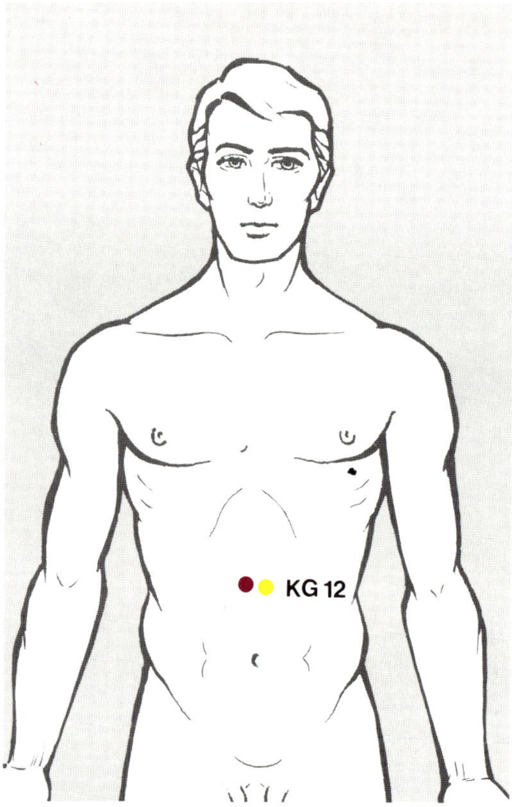

Abb. 79

Farbpaar: gelb-violett

Einzelmittel: Thuja

Symptome:
Appetitlosigkeit, Dyspepsie, Erbrechen, Bauchschmerzen, Meteorismus, Obstipation, bei Gelbsucht, bei Magenkrämpfen, Schluckauf, bei der chronischen Gastritis, alle Funktionsstörungen des Magens, weiterhin Schmerzen im Unterleib, bei ausbleibender Menstruation, bei Herzklopfen und Fieber, bei Psycholabilität und Schlaflosigkeit, bei Asthma und Atemnot.

Alarmpunkte 3E: KG5 – KG7 – KG12 – KG17

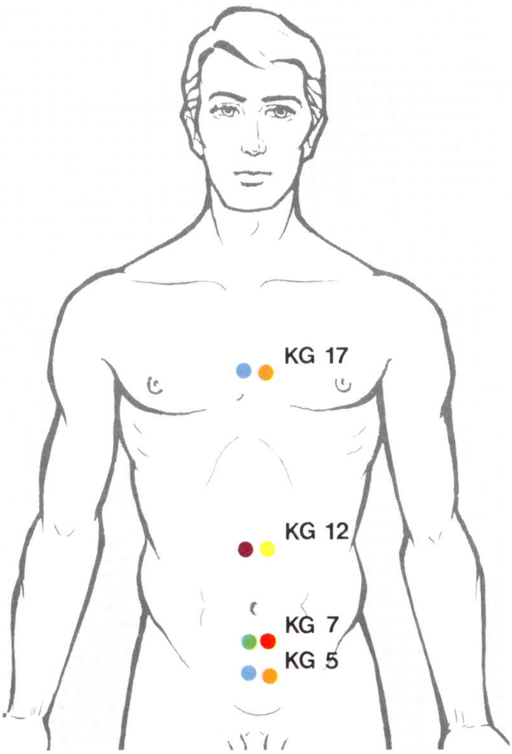

Abb. 80

Nach Schrecke-Wertsch hat der 3E 4 Alarmpunkte

Farbpaar:
KG5 blau-orange
KG7 rot-grün
KG12 gelb-violett
KG17 blau-orange

Einzelmittel:
KG5 Phosphor
KG7 Cantharis
KG12 Thuja
KG17 Raphanus

Symptome KG5

Harnverhalten, Harnträufeln, Nierengrieß, Verdauungsstörungen, Atemnot, dauerndes Schwitzen, Schmerzen im Unterleib, Schmerzen und Entzündungen des Penis, der Vagina und des Uterus, allgemeine Nervenschwäche, Bronchitis, Pleuritis und Asthma, Dyspepsie, Hämorrhoiden, Meteorismus, Spasmen im Bauch, bei Myombildung, Zystitis, bei Frigidität und bei der Adnexitis.

Symptome KG7

Schmerzen in der Nierengegend, Harnverhalten, Aszites, Schmerzen und Entzündungen im Unterleib, Menstruationsstörungen, Magen-Darm-Schmerzen, Obstipation, Meteorismus, Schmerzen in der Nabelgegend, Magen-Darm-Krämpfe, Aufstoßen und Erbrechen, Herzschwäche, Herzklopfen, Ödeme, Angst, Unruhe, Unsicherheit.

Symptome KG12

Siehe Alarmpunkt Magen

Symptome KG17

Erbrechen, Husten, erschwerte Atmung, Bronchitis, Asthma, bronchiale Emphyseme, Römheldscher Symptomenkomplex, Druckgefühl unter dem Brustbein, Angina pectoris, Schwindel, Stenokardien, rheumatoide Beschwerden, Mastitis, mangelnde Milchbildung, Erbrechen, besonders bei Säuglingen Schluckauf, Angst, Melancholie, Depressionen, Globus hystericus.

Alarmpunkt der Niere: Gallenblase 25

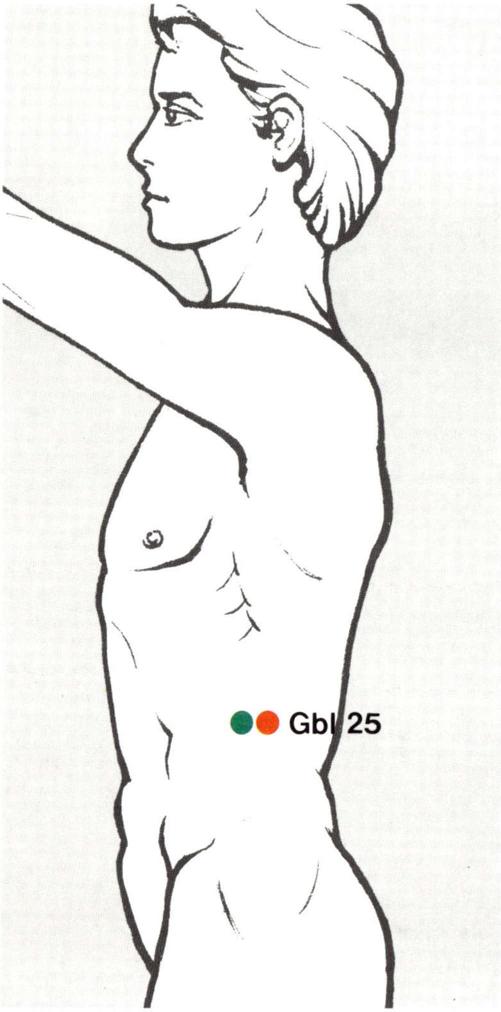

Abb. 81

Farbpaar: rot-grün

Einzelmittel: Berberis

Symptome:
Schmerzen der Bauch- und Nierengegend, Entzündungen im Unterleib, Darmgeräusche, Darmkrämpfe, Dysfunktionen der Gallenwege, bei Meteorismus, bei der Dyspepsie, Nierenkolik, Nierenentzündungen, Pyelonephritis, bei rheumatoiden Beschwerden in der Rücken- und Kreuzbeingegend.

Alarmpunkt KS-Meridian: KS 1 und Niere 11

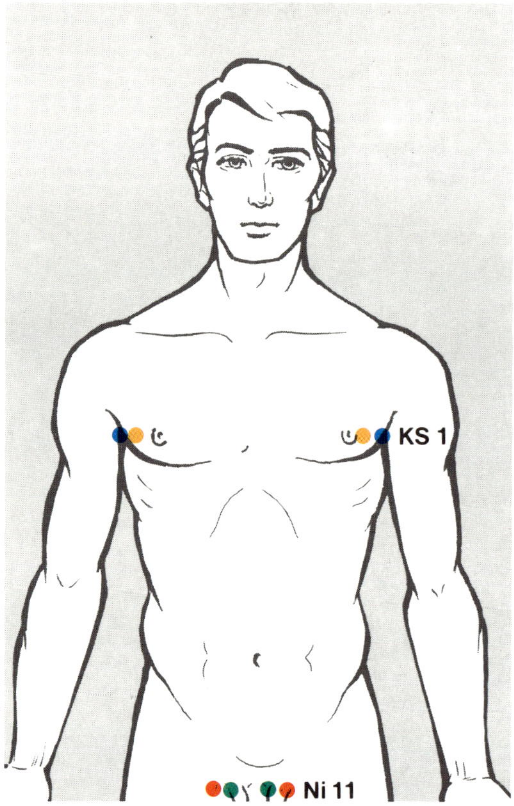

Abb. 82

Farben:
KS 1 blau-orange
Ni 11 rot-grün

Einzelmittel:
KS 1 Cactus
Ni 11 Cactus

Symptome KS 1
Entzündung der Brust, Schmerzen in der Brust, Wirkung auf Herz und Kreislauf, bei der Hypertonie, Tachycardie, Angina pectoris, bei der Laryngitis und Bronchitis, ausstrahlende Schmerzen in Verbindung mit Angina pectoris, bei Achseldrüsenschwellungen.

Symptome Niere 11
Anurie, gerötete Augen, allgemeine Schwäche und Erschöpfung, Dickdarmspasmen, Obstipation, Urethritis, Schmerzen im Bereich der äußeren Geschlechtsorgane, Impotenz, Frigidität, Stauungen im kleinen Becken.

Alarmpunkt des Dickdarms: Magen 25

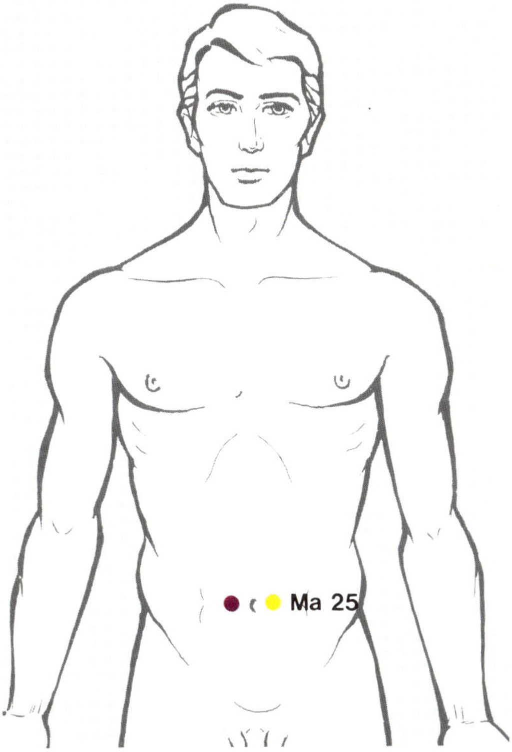

Abb. 83

Farbpaar: gelb-violett

Einzelmittel:
Berberis (rechts)
Sepia (links)

Symptome:
Obstipation, Magenkrämpfe, Koliken, Diarrhoen, aufgetriebener Bauch, Schmerzen im Unterbauch und im Anus, Pfortaderstauungen, bei Flatulenz, Darmkoliken und Krämpfen im Darm, außerdem Stauungen im kleinen Becken, Fluor albus, Endometritis, Menstruationsstörungen, Druckgefühl am Herzen sowie beim Römheldschen Komplex.

Alarmpunkt des Dünndarms: KG4

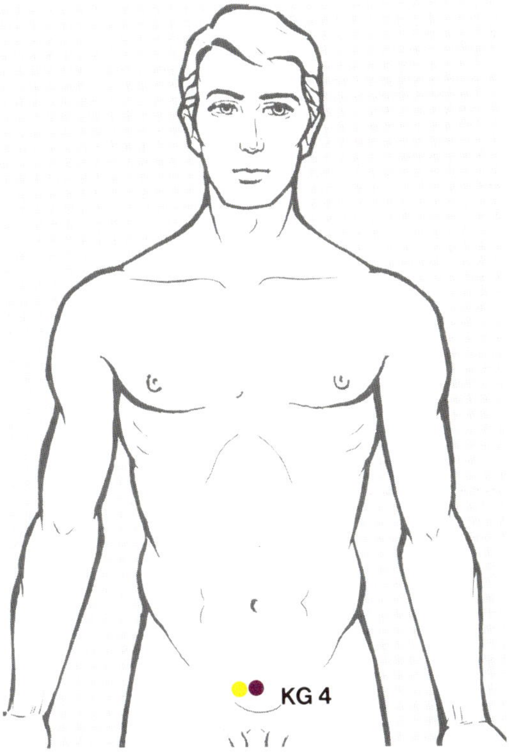

Abb. 84

Farbpaar: gelb- violett

Einzelmittel: Hydrastis

Symptome:
Schmerzen in der Nabelgegend, Obstipation, Darmspasmen, Entzündung des Unterleibs mit eventueller Geschwulstbildung, Amenorrhoe, Menorrhagie, Miktionsbeschwerden, tropfenweiser Abgang von Urin, Schmerzen im Penis und Hodenentzündung, allgemeine Erschöpfung, Stauungen im kleinen Becken, Migräne, Schlaflosigkeit und Cephalgie, Angina pectoris, Metritis, Dysmenorrhoe, bei Sterilität.

Alarmpunkt der Blase: KG3

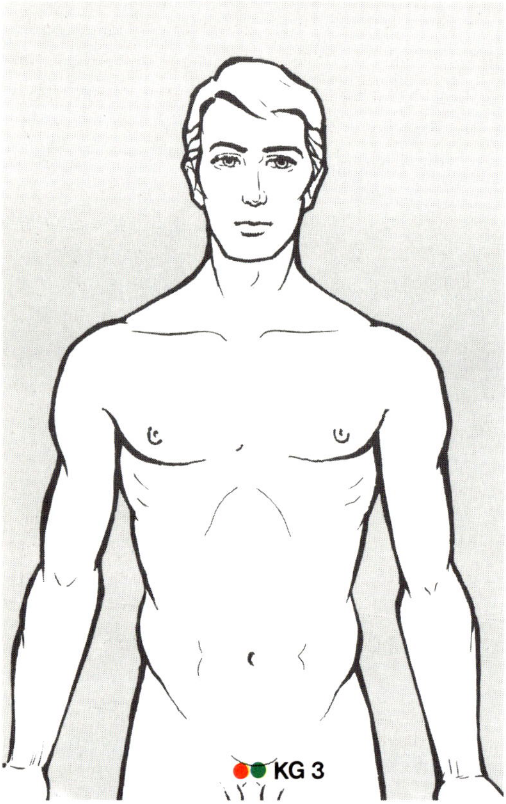

Abb. 85

Farbpaar: rot-grün

Einzelmittel: Rhus toxicodendron

Symptome:
Brennende Schmerzen im Unterleib, bei Tumoren im Bauch, Menstruationsbeschwerden, Gebärmutterentzündungen, Juckreiz der Scheide, Konzeptionsschwierigkeiten, schlecht durchblutete Oberschenkel, allgemeine Schwäche und Erschöpfung, Zystitis mit Krämpfen, Urethritis, Incontinentia urinae, Dysmenorrhoe, Amenorrhoe, Fluor albus, bei der Mastitis und bei Prostatis.

Die Farbpunkte der drei Ebenen

Faszinierend war für mich die Entdeckung, daß die Farbebenen, wie sie den Menschen in seiner Gesamtheit als Linien oder Meridiane durchziehen, im verkleinerten Maßstab ebenfalls als Schwingungsmodelle in bestimmten Sektoren des Körpers wiederzufinden sind. Die Schnittstellen der drei Ebenen zeigen dann die Farbpunkte der Mischfarben des Spektrums, wie sie durch die Überlagerung der drei Grundfarben entstehen. Wichtig für die Farbpunktur sind die Schlingenpunkte der Vorder- und Rückseite des Körpers, von KG 3 bis GG 20 und von GG 2 bis GG 20.

Diese Farbpunkte sind nicht immer mit den Punkten der Akupunktur identisch. Die Wirksamkeit, besonders aber die Schnelligkeit der Reaktion beim Patienten, verblüfften mich. Alle Punkte sind auf Berührung empfindlich, wenn sie indiziert sind. Die Punkte des Bauches und die der gegenüberliegenden Schlingen auf dem Rücken wirken zum einen direkt auf die Bauch- und Beckenorgane, die Wirbelsäule und das Becken, zum anderen reflektorisch auf Erkrankungen des Gehirns.

Ob es sich um Durchblutungsstörungen oder Schmerzzustände, wie z.B. Migräne oder Cephalgien handelt, ist hierbei einerlei. Besonders überrascht haben mich jedoch Versuche mit an Gemütserkrankungen leidenden Menschen. So waren z.B. bei einer Patientin, die Stimmen hörte und sich über eine längere Zeit in einer geschlossenen psychiatrischen Abteilung befand, die violetten Punkte unterhalb des Nabels hochaktiv (siehe Abb. 92). Ich bestrahlte sie mit violett nach einer später noch zu beschreibenden Vorgehensweise und mußte eine spontane Verstärkung der Symptome der Patientin registrieren.

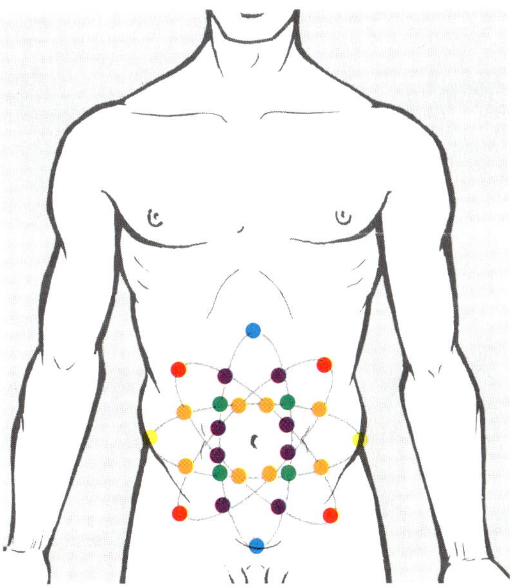

Abb. 86: Farbakupunktur über die Punkte der energetischen Schlingen: Bauch

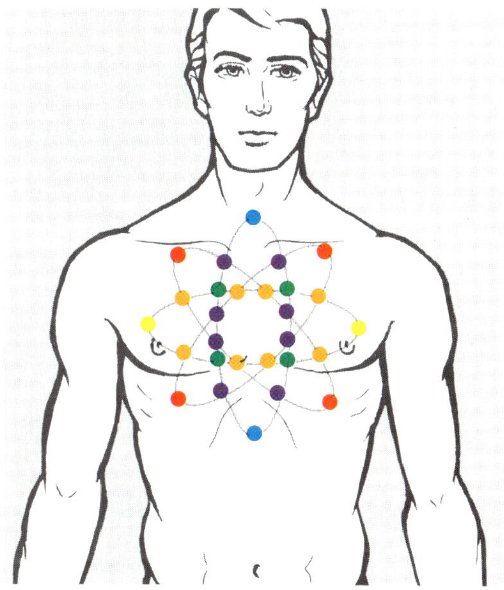

Abb. 87: Farbakupunktur über die Punkte der energetischen Schlingen: Thorax

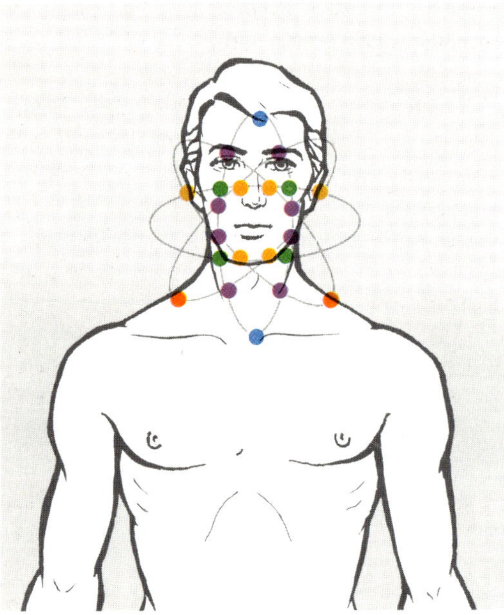

Abb. 88: Farbakupunktur über die Punkte der energetischen Schlingen: Kopf

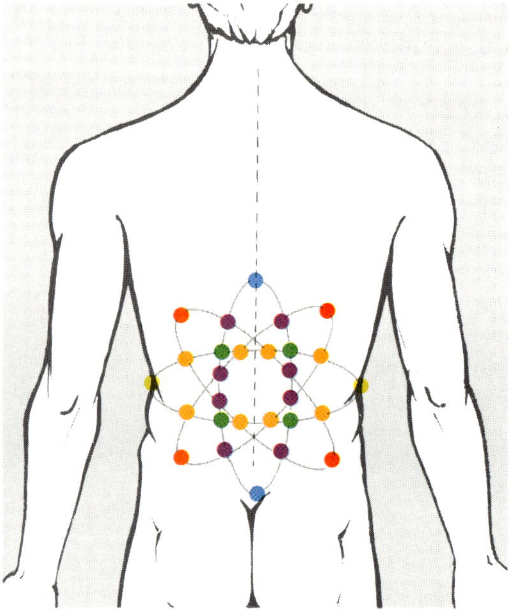

Abb. 89: Farbakupunktur über die Punkte der energetischen Schlingen: Bereich untere BWS, LWS, Becken.

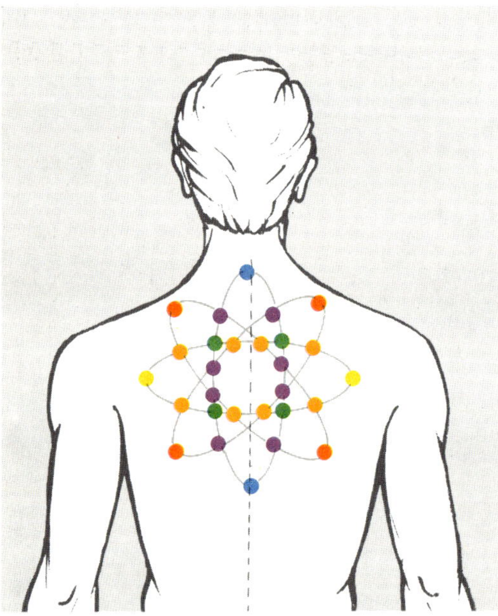

Abb. 90: Farbakupunktur über die Punkte der energetischen Schlingen: Bereich HWS, BWS

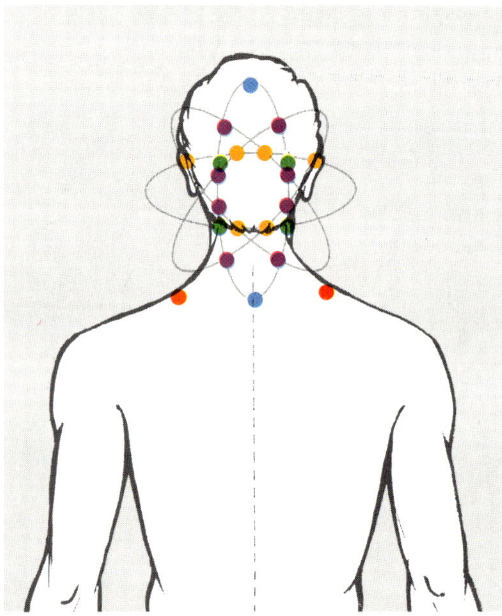

Abb. 91: Farbakupunktur über die Punkte der energetischen Schlingen: Kopf, HWS.

Sie sagte unmittelbar nach dem Aufsetzen der Farben, daß die Stimmen, die sie hörte, lauter und immer unerträglicher würden, und der Kopf zu dröhnen anfinge. Daraufhin wechselte ich die violette Farbe, die ja im Farbspektrum die geistigen, emotionellen inspiratorischen Belange vertritt, mit ihrer komplementären Farbe gelb aus, und sofort sagte die Patientin, daß die Stimmen leiser würden.

Die Freude über die Wirksamkeit dieser Maßnahme war riesig und spornte mich zu weiteren Experimenten an.

Ein anderer Fall.

Eine Frau kam nach einer Krebsoperation des Unterleibs mit anschließender Entfernung der Bauchlymphdrüsen mit sehr starken Schmerzen im gesamten Bauchraum. Da die grüne Farbe besonders bei Geschwülsten, nach Operationen oder bei bestimmten Schmerzzuständen zur Farbpunktur herangezogen wird, testete ich zunächst die Schnittpunkte der blauen Vertikalen und der horizontalen Gelbschwingung, die sich um den Nabel herum plazieren.

Die unteren grünen Zonen (siehe Abb. 93) waren hochempfindlich und ich bestrahlte nach derselben Vorgehensweise wie im zuvor beschriebenen Fall mit grün. Kurz nach dem Aufsetzen der Farben ließen die Schmerzen nach, nach einer Weile war die Patientin völlig schmerzfrei. Weitere Experimente führten zu dem Ergebnis, daß als absolut sicher anzusehen ist, daß die Schlingenpunkte eine starke Affinität zu den ihnen zustehenden Farben und deren Allgemeinindikation haben.

Fest steht auch, daß sie wesentlich schneller auf die Farbpunktur ansprechen und damit schnellere Reaktionen und Regulationen in das Gesamtgeschehen bringen können als alle anderen Punkte des Körpers. Bei Betrachtung der Anordnung dieser Punkte auf Bauch, Thorax und Kopf sowie dem gesamten Rückenbereich, ergeben sich logische Zusammenhänge mit den beschriebenen drei energetischen Modellen, wie man sie auf den Körper auftragen kann.

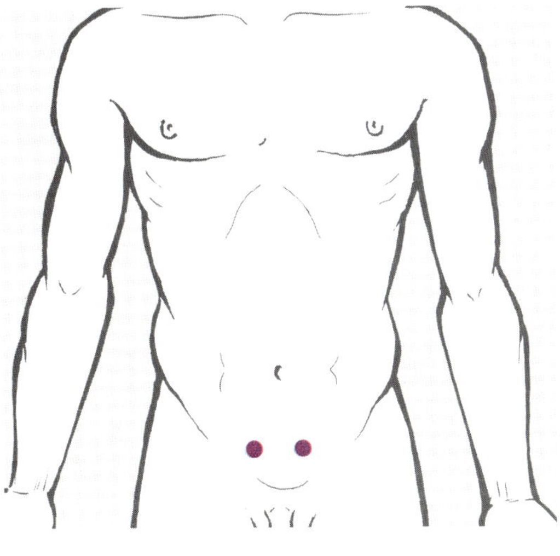

Abb. 92: Violette Punkte unterhalb des Nabels

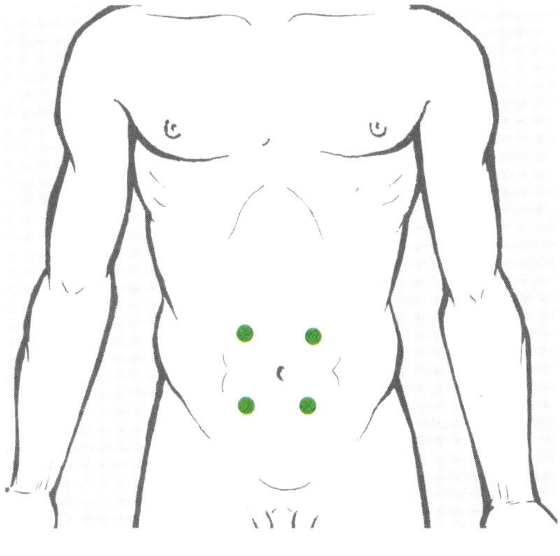

Abb. 93: Grüne Punkte um den Nabel

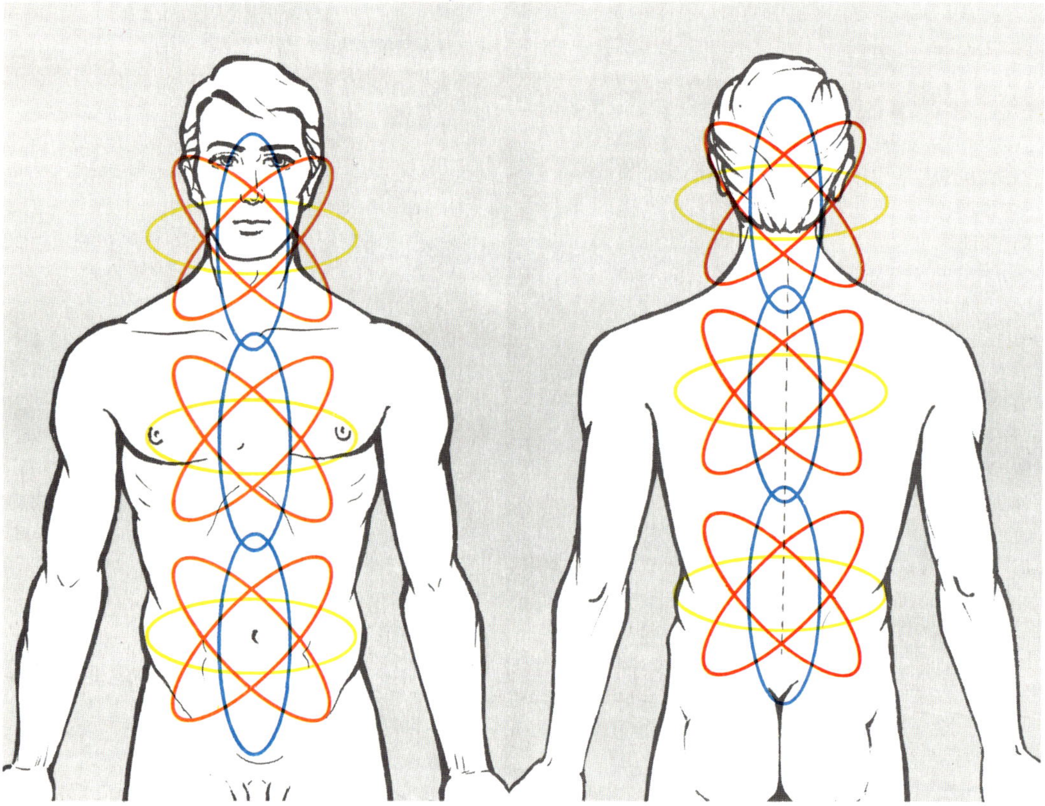

Abb.: 94/95

So stehen sich die Farbpunkte der drei Zentren exakt gegenüber, wobei die Schlingen des Kopfes ineinander übergehen. Die Wirkung der Thorax- und BWS-Schlingen zeigt sich darin, daß sie sowohl nach oben (Kopf - HWS) wie auch nach unten (Bauch-Rücken, WS) ausstrahlen und als Verbindung zwischen oben und unten angesehen werden können. Die Verbindungsstellen aller Schlingenmodelle liegen 1. im Gebiet von KG 15 und KG 22 und 2. im Anteil des Akupunkturpunktes GG 20. Theoretisch besteht eine weitere Verbindung vom KG 3 und GG 1, die dann den gesamten Unterleib erfaßt. Nach meinen Beobachtungen jedoch sollte man sich vor allem an die drei großen Zentren halten, da sie für eine Therapie ausreichend sind. Die Wirksamkeit der Schlingenpunkte hat jedoch noch einen anderen wichtigen Aspekt. Schon früher habe ich über diese Punkte und Zonen nachgedacht und damit experimentiert. Die Wirkung der Farben war mit dem Farbfocus gut. Die Punkte jedoch waren in keinem Fall anderen Zonen und Akupunkturpunkten überlegen. Ich suchte nach einer Möglichkeit, die Farbintensität zu verstärken. Ich hatte bei anderer Gelegenheit und unter anderen Voraussetzungen mit pyramidenförmigen Prismen experimentiert.

So kam mir die Idee, die Farbstrahlen über eine Glaspyramide zu leiten. Ich ließ mir verschiedene Größen aus Glas schleifen und leitete die Farbe über die Grundfläche einer kleinen Pyramide, mit der Folge, daß sich der Farbstrahl in der Spitze mit großer Helligkeit bündelte. Die durch diese Verstärkung gewonnene gebündelte Kraft des Farblichtes schoß ich nun quasi über die Schlingenpunkte in das empfindliche bzw. behandlungsbedürftige Areal ein. Die Punkte der Farbschlingen zeigten eine besondere Affinität zu dieser neuen Pyramidenbestrahlung und, wie die beschriebenen Fälle beweisen, trat die Wirkung sofort ein. Ein weiterer Schritt war getan und die Experimente verdeutlichten, daß spezielle Indikationen der Schlingenpunkte, die der dazugehörenden Farbe entsprechen, erarbeitet werden können. Es bestätigte sich, daß das Komplementäre innerhalb des Farbkreises ein Gesetz ist, daß also der Yin- oder Yang-Zustand eines Punktes erkannt werden muß. Wenn z.B. ein grüner Punkt zuviel Yin-Energie hat, so wird er mit rot – der komplementären Farbe zu grün – bestrahlt. Die Schlingenpunkte haben also doppelte Indikationen. Einmal und besonders verkörpern sie die den Mischfarben zugeordneten Indikationen, zum anderen die der komplementären Grundfarben. Eine weitere Möglichkeit komplementär zu bestrahlen besteht darin, den zugehörigen Farbpunkt zu behandeln, d.h. die innerhalb der Schnittstellen auftauchenden Punkte und Zonen der Grundfarben zu therapieren. Die Möglichkeiten, die sich aus der Idee mit den Pyramiden ergeben, sind so umfassend, daß sie noch nicht alle durchgetestet sind. Aber alles deutet auf eine Farbakupunktur nach den klassischen Regeln der chinesischen Medizin hin, die Nadeln oder Injektionen durch den Pyramidenfocus ersetzt. Die Versuche werden von mir durchgeführt und ich bin heute sicher, daß die Farbtherapie mit dem Pyramidenfocus in Zukunft zum Wohle vieler kranker Menschen angewandt werden wird.

Dabei ist der einfache Farbfocus nicht etwa überflüssig. Die Einfachheit der Konstruktion des Farbgerätes und des Farbfocus erlaubt den sofortigen Einsatz am Patienten auch ohne die notwendigen energetischen Kenntnisse, die ein Akupunkturtherapeut besitzen muß. Wir können aufgrund der Erkenntnisse mit dem Einfach- und dem Pyramidenfocus zwei Formen der neuen Farbtherapie unterscheiden.

1. Die Farbpunktur, die allgemein sehr gute Ergebnisse und Wirkungen über Punkte und Zonen zeigt und

2. die Farbakupunktur, die nach den Regeln der Akupunktur angewandt wird.

Ausgangspunkt für diese Überlegungen waren die Ergebnisse mit den Punkten, die die Schnittpunkte der energetischen Schlingen auf die Oberfläche des Körpers projizieren. Die Ergebnisse erinnern an die Laserakupunktur, obwohl diese Therapie etwas grundlegend anderes ist. Physikalisch handelt es sich beim Laserlicht um ein gebündeltes gleichgerichtetes Licht, bei dem es keine Lichtverteilung innerhalb des Körpers gibt, d.h. so wie das Licht eintritt, so muß es den Körper wieder verlassen. In der Laserforschung ist man neuerdings dazu übergegangen, gelösten Farbstoff als Lasermedium einzusetzen. Man geht davon aus, daß die Moleküle des Farbstoffes das Licht speichern, um es in dem Augenblick wieder auszusenden, in dem ein Laserstrahl passender Wellenlänge vorbeikommt.
In der Ausgabe der Zeitschrift „PM" 2/85 wird von einem Experiment berichtet, das für die Farbtherapeuten in Zukunft von großer Bedeutung sein kann. Ein blauer und ein roter Luftballon werden mit einem blauen Laserstrahl beschossen. Der blaue Ballon läßt das blaue Licht passieren, der rote hingegen ab-

sorbiert es. Dadurch erhitzt er sich und platzt, während der blaue Ballon intakt bleibt.
Man hört in der Medizin von Farblasern, die mit Hilfe blauen oder grünen Lichtes in der Lage sind, Venen zu veröden.
Der Ballon-Versuch, den Prof. Schäfer am Max-Planck- Institut für Bio-Physikalische Blau-Gelb-Photonen, sind die spezifischen Informationsträger, die wiederum spezifische Informationen der einzelnen elektromagnetischen Wellen in das lebende System hineintragen. Diese elementare Entdeckung bringt uns ein Stückchen näher zu den so wichtigen Informationsgesetzen.

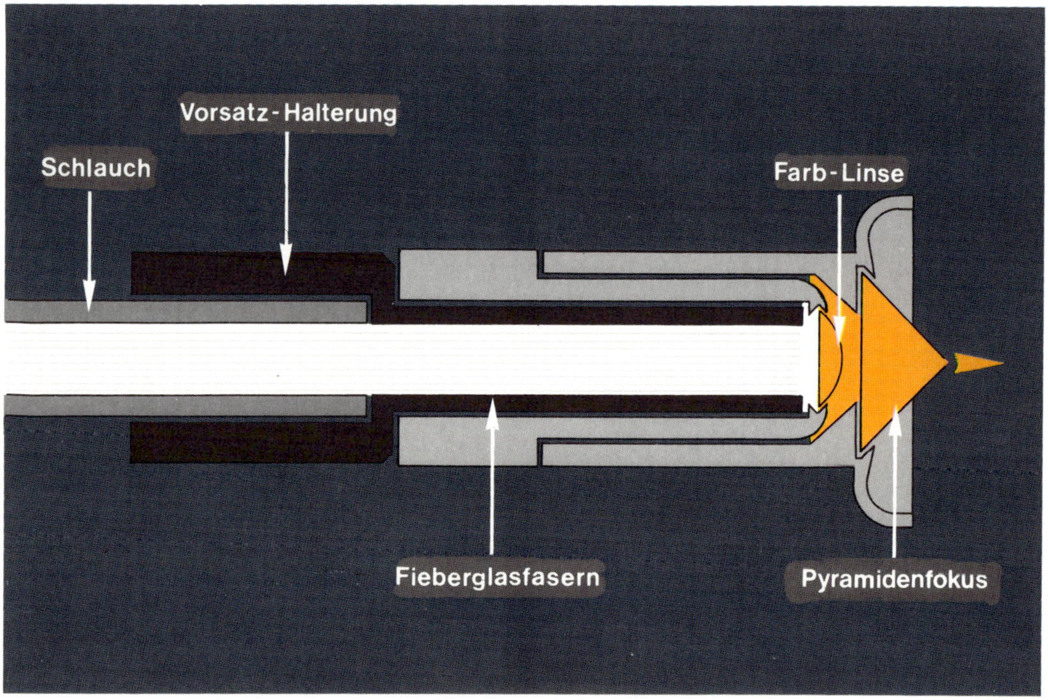

Abb. 96: Schematische Darstellung eines Lichtleiters mit Pyramidenfokus

Chemie in Göttingen durchgeführt hat, zeigt in eindrucksvoller Weise, wozu Farben in der Lage sind. Da der Laserstrahl, wie bereits gesagt, gleichgerichtet ist, kann er für die Therapie weniger tun als die weichen Impulse, die wir gebündelt über die Pyramidenspitze in den Körper leiten.

Hier verteilt sich das Licht fächerförmig vom Punkt der Oberfläche in das Gewebe. Deshalb bin ich sicher, daß die Farbakupunktur ein größeres Wirkungsspektrum haben muß. Die entsprechenden Lichtphotonen, also Rot-

Fassen wir noch einmal zusammen:
Die Schwingungsebenen der 3 Grundfarben, so wie sie den gesamten Körper umfassen, lassen sich im verkleinerten Maßstab auf der Körperoberfläche wiederfinden. Die Schnittstellen der Linien plazieren die Farbpunkte der Mischfarben 1. Ordnung.
Zwei Möglichkeiten der Beeinflussung lassen sich interpretieren.
1. Die Farbpunktur mit dem normalen Focus.
2. Die Beeinflussung mit dem Pyramiden-Focus, der die Farbwirkung durch physikalische Gesetzmäßigkeiten verstärkt.

Therapie über besonders wirksame Zonen

Die Hypertoniezone

Überraschend für mich und alle meine Mitarbeiter war es, mit Farbakupunktur die sonst schwer zu behandelnde Hypertonie beeinflussen zu können. Die Punkte ergaben sich aus dem horizontalen Balken des Farbkreuzes. Die Zonen liegen rechts und links innerhalb der Achselhöhlen. Ca. 70 % aller Hypertoniker reagieren auf eine Farbpunktur mit der Farbe blau.

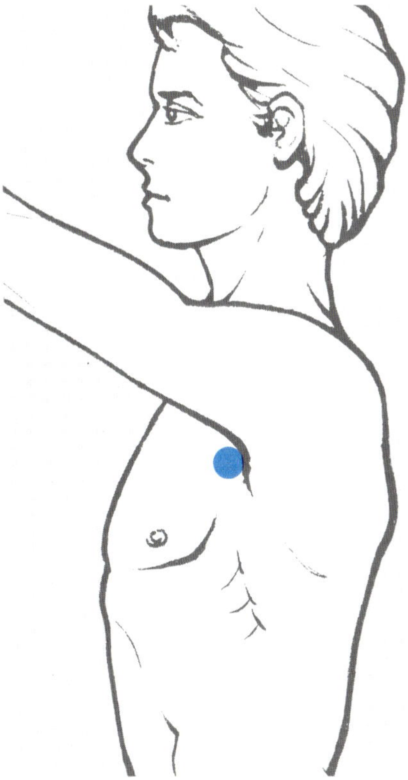

Abb. 97: Die Hypertoniezone

Ich benutze diese Möglichkeit als unterstützende Maßnahme, komme aber in jedem Fall schneller zu guten Ergebnissen. Die Bestrahlungsdauer beträgt ca. 20 Minuten unter dauernder Blutdruckkontrolle, da die Normalisierung oft sehr schnell vor sich geht.

Die Hypotoniezone

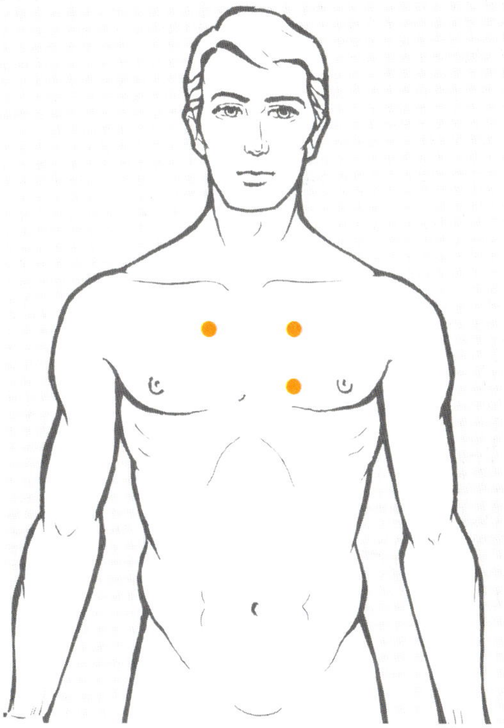

Abb. 98: Die Hypotoniezone

Ebenso wie die Hypertonie hat die Hypotonie, die von Schwindel, Müdigkeit, Lustlosigkeit und vielen anderen Symptomen begleitet wird, spezifische Zonen. Diese findet man im Gebiet um den Akupunkturpunkt KG 18. Die Therapie wird mit dem Dreifach-Focus durchgeführt.
Die verwendete Farbe ist orange, die Bestrahlungsdauer beträgt bis ca. 30 Minuten.

Meist erhöht sich der Blutdruck unmittelbar nach der Bestrahlung um etwa 10-15 Teilstriche. Die Patienten empfinden die Bestrahlung mit der Farbe orange als sehr angenehm. Die Symptomatik verschwindet oft schon während der Bestrahlung. Auch diese Farbpunktur wende ich unterstützend zu anderen Manipulationen an, komme dabei jedoch viel schneller zu Ergebnissen. Das Hypotoniedreieck liegt in einem Areal, welches besondere Beziehungen auch zum gesamten Lymphsystem hat. Deshalb ist diese Bestrahlung auch und besonders bei Kindern, die abwehrschwach sind, indiziert. Hier reichen oft orale Mittel und die Farbpunktur, um aus diesen immer kranken Kindern fröhliche, lustige und vor allen Dingen gesunde Wesen zu machen.

Die Lymphzonen

Die Energetische Terminalpunkt-Diagnose stellt bei allen Betrachtungen das Lymphsystem in den Mittelpunkt. Bei so vielen Erkrankungen handelt es sich um Störungen dieses Systems, die auf den Gesamtkörper übergreifen. Ich fand zu den von vielen Autoren beschriebenen lymphatisch-fokalen Zonen des Kopfes (Zähne, Neben-, Stirnhöhle, Nase, Ohr etc.) zwei ebenso wichtige Sektoren im Thorax- und Bauchbereich und bezeichne diese drei Zonen pauschal als Lymphe I, II und III (s.Abb. 99)

Lymphe I vertritt die eben angegebenen Belastungen fokaler Art im Kopfbereich, die mittlere Zone Lymphe II hat Beziehungen nach oben und nach unten, bezieht sich besonders auf den Abfluß der Lymphe. So ist vielleicht auch die Wirkungsweise der Hypotoniezone zu erklären, die den Blutdruck erhöht und dadurch zur Aktivierung der Säfte im ganzen Körper beiträgt. Beide Zonen, sowohl die

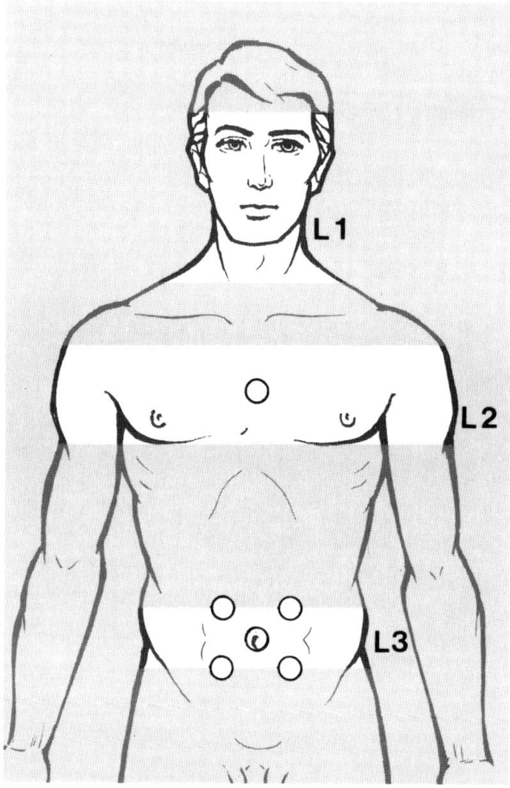

Abb. 99: Fokale Resonanzzonen, Lymphe I, II und III

Hypo- wie auch die Hypertoniezone, die sich im Anteil von Lymphe II plazieren, sind Beweis für die Wirksamkeit der Farbpunktur und kann von jedem Therapeut überprüft werden.
Die untere Zone, Lymphe III, bezeichne ich auch als aggressive Zone und verstehe dieses Gebiet als stärkstes lymphatisch-toxisches Zentrum.

Die Farbpunktur kennt eine Reihe von Zonen und Punkten, die zur Unterstützung des Stoffwechsels und zur Entgiftung des Körpers angewandt werden. Vorrangig sind hierbei die oben gezeigten Areale der Lymphe, die über festgelegte Sektoren angegangen werden. Weiterhin findet und benützt man

Punkte, die von der Akupunktur als Entgiftungspunkte beschrieben werden, z.B. den Akupunkturpunkt Blase 54 oder den Punkt 3E 15. Dann kommen die Punkte und Zonen von Leber und Niere in Betracht. Sie sind in den Behandlungsplan mit einzubauen. Zunächst jedoch zu den Zonen des Lymphsystems.

Der Punkt Lymphe 11

Über den von Dr. Voll beschriebenen Punkt Lymphe 11 erzielt man eine hervorragende Wirkung, wenn mit der Farbe gelb bestrahlt wird. Der Abfluß der Lymphe wird angeregt, der Kopf entstaut.
Behandlungsdauer ca. 15 Minuten.
Wird vom Patienten die Farbe gelb nicht vertragen, so bestrahlt man mit violett.

Die tonsillären Punkte

Die Zonen der Tonsillen liegen am Hals und werden in akuten Stadien, wenn Vereiterungen und Fieber dominieren oder der Hals stark geschwollen ist, mit der Farbe blau bestrahlt. Die kühlende, desinfizierende Farbe blau ist in der Lage, sehr schnell den Gesamtsektor zur Abschwellung zu bringen.

Bei Schwellungen der Tonsillen ohne Fieber und starkem Eiter wechselt man auf die Farbe rot, die dann mehr Blut in das Gewebe trägt und somit günstig auf den Heilungsprozeß einwirkt. Die Bestrahlungsdauer schwankt zwischen 15 und 60 Minuten, wobei im akuten Stadium die Blau-Bestrahlung mehrmals am Tage wiederholt wird. (siehe Abb. 101)

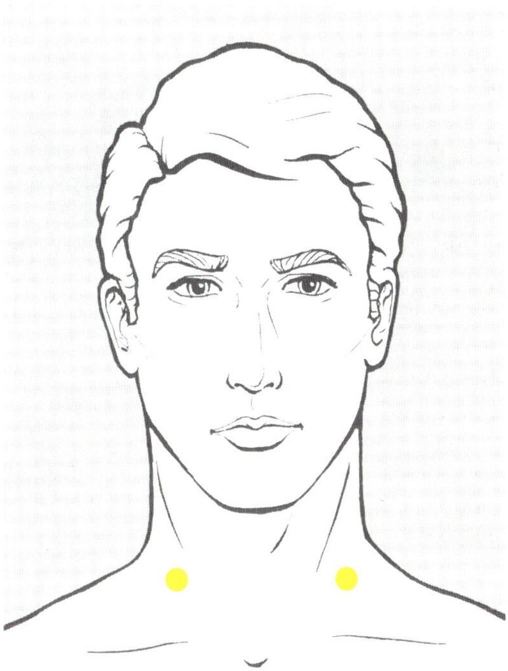

Abb. 100: Punkt Lymphe 11; nach Voll wichtigster Punkt der Farbpunktur bei Störungen des Lymphsystems

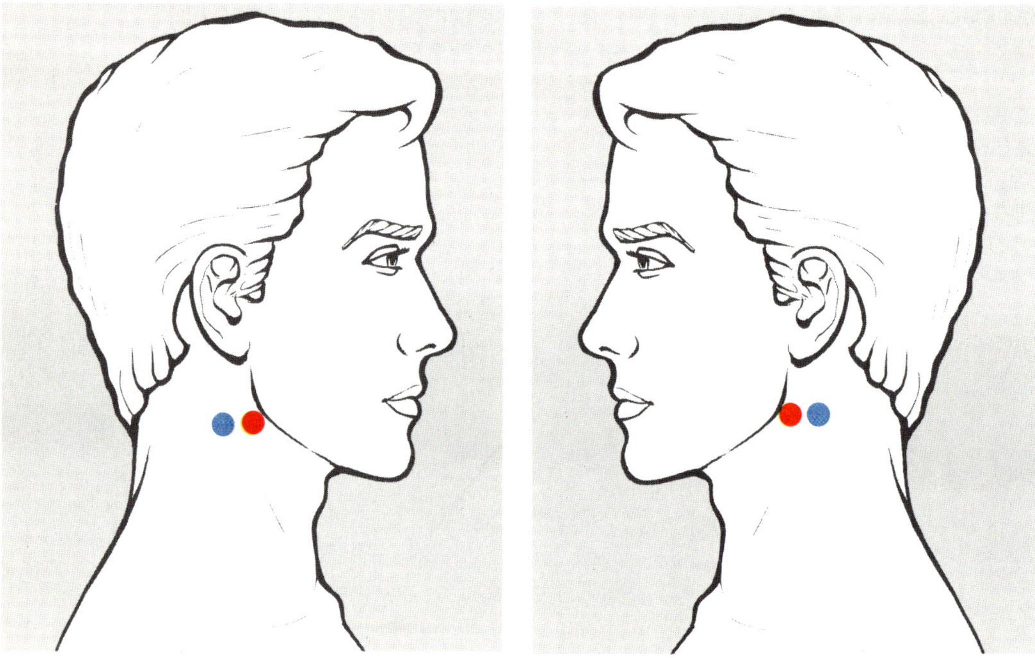

Abb. 101: Die tonsillären Punkte

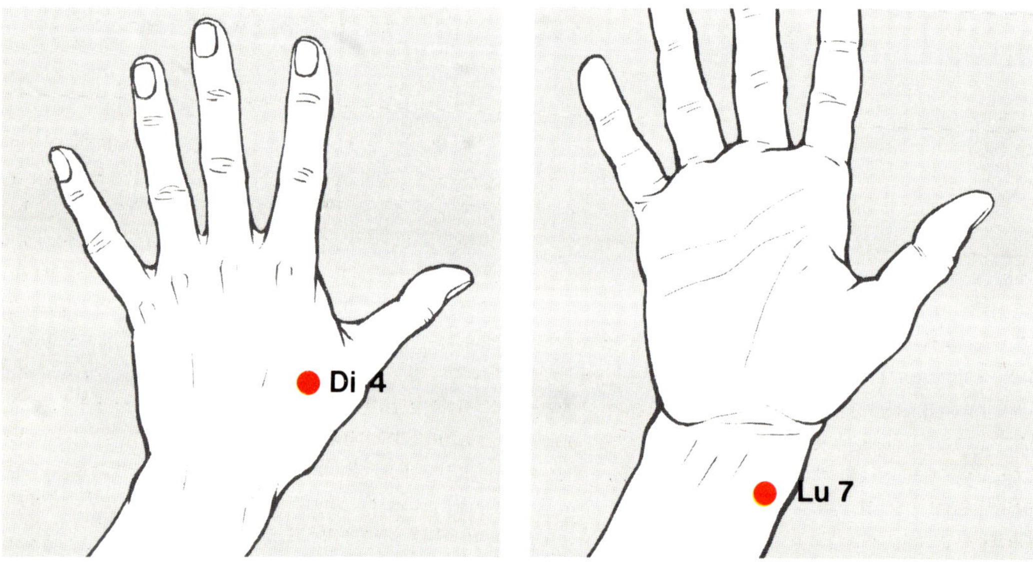

Abb. 102: Die Punkte Dickdarm 4 / Lunge 7

Die Punkte Di 4 / Lu 7

Von sehr guter Wirksamkeit ist die Unterstützung der Therapie über die Akupunkturpunkte Dickdarm 4 und Lunge 7.
Hierbei verwendet man den Pyramidenfocus und die Farbe rot. Die Bestrahlungsdauer beträgt an diesen Punkten ca. 2-3 Minuten pro Zone. (siehe Abb. 102)

Nasen-Neben-Stirnhöhle

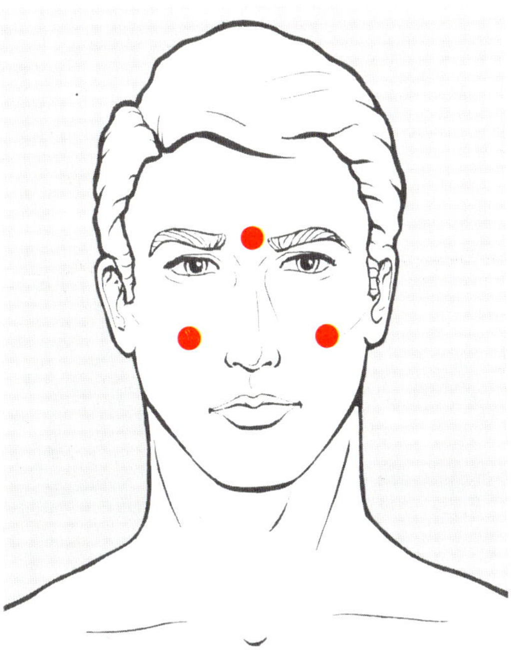

Abb. 103: Dü 18 rechts und links, Yin-Trang zur Therapie des Höhlensystems.

Zur Therapie des Höhlensystems verwende ich den Dreifach-Fokus über die Punkte Dünndarm 18 rechts und links und den Punkt Yin-Trang. Gleichgültig ob ich akute oder chronische Situationen antreffe, punktiere ich hier mit der Farbe rot. Rot bringt Durchblutung und sorgt für schnellere Ableitung der Sekretmassen. In seltenen Fällen vertragen die Patienten, besonders wenn der Kopf schmerzt, die Farbe rot nicht. Dann sollte man vorübergehend 1-2 Behandlungen auf blau überwechseln. Auch hier werden die Punkte Dickdarm 4 und Lunge 7 mit dem Pyramidenfocus und der Farbe rot behandelt.

Akute Erkrankungen des Ohres mit starken Schmerzen reagieren schnell auf die blaue Bestrahlung, hier nimmt man die Zone um das Mastoid als Behandlungsareal. Bei der Behandlung der Nase kann man über die Punkte Dickdarm 20, über weitere Punkte im Gebiet des Nasensattels rechts und links und über den Punkt Yin-Trang gute Ergebnisse erzielen, besonders nach Septumresektionen und Schleimhautdegenerationen. Hier kommt in jedem Falle der Pyramidenfocus mit der Farbe rot zur Anwendung. Die Bestrahlungsdauer beträgt pro Punkt 3-5 Minuten, danach schwellen die Schleimhäute meist ab, die Patienten bekommen wieder besser Luft durch die Nase. Nach meinen Erfahrungen muß diese Manipulation oft wiederholt werden. Aber schon eine Besserung des oft für den Patienten quälenden Geschehens ist ein Erfolg und bestätigt den Einsatz der Farbakupunktur.

Punkte Ni 26 und 27

Weitere Möglichkeiten auf akutes oder chronisches Geschehen innerhalb der 3 großen Lymphzonen einzuwirken, ergeben sich im Anteil von Lymphe II. Bronchitiden werden über die Akupunkturpunkte Niere 26 und 27 mit den Farben rot und grün farbpunktiert. Hier wechselt man ab, zuerst rot 10 Minuten, dann grün 10 Minuten. Hinzu nimmt man die Zustimmungspunkte der Lunge, Blase 13, die man komplementär bestrahlen muß, d.h. die schmerzende Seite bestrahlt man mit grün, die nicht schmerzende mit rot (siehe Therapie über die Zustimmungspunkte). Sind beide Zustimmungspunkte schmerzhaft, werden beide mit grün farbpunktiert. Schmerzen beide

Punkte nicht, so werden sie mit der roten Farbe behandelt. Bei jeglichem Geschehen, akuter oder chronischer Erkrankung im Brust-Lungenraum, eignen sich weiterhin die Akupunkturpunkte Lunge 1 (Alarmpunkt der Lunge), Lunge 5 und Lunge 7. Diese Punkte zeigen eine besondere Affinität zur Farbakupunktur mit dem Pyramidenfocus und werden in der Regel mit rot oder grün behandelt, je nachdem, ob es sich um einen akuten oder chronischen Zustand handelt. Bei akutem Zustand sollte immer mit grün farbakupunktiert werden, während der chronische Zustand besser auf rot anspricht.

Natürlich gibt es nach den Akupunkturgesetzen eine Reihe anderer Möglichkeiten, die zum Einsatz kommen können. Auch kann man nach dem Energetischen Terminalpunktbild Zonen und Punkte heraussuchen, die besonders indiziert sind, jedoch auf den ersten Blick keinen Zusammenhang mit dem Brust-Lungenraum zeigen, z.B. die Behandlung des Darmes, der Leber oder der Nieren. Im Folgenden nun möchte ich diese Möglichkeiten aufzeigen, wie sie im Rahmen einer allgemeinen Stoffwechselanregung und Entgiftung des Körpers angezeigt sind.

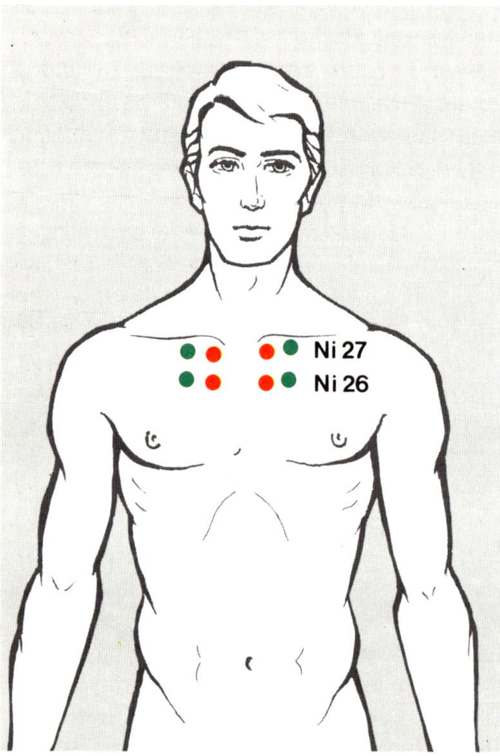

Abb. 104: Niere 26 + Niere 27 zur Einflußnahme auf akutes Geschehen in der 2. großen Lymphzone

Die 3. große Lymphzone

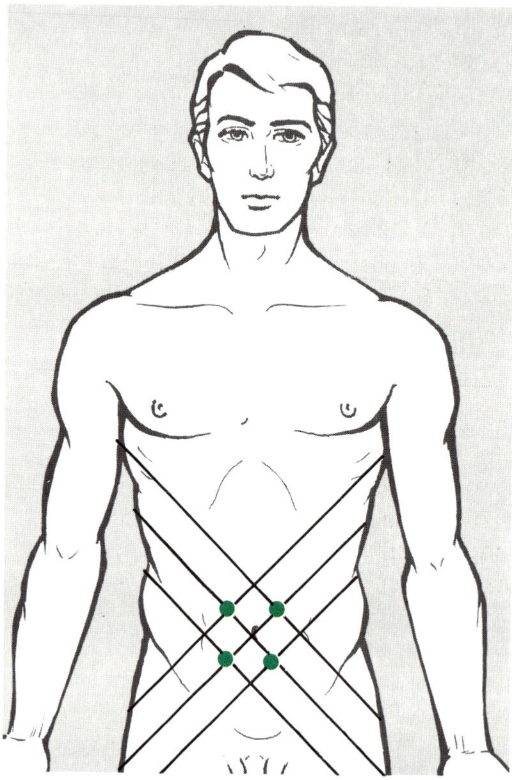

Abb. 105: 3. große Lymphzone oder aggresssive Zonen

Zunächst rücke ich die 3. große Lymphzone des Organismus in das Blickfeld. Es handelt sich dabei um Zonen, die sich aus den diagonalen Energiekanälen ergeben. Die wichtigsten 4 davon gruppieren sich um den Nabel. Drei dieser Zonen sind immer aktiv. Ich nenne sie die aggressiven Zonen des Körpers. Aggressiv deshalb, weil in der Regel jede schwerwiegende Erkrankung eine Beteiligung dieser Zonen zeigt. Die Palpation erzeugt spontanen Schmerz beim Patienten. Es ist hierbei gleichgültig, ob es sich um einfache Wirbelsäulenbeschwerden oder um eine schwerwiegendere Organdegeneration, wie z.B. Krebs, handelt. Immer reagieren die aggressiven Zonen. Sie sind deshalb für mich zu den wichtigsten Therapiearealen überhaupt geworden. Einerlei, ob ich mit der Nadel, mit Injektionen oder mit der Farbpunktur behandle, die Reaktionen sind durchweg positiv. Zur Anregung des Stoffwechsels, zum Ableiten der Lymphe aus dem Bauch, verwende ich die Farbe grün. In der Regel sind es immer drei Zonen, die sich palpatorisch schmerzhaft und damit aktiv zeigen. Der dreifach Focus der Farblampe wird direkt auf die empfindlichen Stellen aufgesetzt und man bestrahlt ca. 20 Minuten. Aber nicht nur bei aggressiven Erkrankungen kommen diese Zonen zum Einsatz, auch und besonders bei den dauererkrankten Kindern, die immer wieder Erkältungen, Anginen usw. zeigen, leistet die Grün-Bestrahlung der aggressiven Zonen hervorragendes und ist in diesem Fall als besonders wirksames Therapeuticum anzusehen. Auch die Nabelkoliken der Kinder reagieren ausgezeichnet auf die grüne Bestrahlung der aggressiven Zonen.

Bedenkt man, daß dies alles ohne jegliche negativen Begleiterscheinungen erzielt wird, so wird der Einsatz einer solchen Therapie geradezu zur Pflicht im Zeitalter der Nebenwirkungen von Medikamenten. Unterstützend kann man hier auch die Akupunkturpunkte Dickdarm 4 und Dickdarm 20 mit gelb und den Punkt Magen 36 mit violett farbpunktieren. Die Punkte werden dann ca. 2 Minuten mit dem Pyramidenfocus konfrontiert.

Die Therapie der großen Lymphareale umfaßt noch weitere Zonen und Punkte. Die Beschreibung weiterer Möglichkeiten habe ich bei der Besprechung der komplementären Farbpaare eingefügt.
Das nächste Kapitel handelt von den Farbpunkten der Reflexzonen des Fußes.

Die Fußreflexzonen

Die Zonentherapie geht auf den amerikanischen Arzt Dr. med. William Fitzgerald zurück (1872 – 1942). Er war derjenige, der die Möglichkeit der organfernen Behandlung durch Druckpunkte, wie sie seit Jahrtausenden auf der ganzen Welt intuitiv praktiziert wurde, in eine wissenschaftlich exakte, verbindliche und nachvollziehbare Form brachte. Auf dieser Grundlage entwickelte die amerikanische Masseurin E. Ingham ihre Fußreflexzonenmassage, die sie in ihrem Buch „Geschichten, die die Füße erzählen können" festhielt. In Deutschland ist die Reflexzonentherapie am Fuß untrennbar mit dem Namen Hanne Marquardt verbunden. Seit Jahren beschäftigt sie sich mit diesem Thema. Neben ihrer therapeutischen Tätigkeit bildet sie Ärzte, Heilpraktiker und Masseure in ihrer Methode aus. In ihrem Buch „Reflexzonenarbeit am Fuß", das als Standardwerk der Fußreflexzonenmassage gilt, führt sie aus, daß die Reflexzonenmassage von zwei Grundvorstellungen ausgeht:

1. vom Gedankengebäude William Fitzgeralds, der den menschlichen Körper in zehn Körperzonen eingeteilt hat,

2. von dem dadurch entstehenden Zehn-Zonen-Raster am Fuß, in dem sich die seit Jahrtausenden empirisch bekannten Reflexzonen einfügen lassen. Auch für die Farbpunktur lassen sich die Reflexzonen am Fuß gut nutzen. Die nachfolgenden Beispiele sollen den Therapeuten zur Überprüfung anregen:

1. Gallepunkt (nur am rechten Fuß)

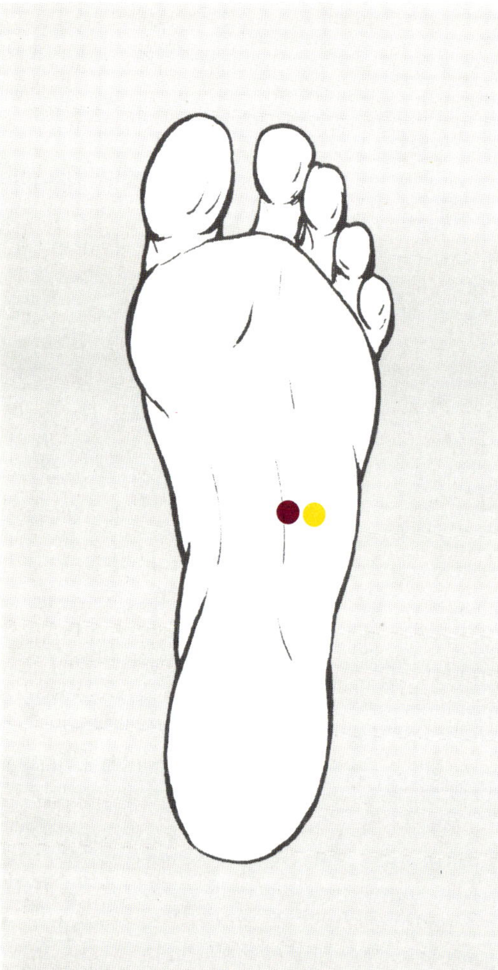

Abbb. 106a

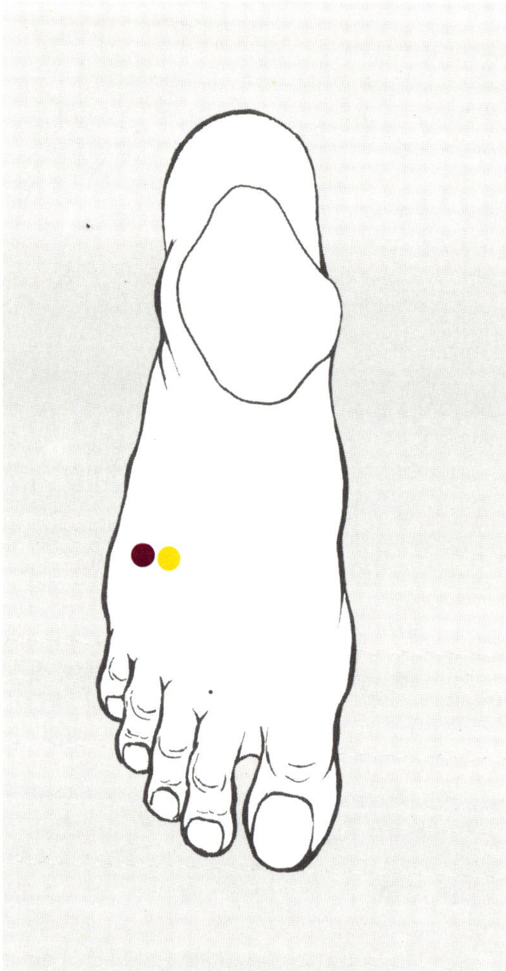

Abb. 106b

Die Farbpunktur der Gallenzone auf dem rechten Fußrücken und an der rechten Fußsohle kann man bei Dyskinesien der Galle und Verkrampfungen des rechten Oberbauches einsetzen. Zur Unterstützung auch bei Kopfschmerzen der rechten Seite. Man benützt zunächst den gelben Focus und bestrahlt ca. 20 Minuten, wobei beide Punkte zu gleicher Zeit farbpunktiert werden. Bei unruhigen, verkrampften Menschen, bei denen das Gallensystem durch eine hormonell-neurovegetative Allgemeinsymptomatik mitbeteiligt ist, sollte man den Versuch mit der violetten Farbe machen und ebenfalls 20 Minuten bestrahlen. In der Regel entspannt sich schon nach Minuten der Oberbauch und der Patient bekommt allgemein das Gefühl, innerlich ruhiger zu werden.

2. Die Zone des Solar Plexus

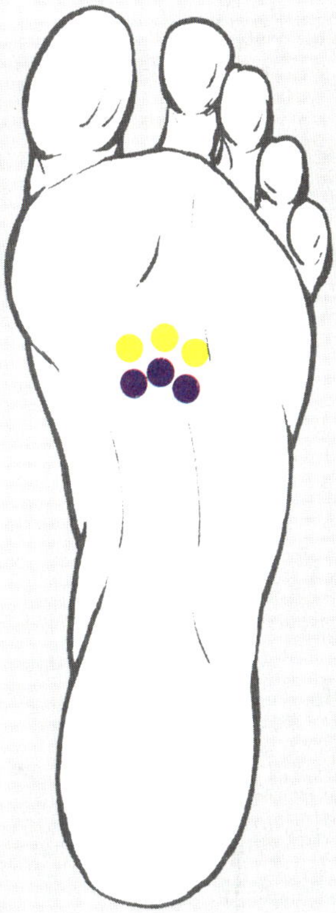

Abb. 107

Die gesamten Oberbauchorgane werden entkrampft. Die Reize der Farbpunktur entlasten das Solar plexus Gebiet. Bei Druckzuständen im Bauch, die mit Verkrampfungen einhergehen, sollte man zunächst mit violett rechts und links 20 Minuten bestrahlen. Gibt bereits die Anamnese Hinweise auf Organdefekte, dann nimmt man 20 Minuten den Gelb-Focus.

3. Milz-Feld

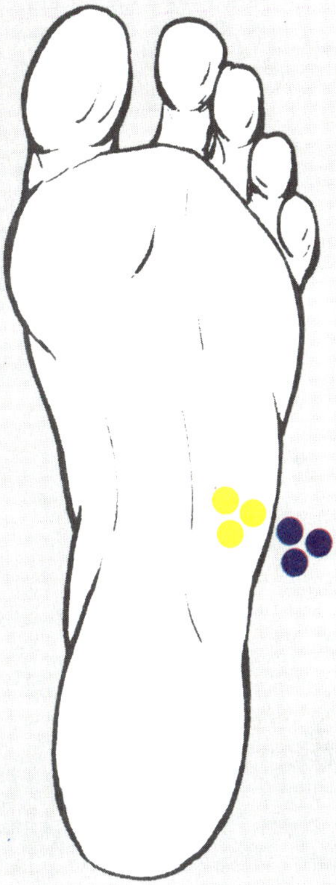

Abb. 108

Das Milz-Feld entspricht der violetten Farbe. In den Indikationslisten liest man immer, daß die violette Farbe milzbildend ist. Hier bestrahlt man 20 Minuten rechts und links mit violett. Die Gelbbestrahlung zielt besonders auf den linken Bauch und stärkt die dortliegenden Organe. Bei Milzschwellungen werden dieselben Zonen mit gelb bestrahlt.

4. Obere Lymphwege

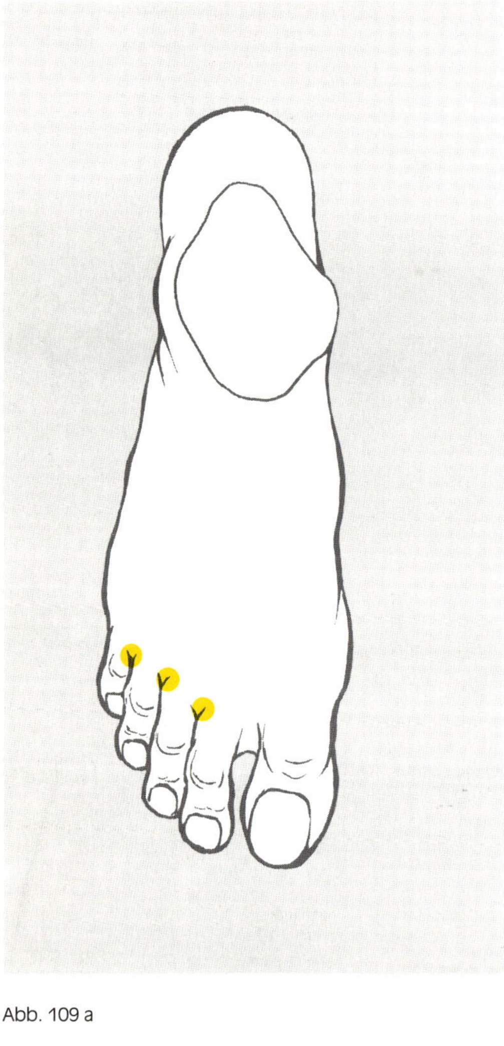

Abb. 109 a

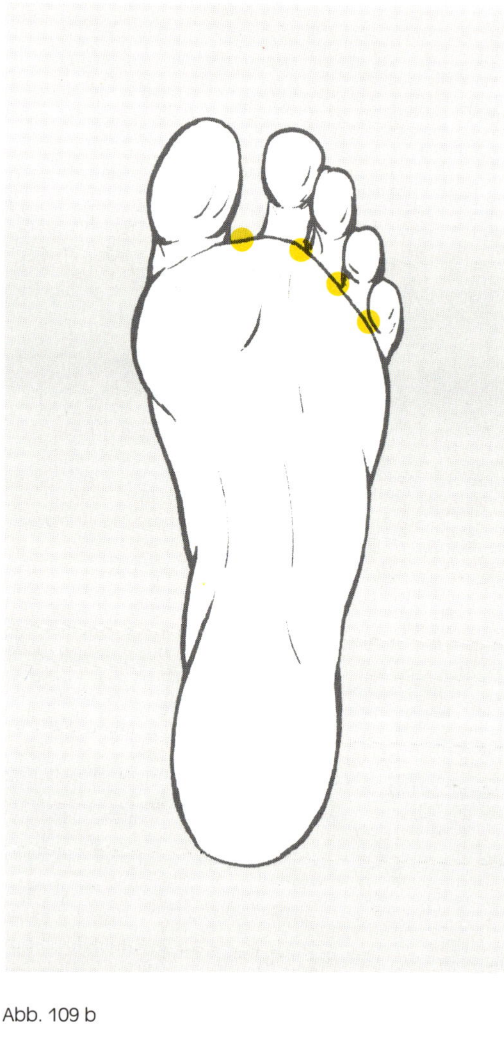

Abb. 109 b

Zur Anregung der oberen Lymphwege eignen sich die abgebildeten Punkte. Sie liegen sowohl rechts wie auch links und man bestrahlt pro Punktpaar am Fußrücken und an der Fußsohle 10 Minuten mit gelb. Auch hier ist wieder die violette Farbe indiziert, wenn es gilt, allgemein die Lymphe anzuregen.

5. Schilddrüse

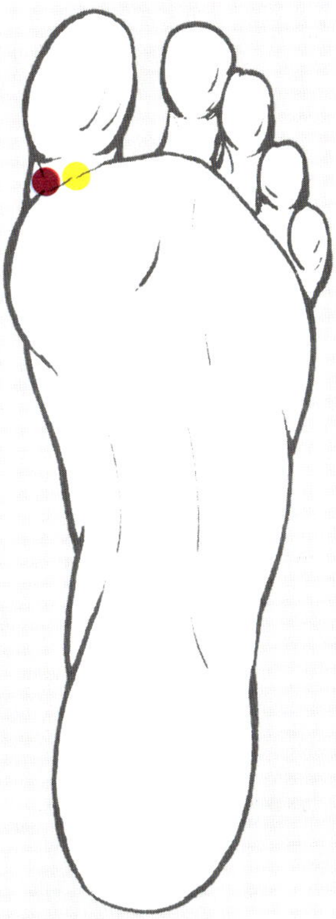

Abb. 110 a

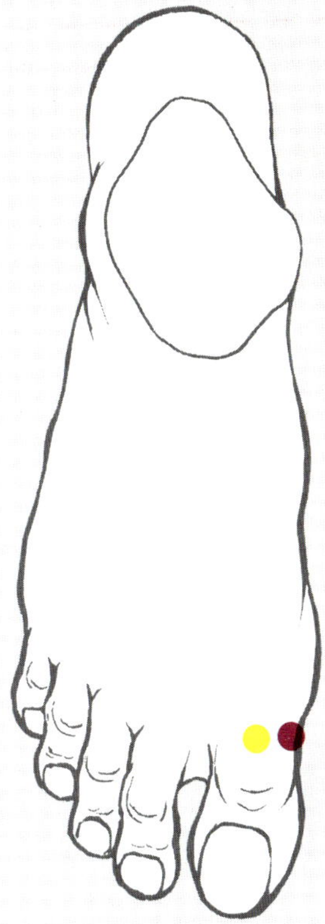

Abb. 110 b

Nach meinen Erfahrungen bestrahlt man bei einer Hypothyreose zunächst mit gelb, um die Schilddrüsenfunktion anzuregen. Bei den Unruhepatienten mit den bekannten Symptomen einer Hyperthyreose bestrahlt man rechts und links mit violett und erreicht meist nach wenigen Minuten eine allgemeine Beruhigung.

6. Lymphzonen des Fußes

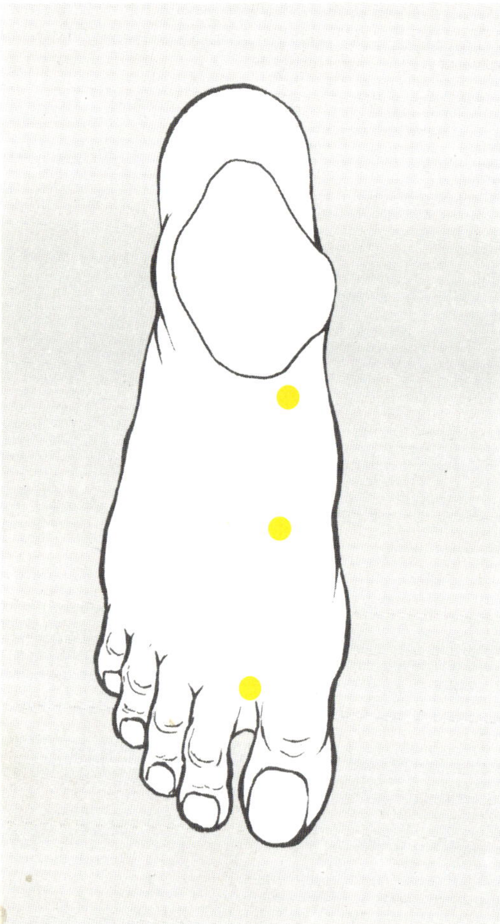

Abb. 111

Die auf dem Lebermeridian liegenden lymphaktiven Zonen entsprechen der gelben Farbe. Sie wirken auf die Kopf- und Brustlymphe und regen den Abfluß an. Zuerst bestrahlt man 15 Minuten die Punkte auf dem rechten Fußrükken mit dem Dreifachfocus. Anschließend werden die linken Punkte ebenfalls 15 Minuten behandelt. Die Patienten geben schon nach wenigen Minuten eine Entspannung im Kopf und besonders im Nacken an.

7. Die Farbpunktur über den Punkt MP 2

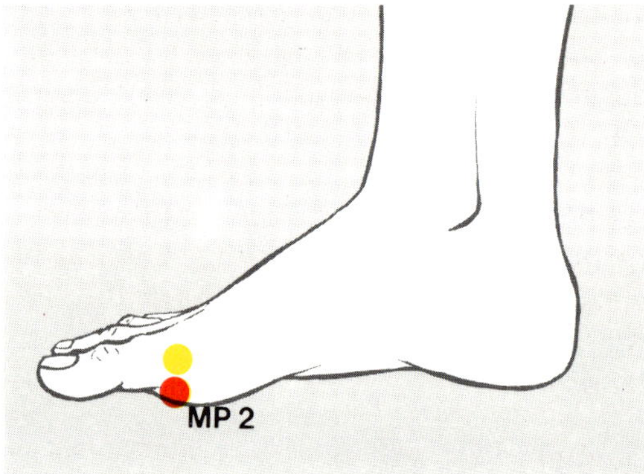

Abb. 112

Den Punkt MP 2, den Bachmann als den Koordinierungspunkt angibt, und der bei lernschwachen und lernfaulen Kindern indiziert ist, sollte man entweder mit rot (lernfaul) oder mit gelb (lernschwach) ca. 1/2 Stunde beiderseits bestrahlen. Ich habe diese Versuche durchgeführt und es ist erstaunlich, daß schon nach wenigen Sitzungen eine allgemeine Veränderung der Kinder auffällt. Besonders interessant ist es, daß diese Kinder umgänglicher werden und die Schulleistungen zunehmen.

8. Die Farbpunktur über MP 4

Der Punkt MP 4 ist der Kardinalpunkt des Wundergefäßes TCHRONG MO. Er hat die Kälte- und Hitzeregulierung in der Indikation. Schlaflosigkeit und Müdigkeit, Appetitlosigkeit, Darmgeräusche, und Magenschmerzen sind weitere Indikationen. Er entspricht zunächst der roten Farbe und wird 20 Minuten rechts und links farbpunktiert. Je nachdem, welche Symptomatik beim Menschen vorherrscht, setzt man dann auch gelb und violett ein.

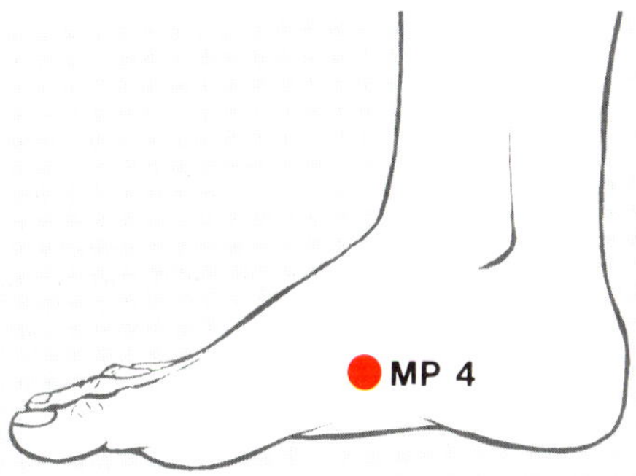

Abb. 113

9. Die Genitalzonen

Die Genitalzonen entsprechen dem komplementären Farbpaar rot-grün und man bestrahlt je nachdem, ob Yin oder Yang vorherrscht, rot oder grün 20 Minuten.

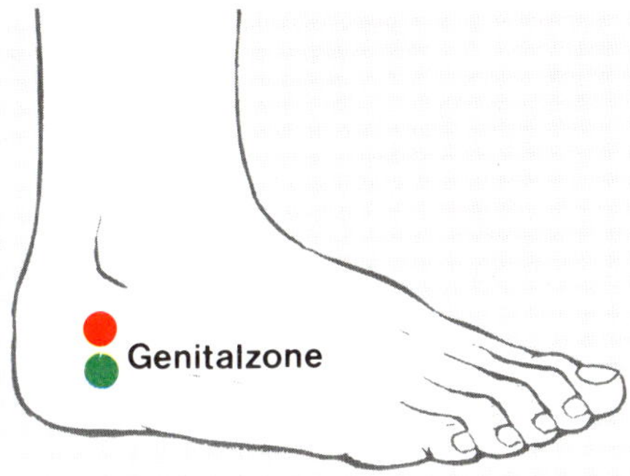

Abb. 114 a

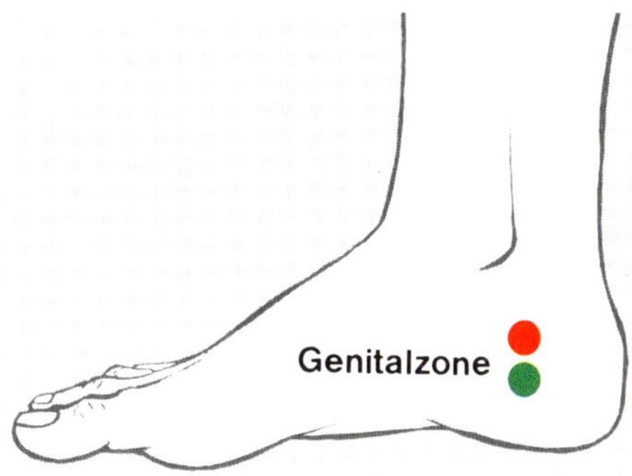

Abb. 114 b

10. Die Farbpunktur der Appendix-Zone (nur am rechten Fuß)

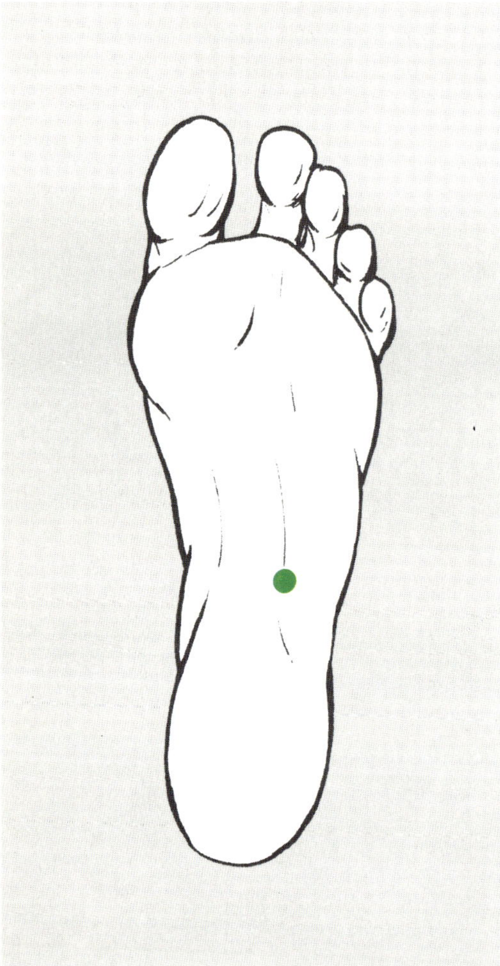

Abb. 118 a

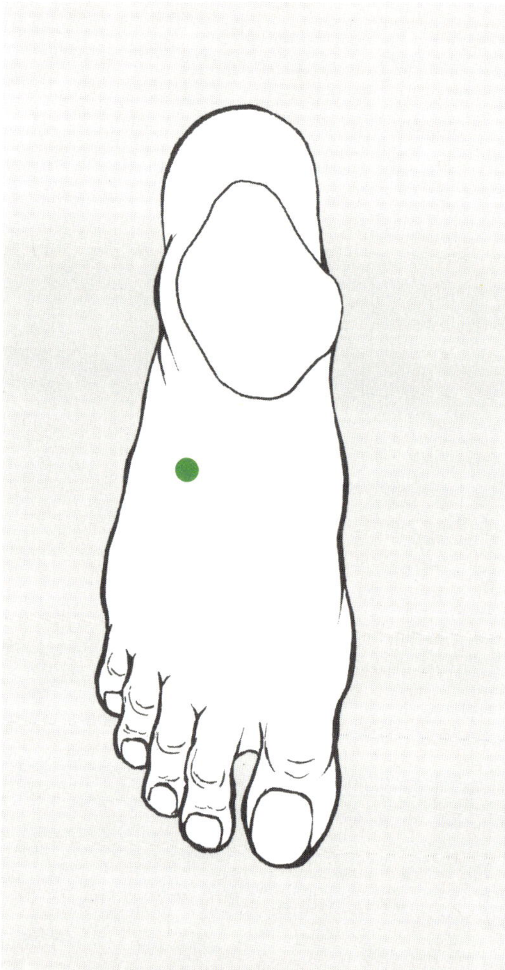

Abb. 118 b

Besonders bei Kindern bewährt sich diese Zone, wenn Reizungen im Gebiet des Appendix diagnostiziert werden. Dieser Punkt entspricht der grünen Farbe und sollte eine halbe Stunde farbpunktiert werden. Das Appendix-Gebiet gehört zu den aggressiven Zonen, so daß auch bei unklaren Beschwerden im rechten Unterbauch die Grünbestrahlung zum Test eingesetzt werden kann.

11. Die Zonen der Wirbelsäule und der großen Gelenke

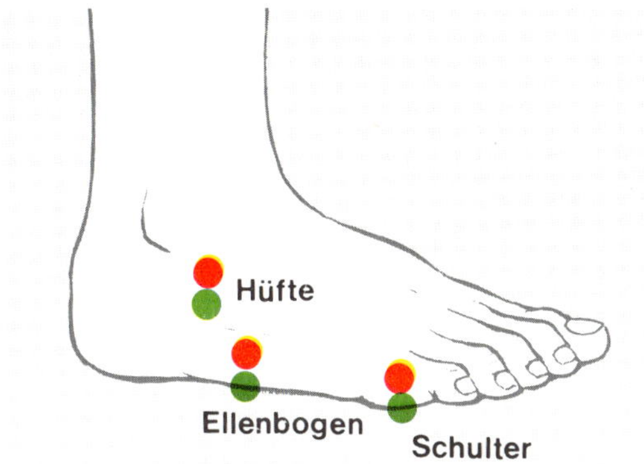

Alle hier abgebildeten Zonen eignen sich für die Farben rot und grün und leisten Erstaunliches. Je nachdem, ob Yin- oder Yang-Zustände vorherrschen, setzt man dann rote (Yang) oder grüne (Yin) Farbpunktur ein. Die Bestrahlung sollte rechts und links je 15 Minuten durchgeführt werden, wobei hier ebenfalls die Yin-Yang-Polarität zu beachten ist.

Abb. 117 a

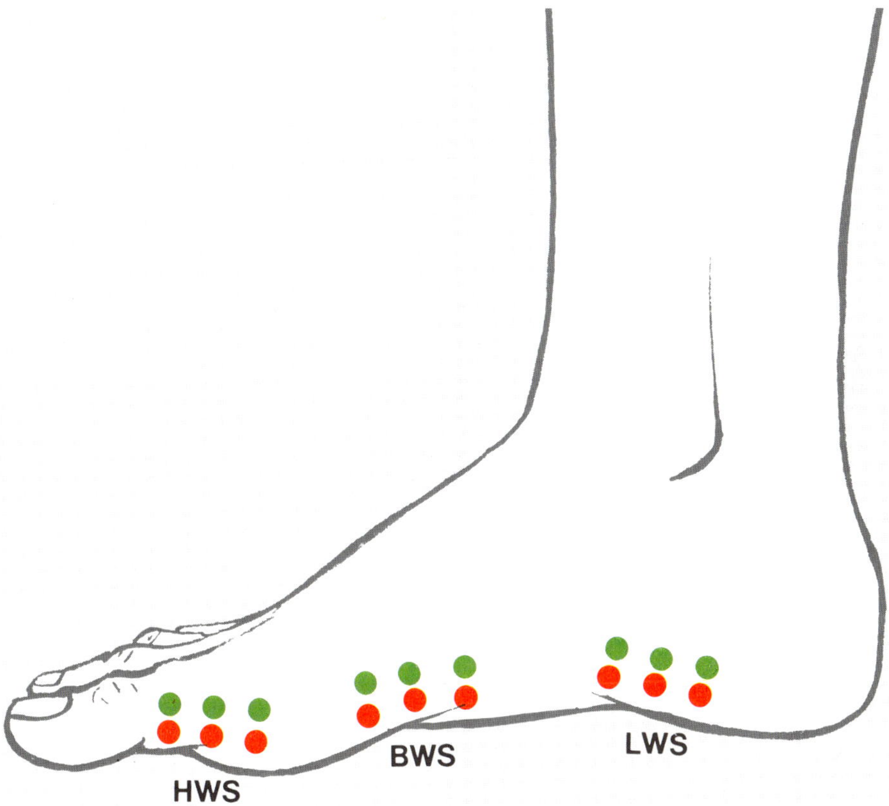

Abb. 117 b

12. Die Zone der Hypophyse

Diese Zone an der großen Zehe betrachte ich als besonders wichtig. Sie entspricht zunächst den gelben und violetten Farbnuancen. Wir

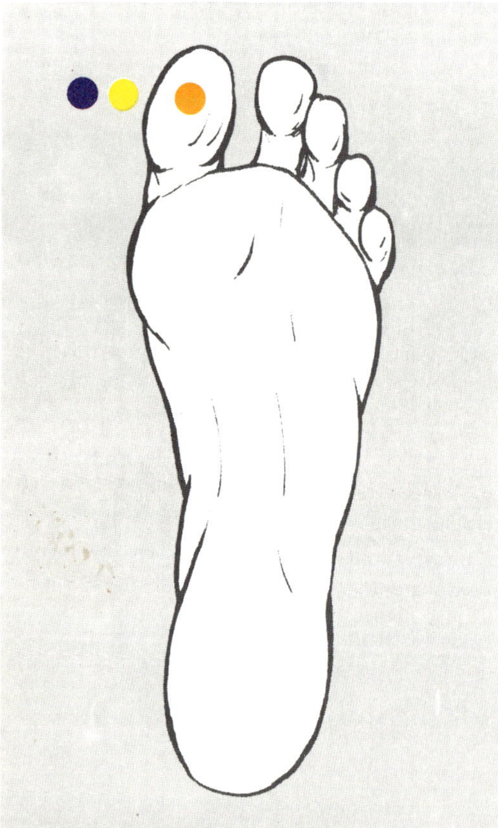

Abb. 115: Zone der Hypophyse

konnten jedoch feststellen, daß auch und insbesondere die Farbe orange gute Ergebnisse bei der Bestrahlung bringt, so daß wir in der Praxis zur Anregung der Hypophyse mit orange farbpunktieren. Die gelbe und violette Farbpunktur sollte jedoch ebenfalls dann eingesetzt werden, wenn wir spezifisch die Hypophyse im Yang- oder Yin-Zustand erreichen wollen.

13. Lymphatischer Rachenring

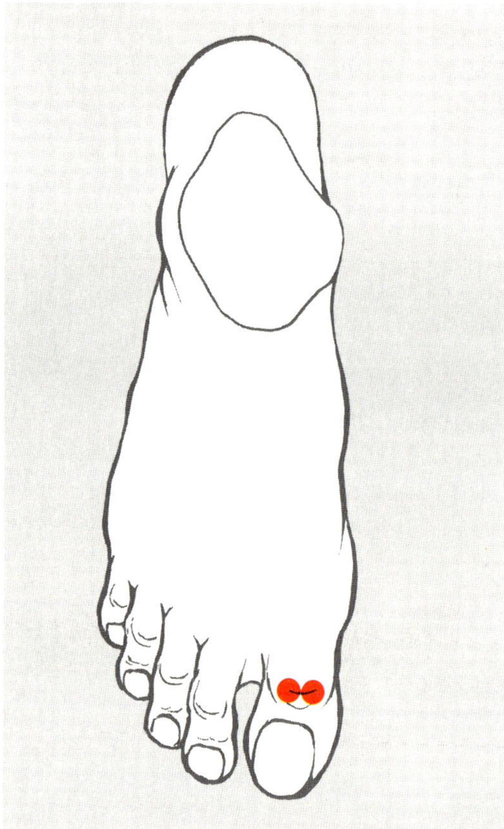

Abb. 116

Die Zone des lymphatischen Rachenrings auf der großen Zehe eignet sich besonders zur Anregung und wird ca. 20 Minuten mit rot bestrahlt.

Diese Auswahl der Zonen am Fuße soll an dieser Stelle ausreichen. Man kann mit der Farbpunktur auch Versuche über alle anderen Zonen machen. Die Farbpunktur ersetzt in keiner Weise die Fußreflexzonenmassage, kann sie aber, wie ich glaube, wirksam unterstützen.

Zonen an der Hand

Auch an der Hand finden sich interessante Zonen, die sich für die Farbpunktur eignen. Die Verbindung Dickdarm 4 und Lunge 7, die wir in der Praxis bei Erkältungen oder grippalen Infekten mit Akusiniatrie behandeln, eignen sich zur Bestrahlung mit der Farbe rot. Man kann diese Bestrahlung als Vorbeugung und zur Aktivierung des Immunsystems mit in den Behandlungsplan einbauen. Alle Zonen an der Hand werden mit dem Pyramidenfocus farbakupunktiert. Die Dauer der Bestrahlung beträgt pro Punkt 3-5 Minuten. Wir fanden in der Praxis Zonen am Handrücken, die Beziehungen zu den Beckengelenken, den Knien und zu den Fußgelenken haben. Hier dominiert das Farbpaar rot-grün. Bei der Therapie wird der jeweilige Yin- oder Yang-Zustand berücksichtigt. Einen wichtigen Beruhigungspunkt findet man zwischen den Akupunkturpunkten 3E 3 und 3E 4. Für mich ist diese Zone eine der Generalzonen der Psyche. Hier ist die violette Farbe indiziert.
Die Bestrahlung sollte überwiegend auf der linken Seite durchgeführt werden. Die Behandlung dieser Zone nimmt auch Einfluß auf die unangenehme Symptomatik eines Globus hystericus. Das Kloß- oder Ballgefühl verschwindet meist wenige Minuten nach der Bestrahlung. Die Bestrahlung sollte ca. eine halbe Stunde mit dem Farbfocus durchgeführt werden.

Entstauung Kopf

In der Mitte des Daumenballens findet sich eine Zone, die einen Einfluß auf die Entstauung des Kopfes nimmt. Die Farbpunktur mit dem Pyramidenfocus mit rot oder grün sollte 5 Minuten betragen und die Patienten empfinden die Bestrahlung als erfrischend und entlastend. Auch an der Hand gibt es natürlich noch viele Zonen und Punkte, die sich für die Farbpunktur und Farbakupunktur eignen. Im Laufe der Zeit wird der Therapeut eigene Versuche unternehmen und sehen, daß dem Einsatz mit der Farbpunktur keine Grenzen gesetzt sind.

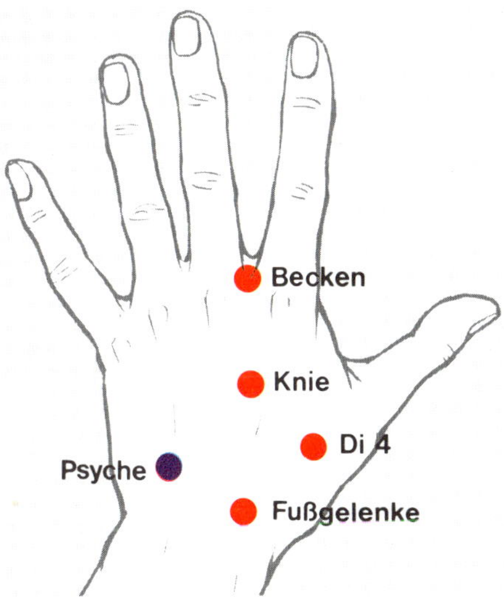

Abb. 119 a

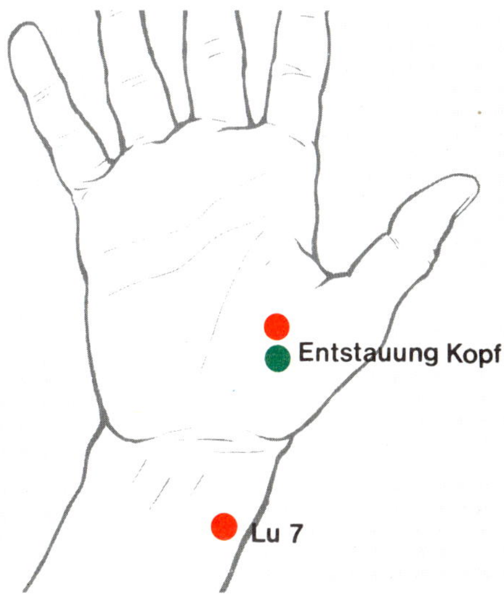

Abb. 119 b

Die Therapie mit komplementären Farben

Die uns in dieser Welt umgebende Farbenpracht stimuliert uns oder stößt uns ab. Die Reaktion unserer Psyche, die über das Auge informiert wird, hängt von unserer jeweiligen Stimmungslage ab. Professor Heuss, der das Farbhoroskop weiterentwickelte, ordnet jedem Menschen über den astrologischen Aspekt eine Geburts-, Zeugungs- und Persönlichkeitsfarbe zu und interpretiert dadurch die Charakterlichkeit. So führt z.B. der Krebs grün, der Widder rot, der Zwilling gelb als Geburtsschwingung mit sich und nach der These von Heuss müssen im Laufe des Lebens alle anderen Farbenbereiche ausgelebt oder aufgearbeitet werden, um die Persönlichkeit reifen zu lassen. Während die astrologischen Aspekte der Farben noch wenig bekannt und vor allen Dingen wenig anerkannt sind, sind die vielen Farbtests, die Lüscher, Heiss-Halder, Frieling, Itten, Frisch und viele, viele andere entdeckt und beschrieben haben, in die psychologisch-klinische Diagnostik eingegangen. Es ist mittlerweile unumstritten, daß Farben tiefenpsychologische Reaktionen auslösen und nach bestimmten festgelegten Regeln ausgewertet werden können. Die Farbreaktionen beim Menschen werden über das Auge transportiert und Woltersdorf weiß den Weg der Impulse anhand einfacher Erklärungen aufzuzeigen. Er meint, daß alle unsere Wahrnehmungen und Empfindungen, das Denken und Handeln im Gebiet des Hypothalamus koordiniert werden. Hier im Sektor unterhalb des Balkens zeigt sich die bekannt größte Konzentration von Nervenendungen auf kleinstem Raum. Alle von außen kommenden Rezeptionsleitungen enden entweder im Gebiet des Stamm- oder Althirns oder aber sie entsenden Abzweigungen dorthin. Bekanntermaßen ist die Hypophyse mit ihrer Funktion zentraler Regulierung sowie Steuerung des endokrinen Geschehens Bestandteil dieser Region. Die von der Hypophyse ausgehende Steuerung des endokrinen Systems, die in unserem Organismus innersekretorische und damit verbundene vegetative Funktionen beherrscht, nimmt in der Farbpunktur, wie überhaupt in allen energetisch regulierenden Methoden, eine zentrale Position ein. Woltersdorf schreibt, daß Energieimpulse und Stoffwechselvorgänge ständig in Wechselbeziehung zueinander stehen, daß aus endokriner Reaktion Emotionen entstehen, die dann als Ärger, Trauer, Freude, Liebe, Angst usw. wahrgenommen werden. Erinnern diese feststehenden Äußerungen menschlicher Psyche nicht an die Symbolik der Farben, die dann ein „Zuviel" oder „Zuwenig" an entsprechender Lichtenergie vermuten lassen? So hat die Angst zuwenig blaue Energie, die Wut zuviel an roter Wellenlänge.

Daraus ergibt sich auch der logische Schluß, daß Farben auf die endokrinen Steuerungsvorgänge Einfluß nehmen können. Dies konnte durch die praktische Anwendung der Farbpunktur nachgewiesen werden. Dieser Nachweis ist freilich kein exakt wissenschaftlicher, sondern ein aus den Erfahrungen in der Praxis entwickelter, d.h. empirischer Nachweis. Obwohl das „Wie" und „Warum" nicht exakt definiert werden kann, geben die Beobachtungen durch immer gleiche Ergebnisse konkrete Hinweise auf die Richtigkeit der Hypothese.
Jetzt wäre noch zu klären, wie denn die Farbpunktur über die Haut Reaktionen im Hypothalamus-Hypophysen-Gebiet auslösen kann. Die Energetische-Terminalpunkt-Diagnose nimmt bei allen energetisch- diagnostischen Überlegungen eine in drei Phasen gegliederte Entwicklung des pathologischen Gesche-

hens an. Erstes Stadium ist nach meiner Erkenntnis das sog. endokrine, welches sich durch schwache bis aufgelöste energetische Lumineszenzen auf dem Fotopapier zeigt.

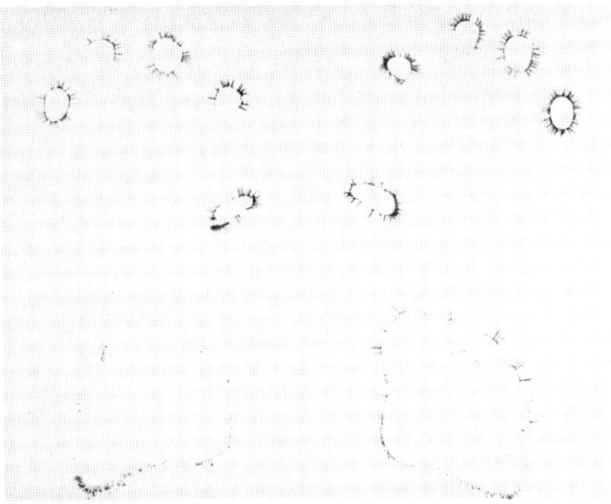

Abb. 120: ETD-Bild mit endokriner Strahlenqualität

Von spezifischen Phänomenen begleitet, gibt es pauschal den Hinweis auf gesamt-endokrine Regulationsstörungen. Hierbei interessiert zunächst die Ursache solcher endokriner Störungen nicht, sondern die gesamte Kausalachse des Systems und der damit gekoppelten Entgleisung wird als Gesamtstörung anerkannt. Die mit solch einer endokrinen Entgleisung verbundenen Symptome bei einem Patienten sind bekannt und beschrieben. Sie umfassen den gesamten vegetativen Beschwerdekreis. Auch der heutzutage viel diskutierte Streß ist letztendlich das Ergebnis endokriner Regulation. Bei allen Lebewesen, auch beim Menschen, ist der Streßmechanismus etwas Natürliches. Er wird durch das Adrenalin, das Noradrenalin und das Hydro-Cortison blitzschnell aufgebaut, um alle verfügbaren Energiereserven für eine plötzliche Muskelbelastung zu mobilisieren. Die Wirkung der Streßreaktion kann einerseits positiv und lebensrettend sein, andererseits, wenn der Organismus die vorbereitete Leistung nicht bringen muß und bewegungslos verharrt, hat Streß den gegenteiligen Effekt. Der ursprünglich lebensrettende Mechanismus wird zum schädlichen, krankmachenden und oft tödlichen Feind des Menschen. Bei der Betrachtung energetischer Terminalpunktbilder können wir spezifische Streßbilder mit wiederum spezifischen Streßphänomenen unterscheiden. All diese Phänomene entsprechen in ihrer Gesamtheit dem Begriff der endokrinen Dysregulation.

Jede Form der endokrinen Regulationsstörung entspricht farblich den kalten Nuancen von blau bis violett. Schon daraus kann man ablesen, daß jegliche endokrine Fehlsteuerung ein Defizit an kurzwelligen Farbenergien mit sich trägt. Die Hypophyse, das Organ zentraler endokriner Steuerung, verlangt die Farbe blau. Eine Insuffizienz dieses Organs, die immer Regulationsverschiebungen zur Folge hat (und umgekehrt), gehört – nach Meinung von Franz Riedweg und auch nach meinen Beobachtungen – zu den häufigsten Ursachen chronischer Erkrankungen. Ich bin deshalb der Überzeugung, nicht zuletzt durch die vielen tausend E-T-D-Bilder, die ich gesehen und ausgewertet habe, daß die Therapie mit Farben mittels der Farbpunktur schon bei den Anfängen endokriner Dysregulation einsetzen muß. Dadurch kommt es in der Regel zur spontan sichtbaren Reaktion auf dem Kontrollbild der E-T-D, das ich als objektives Kriterium heranziehe. Das vom Patienten geäußerte subjektive Befinden weist in fast allen Fällen Analogien zu den Erscheinungen auf dem Foto auf. Die Entdeckung des Farbkreuzes lenkt den Blick auf das komplementäre Farbpaar blau-orange. Diese Farben werden vornehmlich dann eingesetzt, wenn endokrine Dysregulationen erkennbar sind und diagnostiziert wurden.

Bei spezifischen Hypophysenentgleisungen muß das Farbpaar gelb-violett über bestimmte Zonen und Punkte zum Einsatz gebracht werden.

Wie bereits bei den Farbebenen beschrieben, bietet sich der Punkt Yin Trang und der Punkt KG3 für den vertikalen Energieausgleich an.

Bei endokriner Belastung ist diese Ebene immer verschoben und bedarf der Regulation.

Der Farbfocus blau wird auf den Punkt Yin Trang, die Farbe orange auf den Punkt KG3 aufgesetzt. Die Bestrahlungsdauer beträgt 20 Minuten. Dadurch kommt es zu innerer Ruhe bei den Patienten, die Atmung vertieft sich und Wohlbefinden stellt sich ein. Die vertikale Bestrahlung stellt quasi den Längsbalken des Farbkreuzes dar. Die Therapie über den Querbalken beschäftigt sich zunächst mit den Blutdruckverhältnissen wie bereits beschrieben. Die Zonen in der Achselhöhle reagieren besonders auf die Hypertoniebestrahlung rechts und links blau 20 Minuten (unter Blutdruckkontrolle) und das Hypotoniekreuz (siehe Abb.) auf die Bestrahlung mit orange ebenfalls 20 Minuten.

Bevor ich nun zu den Einzelindikationen der komplementären Farbpaare komme, möchte ich jeweils ein Farbpaar allgemein besprechen.

Das komplementäre Farbpaar blau-orange.

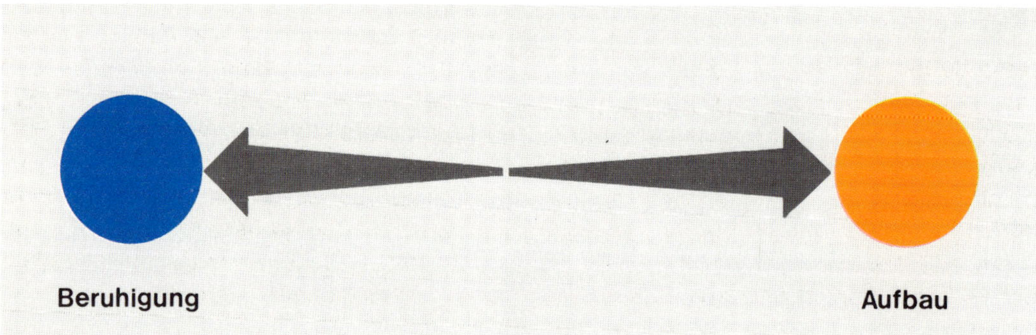

Abb. 121: Das Farbpaar blau-orange steht für die Wechselbeziehung von Beruhigung (blau) und Anregung (orange)

Die Farbe blau vermittelt Kühle und eine gewisse Entrücktheit. Sie ist, wie es Goethe ausdrückt, gleichsam ein reizendes Nichts. Blau wirkt beruhigend, desinfizierend, kühlend und entkrampfend. Alle hitzigen, eitrigen Erkrankungen bedürfen der Farbe blau. Trägt doch blau nach Ghadiali Sauerstoff in das Gewebe. Unruhezustände, Schlaflosigkeit weisen oft auf eine Überfunktion der Schilddrüse hin. Die Reaktion auf allgemeine, besonders aber auf spezifische Blau-Bestrahlungen mit der Farbpunktur ist außerordentlich positiv.

Die komplementäre Farbe zu blau ist das heitere orange. Zusammengesetzt aus den Grundfarben rot und gelb symbolisiert diese Farbe die aufgehende Sonne, Frohsinn und Heiterkeit. Orange erzeugt beim Menschen positive Stimmungen, die bis hin zu starkem Glücksgefühl reichen. Als Gegenpol zu blau vermag die Farbpunktur mit orange Trübsinn, Pessimismus, Psychosen, Unzufriedenheit und Müdigkeit zu bekämpfen. Orange-Bestrahlungen fördern den Appetit, Anämien und Abmagerungen verlangen demnach orange. Bei allen Herzleiden, die ohne Spasmen einhergehen, sollte man mit orange behandeln. Die Möglichkeiten, die sich dabei für die Farbpunktur eröffnen, sind sehr umfassend. Bedenkt man nur, wieviele Menschen in der heutigen Zeit depressive Stimmungen mit sich herumtragen, wieviele Psychopharmaka verordnet und genommen werden, was auf Dauer nicht ohne Nebenwirkungen bleiben kann, dann ist der Einsatz der Farbpunktur auch ein probates Mittel, diesen Medikamentenverbrauch (oder -mißbrauch) einzuschränken. Es ist, wie vorher schon beschrieben, eine Tatsache, daß die einzelnen Farben gemäß ihrer elektromagnetischen Wellenlänge spezifische Photonen tragen. Es ist ebenso eine Tatsache, daß diese Photonen spezifische Reaktionen auslösen, wie die Versuche mit Laserlicht gezeigt haben.

Diese elementaren Erkenntnisse und der Einsatz der Farben beim kranken Menschen stößt eine neue Tür zur Behandlung von Erkrankungen auf, die sich oftmals über Jahre manifestiert haben. Die Farbe orange, die Kraft und Freude vermittelt, ist geradezu prädestiniert, diese Kraft auf den Menschen durch die ihr innewohnenden Resonanzkräfte zu übertragen. Orange ist der Gegenpol zu blau. Deshalb sind auch die Indikationen gegensätzlich. So wie die Farbe blau beruhigend und ausgleichend auf den Menschen wirkt, so sind die Indikationen von orange pauschal aufbauend und vegetativ stimulierend.

Eine der wesentlichen Indikationen von orange ist der Einsatz bei allen Sklerosen. Sowohl koronare als auch cerebrale Sklerosen werden günstig von der Farbpunktur, die über spezifische Zonen appliziert wird, beeinflußt. Auch bei der Claudicato intermittens kann die Farbpunktur mit orange unterstützend eingesetzt werden. In den letzten Jahren ist es gelungen, das komplementäre Farbpaar blau-orange auf viele Zonen und Punkte zu übertragen. Die beschriebenen Indikationen der Akupunktur, aber auch die der Zonen und Segmente, stimmen meist mit denen der beiden Farben überein.

Kritikern und Zweiflern der Farbpunktur, die den Farben Wirksamkeit und heilende Kraft absprechen, möchte ich vorschlagen, deren Wirksamkeit am Beispiel der Hypertonie (blau) und der Hypotonie (orange) zu überprüfen und sich von den Ergebnissen überzeugen zu lassen.

In der Folge nun eine Reihe von Punkten und Zonen, die für die Farbpunktur mit dem komplementären Farbpaar blau-orange in Frage kommen:

Beginnen möchte ich mit den Schlingenpunkten von blau-orange. Dabei fällt auf, daß sich die blauen Zonen auf der Mitte des Körpers plazieren, also auf dem Gouverneur- und auf dem KG-Meridian zu finden sind. Die Verteilung der Orangezonen und Punkte, wie sie sich aus den Schlingen ergeben, fasziniert. So ist die Farbe orange innerhalb der Schlingenpunkte am häufigsten vertreten.

Die Überlegung, daß die Farbe orange mit Heiterkeit, Frohsinn, Wachsein, Aufbau und Kraftzufuhr zu tun hat, erklärt vielleicht die Häufigkeit der Anordnung.

Der Aufprall des Sonnenlichtes auf den Körper läßt hypothetisch eine spektrale Aufrasterung durch entsprechende Hautzellen vermuten. Die Kreislaufverhältnisse und das Wohlbefinden ganz allgemein scheinen mit der Anordnung der Schlingenpunkte zusammenzuhängen. Die Erfolge der Eichothermbestrahlung könnten hier ihre Ursache haben. Die Orange-Punkte sowie alle anderen Punkte, die sich aus der Schlingenfigur ergeben, haben eine besondere Affinität zur Farbakupunktur mit dem Pyramidenfocus. Behandlungsbedürftige Punkte reagieren auf Palpation, so daß die Therapie mit dem Pyramidenfocus nur über diese Areale wirksam werden kann.

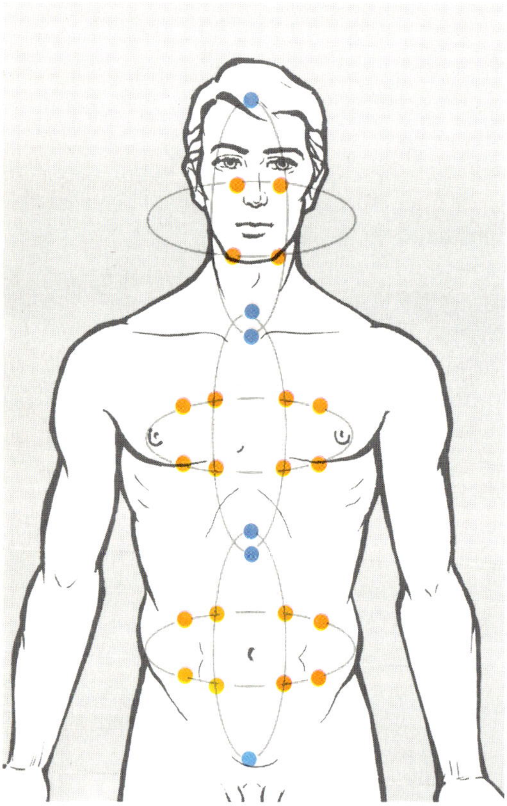

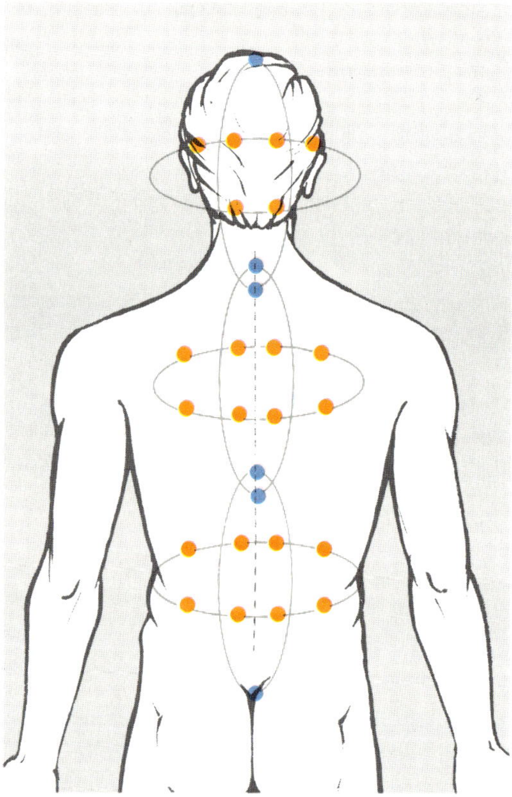

Abb. 122 + 123: Komplementäre Schlingenpunkte blau-orange

GG 19 – GG 20 – Yin Trang

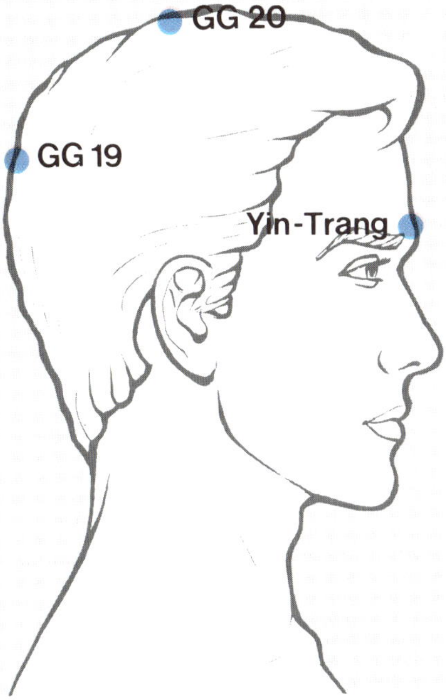

Abb. 124: Kombination Yin-Trang, GG 19, GG 20, blau bei Kopfverkrampfungen

Dreifachfocus blau 15-20 Minuten.

Diese Kombination eignet sich vorzüglich bei unruhigen Menschen, die unter Kopfverkrampfungen oder Spannungskopfschmerzen leiden, oder die über Gedankenvielfalt oder Kopfdröhnen klagen. Auch dauernd gehetzte Menschen reagieren vorzüglich auf die Blau-Bestrahlung dieser drei Punkte, ebenso solche, die unter Schlafstörungen leiden. Sie werden ruhiger und gelassener, was zu einer Entspannung des verkrampften Körpers führt. Es ist leicht vorstellbar, daß Patienten diese einsetzende Entkrampfung, die sie oftmals seit Jahren nicht mehr empfunden haben, als wahren Segen ansehen.

Kombination Magen 10 rechts und links – KG 23 – Magen 9 rechts und links – KG 22

Dreifachfocus blau je Kombination 15 Minuten.

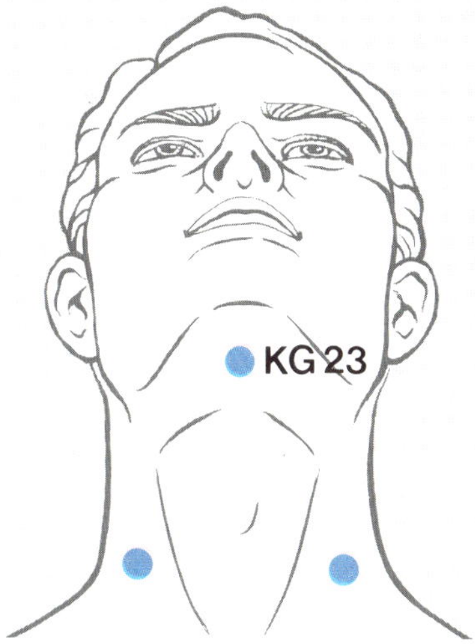

Abb. 125: Kombination Magen 10, rechts und links und KG 23, blau zur Behandlung der Schilddrüse

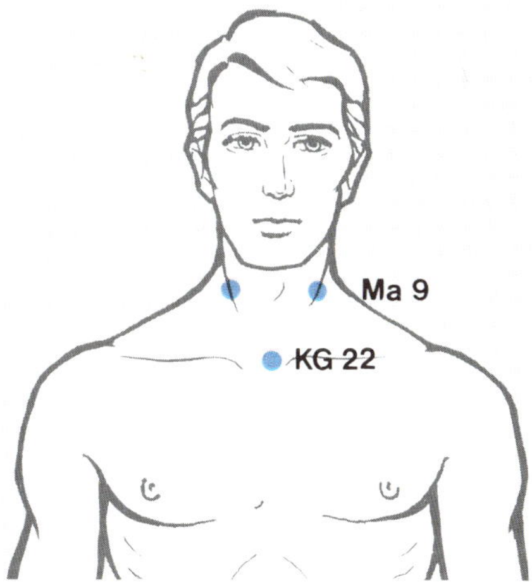

Abb. 126: Kombination Magen 9, rechts und links und KG 22, blau zur Behandlung der Schilddrüse

Diese sechs Punkte bilden zusammen den sogenannten David-Stern, den mein Freund, Dr. Claude Simmler, gefunden hat, und der sich durch die Akupunkturpunkte Magen 10 rechts und links, Magen 9 rechts und links, KG 23 und KG 22 zusammensetzt. Zur Behandlung der Schilddrüse, besonders bei der Hyperthyreose, stellt dieser eine hervorragende therapeutische Möglichkeit dar.

Für die Farbpunktur kommen beide Dreiecke des Sterns in Betracht. Man sollte mit Magen 10 rechts und links und KG 23 beginnen, um dann Magen 9 rechts und links sowie KG 22 zu bestrahlen. Die Bestrahlungsdauer richtet sich nach dem Befinden des Patienten. Sie sollte 30 Minuten pro Dreieck nicht überschreiten. In der Regel reichen zweimal 15 Minuten um eine tiefe Beruhigung des Patienten zu erreichen.

Das schnelle Herz des Hyperthyreotikers, die Schweiße, der gehetzte Blick bessern sich, ebenso die fahrigen, oft ängstlich anmutenden Bewegungen. Alles in allem eine gute Möglichkeit, die sehr umfassenden Symptome einer Hyperthyreose unterstützend zu behandeln.

Die Punkte der Kundalini-Linie

Die blaue Bestrahlung der sogenannten Kundalini-Linie setzt man besonders dann ein, wenn Verkrampfungen im Unterbauch geklagt werden. Wie wir gesehen haben, ist dies auch durch die komplementäre Bestrahlung von Yin Trang und KG 3 möglich. Die Anwendung eignet sich jedoch besser bei allgemeinen Unruhezuständen und zur Einstimmung auf weitere Therapien.

Die Bestrahlung der Kundalini-Linie mit der blauen Farbe entkrampft den gesamten Unterleib und ist deshalb auch bei Frigidität und

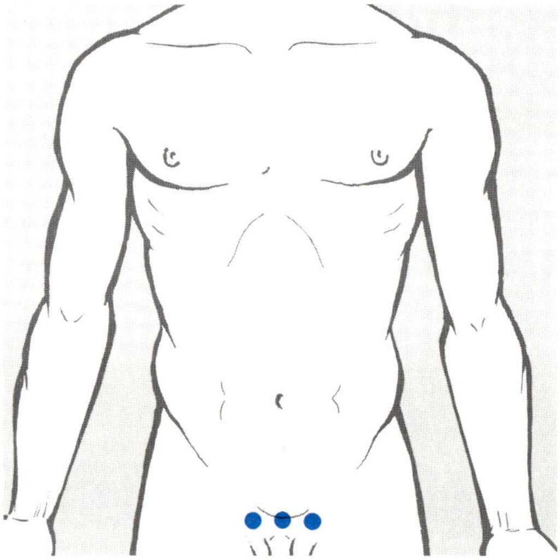

Abb. 127: Bestrahlung der Kundalini-Linie mit blau zur Beruhigung

Impotenz angezeigt, wenn diese mit Verkrampfungen der Geschlechtssphäre einhergeht. Jeder weiß um den Zusammenhang zwischen Endokrinium und Psyche. Besonders scheint mir die Verbindung der Hypophyse zu den Gonaden beachtenswert. Dies zeigt sich sowohl in der Pubertät als auch im Klimakterium, wo schon in den vorgeschalteten Stadien die Psyche viel zu leiden hat. Denkt man diesen Prozeß weiter, so kann man von da aus auf andere Zustände schließen, die in Verbindung z.B. mit dem Klimakterium auftreten. Deshalb sollte man rechtzeitig auch an die endokrinen Zonen der Akupunktur denken. Die Bestrahlung der Kundalini-Linie stellt eine wesentliche Bereicherung endokriner Therapien dar.

Zusammenfassend:

Bei Verkrampfungen, Unruhe, Angst, Spannungen im Unterleib z.B. vor oder während der Periode, bei Frigidität und Impotenz ist eine Bestrahlung der Kundalini-Linie mit blau angezeigt.

Kombination KG 15 – KG 12 – KG 3

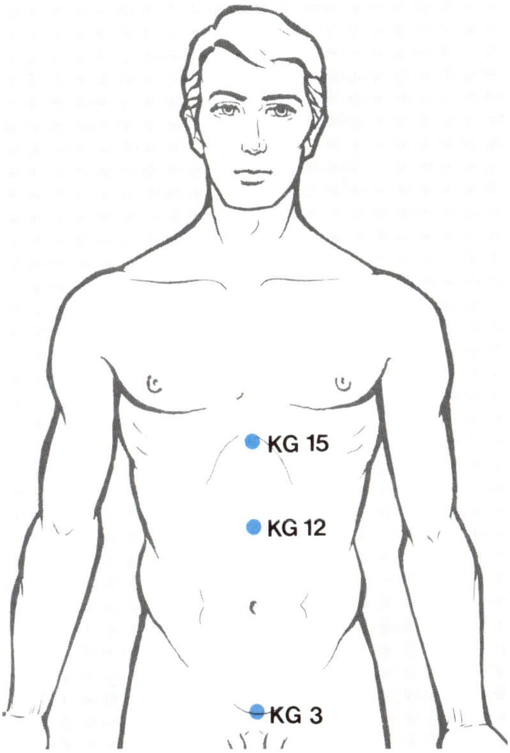

Abb. 128: Die Kombination KG 15, KG 12, KG 3, blau zur Beruhigung und Entkrampfung des Unterleibs

Die Kombination löst Spannungen im gesamten Bauchraum und hat ebenfalls eine gute Wirkung auf die Geschlechtssphäre, besonders bei der von jedem Mann gefürchteten Ejaculatio praecox.

Durch Beruhigung und Entkrampfung des gesamten Unterleibs beruhigt sich auch der gesamte Mensch. Eine weitere Möglichkeit unruhige und ängstliche Patienten auszugleichen stellt die nächste Punktkombination dar.

Kombination Herz 3 – GG 13

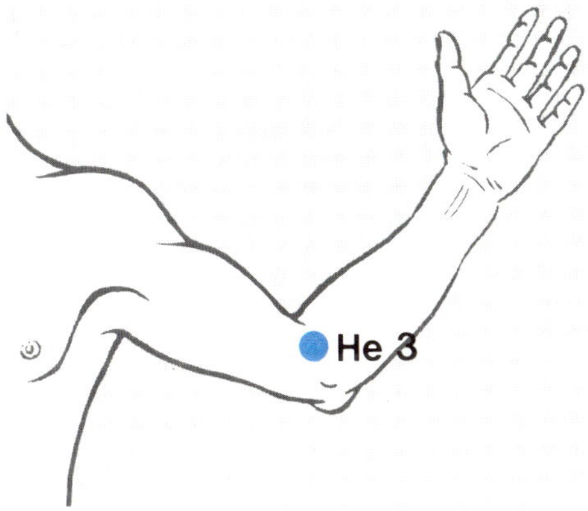

Abb. 129

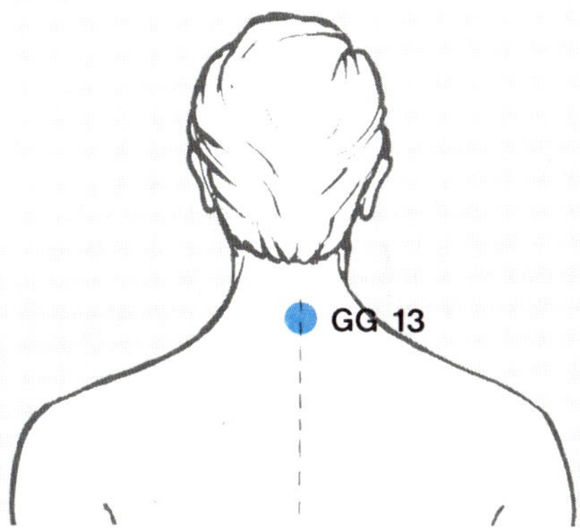

Abb. 130: Kombination Herz 3 – GG 13 blau bei vegetativen Erregungszuständen

Bei der Indikation des Punktes Herz 3 finden wir, daß er besonders zur psychischen Tonisierung oder bei Depressionen eingesetzt wird. Diese Indikation ist nicht in Übereinstimmung mit der Blau-Bestrahlung zu bringen. Hier ist die komplementäre Farbe orange, wie wir noch sehen werden, angezeigt. In der Praxis jedoch bewährt sich die Blau-Bestrahlung mit dem Farbfocus über den Punkt

Herz 3, besonders bei vegetativen Erregungszuständen wie Angst, Zittern und Durcheinander in den Gedanken des Kranken. Die Indikation des Punktes GG 13 ist meist bekannt. Er besitzt eine Affinität zum Oberbauch, zu Verkrampfungen des Magens und Schmerzen in der Lebergegend, damit verbundenem Aufstoßen, Übelkeit und Erbrechen.

Außerdem stimuliert er die Hypophyse. Die Kombination von Herz 3 rechts und links und dem Gouverneur 13 entkrampft den ganzen Körper, besonders den Kopf und das Solarplexus-Gebiet. Auch konnte ich beobachten, daß Cephalgien unter der Blau- Bestrahlung dieser Punkte verschwinden können.

Die Bestrahlung des Punktes Magen 36

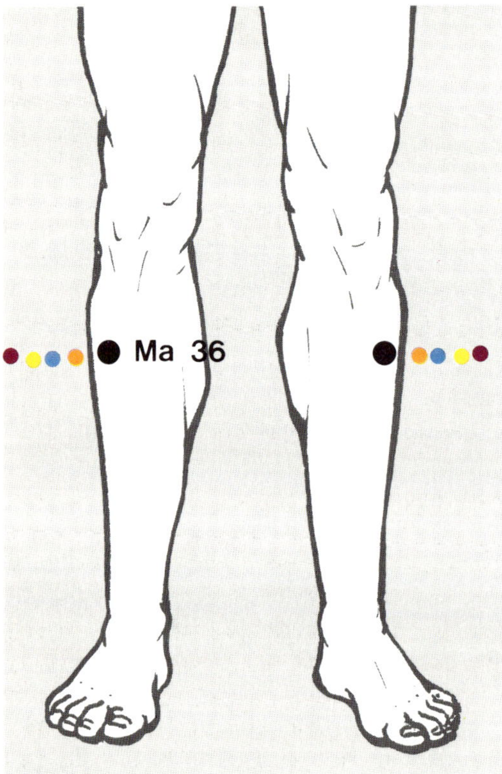

Abb. 131

Die Bestrahlung des Punktes Magen 36 ist sowohl für das Farbpaar blau-orange wie auch für violett und gelb interessant. Das Indikationsspektrum des Punktes ist sehr umfassend. Die blaue Bestrahlung kommt bei nervöser Reizbarkeit, Magen-Darm-Spasmen, bei der Auftreibung des Leibes und bei der Hypertonie zur Anwendung. Ebenso bei akuten Ohrenschmerzen, Otitis media, bei konstriktiven Brust- und Herzschmerzen. Die Bestrahlung des Punktes Magen 36 kann ein allgemeines Ruhegefühl vermitteln.

Bei sehr vielen Erkrankungen kann Farbtherapie Begleittherapie sein. Sie stimmt das energetische Gesamtpotential auf weiterführende therapeutische Möglichkeiten ein. Der Punkt Magen 36 nimmt hierbei eine gewisse Schlüsselstellung ein, da er in der Lage ist, zu einer umfassenden Beruhigung des Kranken beizutragen. Wahrscheinlich auch deshalb, weil über die Behandlung dieses Punktes die Hypophyse erreicht wird.

Angina-Pectoris-Linie

Die Angina-pectoris-Linie stellte eine hervorragende Therapiezone dar, besonders bei der Angina pectoris vasomotorica. Hier sollten die energetischen Ebenen mitbedacht werden. Da es sich meist um Krampftypen handelt, kommt in der Regel der vertikale Ausgleich in Frage, also Yin-Trang blau, KG 3 orange. Zur Angina-pectoris-Linie kommt meist der Alarmpunkt des Herzens KG 15 hinzu, wenn er sich bei der Palpation schmerzhaft erweist. Die Farbe des Punktes KG 15 richtet sich dann nach der Schmerzhaftigkeit. Erzeugt der Punkt bei Palpation keinen Schmerz, so ist die Farbe orange indiziert, erzeugt er Schmerz, wird auch dieser Punkt mit der Farbe blau bestrahlt.

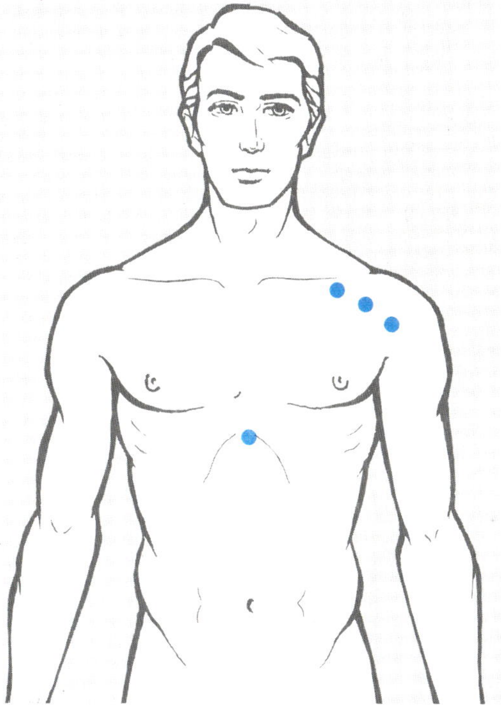

Abb. 132: Bestrahlung der Angina-pectoris-Linie mit blau zur Entkrampfung

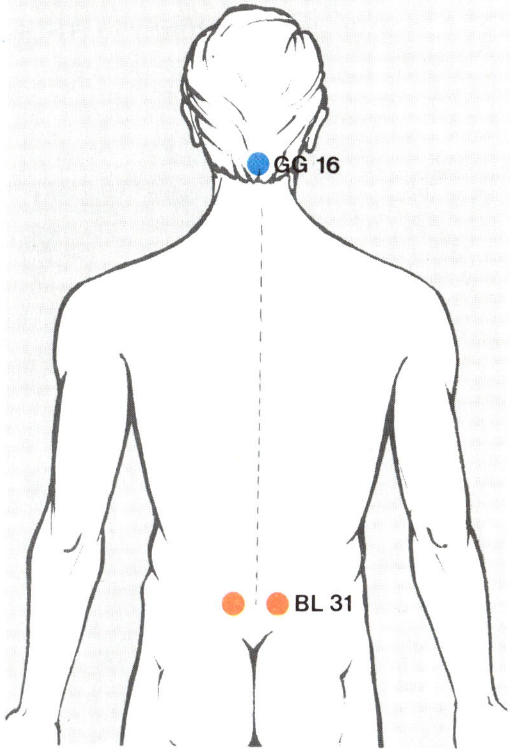

Abb. 133: Die Kombination GG 16, Blase 31, zur cerebralen Steuerung

Die Kombination GG 16 – Blase 31

Eine weitere Möglichkeit ist die Kombination der Farbe blau mit den roten Schwingungen. Obwohl rot nicht komplementär zu blau steht, hat sich aus der Praxis aufgrund der besonderen Wirkung diese Kombination ergeben. Man bestrahlt den Punkt GG 16 mit blau. Dieser Punkt nimmt in Bezug auf die Steuerung des Endokriniums eine Schlüsselstellung ein; ebenso wie der Punkt Blase 31 rechts und links, der mit rot bestrahlt wird und den Bachmann den klimakterischen Punkt nennt. Die E-T-D kennt ihn als wichtigen Cephalgie- oder Migränepunkt. Beide zusammen ermöglichen die Anregung der cerebralen Steuerung.

Die Zone zwischen den Akupunkturpunkten 3E 3 und 3E 4

Eine Zone am Handrücken zwischen den Punkten 3E 3 und 3E 4 stellte sich im Laufe der Jahre als Kardinalzone der Psyche heraus.

Zunächst reagiert diese Zone auf den Druck des Daumens. Versuche haben ergeben, daß man eine Sofortreaktion durch die Bestrahlung mit dem Farbfocus blau und violett bekommt. Starke Unruhe des Patienten mit Schweiß, Fahrigkeit, Angst usw. und auch der unangenehme Globus hystericus lassen sich vorzüglich mit dieser Bestrahlung in den Griff bekommen. In den meisten Fällen ist die Therapie besonders effektiv, wenn sie über den Punkt der linken Hand durchgeführt wird.

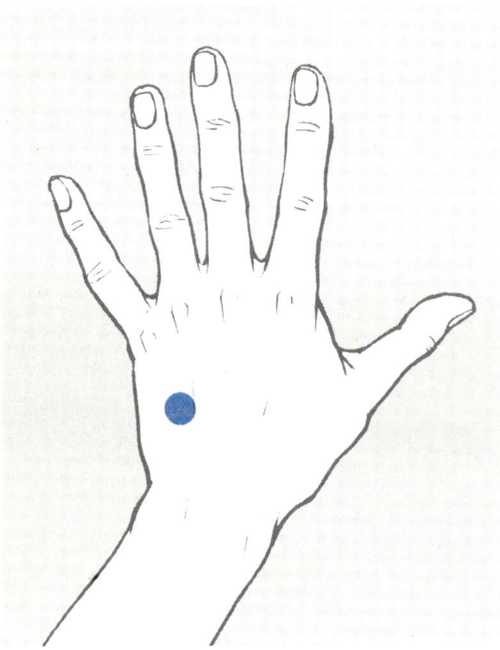

Abb. 134: Zone zwischen 3E 3 und 3E 4

Schmerzen und die blaue Farbe

Von den allgemeinen Indikationen wissen wir, daß die blaue Farbe schmerzstillende Eigenschaften besitzt. Sie wirkt kühlend und desinfizierend, was bei Schwellungen und Entzündungen besonders angezeigt ist. Denken wir dabei an die schmerzhaften Schwellungen nach komplizierten Zahnextraktionen und Kieferoperationen. Hier wirkt die Bestrahlung mit dem Dreifachfocus und der Farbe blau Wunder. Wer selbst erlebt hat, wie schnell eine solche Bestrahlung die oft massiven Nachschmerzen lindern oder gar beseitigen kann, wird im Wiederholungsfalle auf eine solche einfache Manipulation nicht verzichten wollen. Auch geschwollene, heiße Gelenke wie wir sie bei der Arthritis oder Gicht antreffen, sind dankbar für die blaue Farbe, ebenso der Besitzer dieser Gelenke, der die oft nur mit schwersten Mitteln einzudämmenden Schmerzen ertragen muß. Ob es sich um solche oder andere hochakute Schmerzen handelt, immer wird die blaue Farbe Linderung bringen.

Man setzt den Dreifachfocus einerseits dort auf, wo der Patient akuten Schmerz angibt, andererseits stehen Akupunkturpunkte für alle Schmerzen zur Verfügung.

Punkt Blase 60

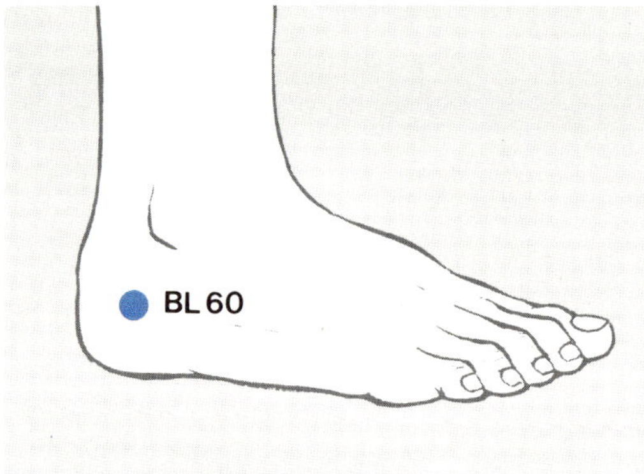

Abb. 135: Blau bei Schmerzzuständen

Der Punkt Blase 60 wird bei allen Schmerzzuständen zur Unterstützung eingesetzt. Während der Schwangerschaft sollte dieser Punkt nicht behandelt werden.

Punkt unterhalb der Kniescheibe

Weiterhin findet man direkt unter der Kniescheibe einen Punkt, den ich ebenfalls bei Schmerzzuständen einsetze.

Es sei noch einmal betont, daß die blaue Farbe vornehmlich bei akuten Schmerzen und Entzündungen sowie Vereiterungen angezeigt ist. Es gibt natürlich auch Schmerzzustände, die mit anderen Farben angegangen werden sollten, z.B. die begleitenden Schmerzen der Diarrhoe, die mit gelb oder violett bestrahlt werden. Die Arthroseschmerzen reagieren

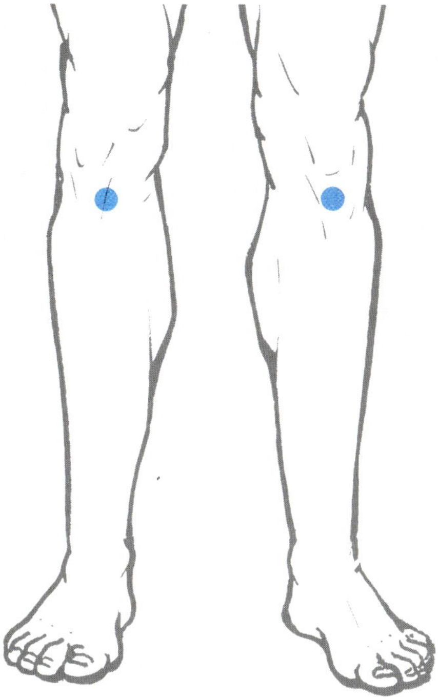

Abb. 136: Punkt unterhalb der Kniescheibe

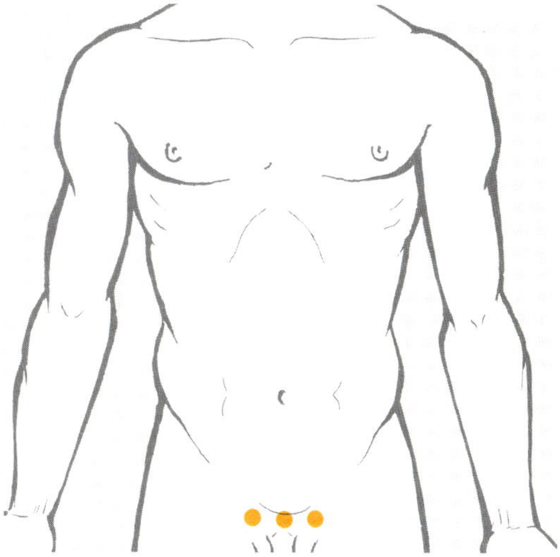

Abb. 137 + 138: Bestrahlung der Kundalini-Linie und des Punktes der Handinnenfläche mit orange als Aufbautherapie

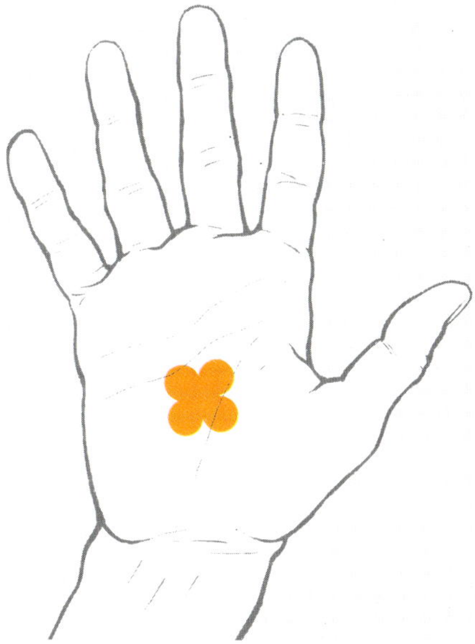

vorzüglich auf rot oder grün. Später bei den Indikationen werde ich darauf zurückkommen.

Kundalinie-Linie und Punkt Handinnenfläche

Wie ich bereits vorher beschrieben habe, sind diese drei Punkte für mich ein wichtiges therapeutisches Areal. Die Bestrahlung mit der Farbe orange setzt immer dann ein, wenn Schwäche und Kraftverlust dominieren. Die Behandlung dieses Gebietes mit orange läßt quasi den Motor anspringen, d.h. das Kraftzentrum im Genitalgebiet gibt dann mehr Energie in den Körper ab. Es ist eine umfassende Therapie um Kraft und Energie dem gesamten Organismus zu vermitteln. Zugeordnet sind zwei Zonen in der Mitte der Handinnenfläche. Sie entsprechen dem Kundalini-Chakra, also dem vorher beschriebenen Gebiet.

Die Bestrahlung mit orange bringt hier ebenfalls Kraftzufuhr. Der Patient spürt in vielen Fällen ein Kribbeln im Unterleib, welches sich schon nach kurzer Zeit der Bestrahlung einstellen kann. Impotenz und Frigidität, die mit allgemeinem Kräfteverlust oder mit Durchblutungsstörungen einhergehen, reagieren sehr gut auf die Farbpunktur mit orange.

Die Kombination GG 19 – GG 13 – L5 – S1

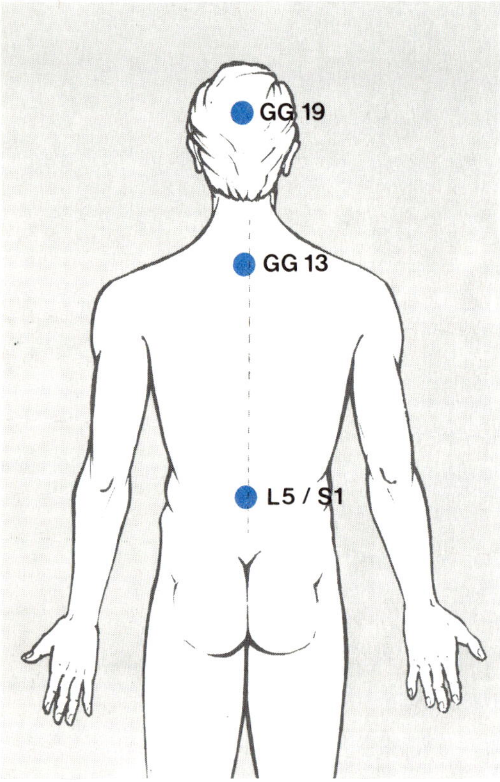

Abb. 139: Die Kombination GG 19 - GG 13 - L5/S1: blau zur Beruhigung

Die Bestrahlung dieser Punktkombination mit blau vermittelt dem Patienten meist sofortiges Ruhegefühl und Ausgeglichenheit. Die Bestrahlungsdauer dieser Punkte beträgt 20 Minuten.

Therapie bei Herzerkrankungen

Die Indikationsliste der komplementären Farben blau-orange umfaßt alle Herzkrankheiten, wobei Spasmen mit blau therapiert werden und die Insuffizienz mit orange.

Herzinsuffizienz

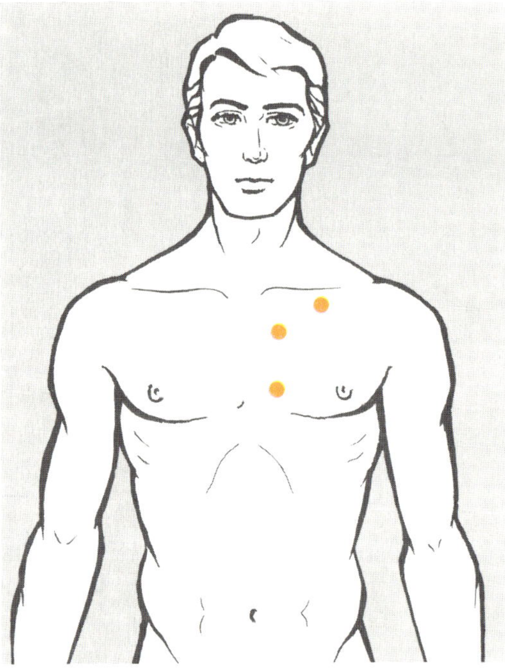

Abb. 140: Orange bei Herzinsuffizienz

Die drei Zonen findet man auf der linken Thoraxseite, so wie ich sie in der Abb. 140 angebe. Die Bestrahlungsdauer beträgt 20 Minuten und sollte täglich einmal durchgeführt werden.

Bewährt hat es sich, die Zustimmungs- und Alarmpunkte des Herzens in die Therapie mit einzubeziehen. Also Blase 15 und KG 14. Diese Punkte werden nach den Richtlinien, wie ich sie in dem Kapitel „Zustimmungs- und Alarmpunkte" beschrieben habe, angewendet.

Angina-Pectoris-Linie

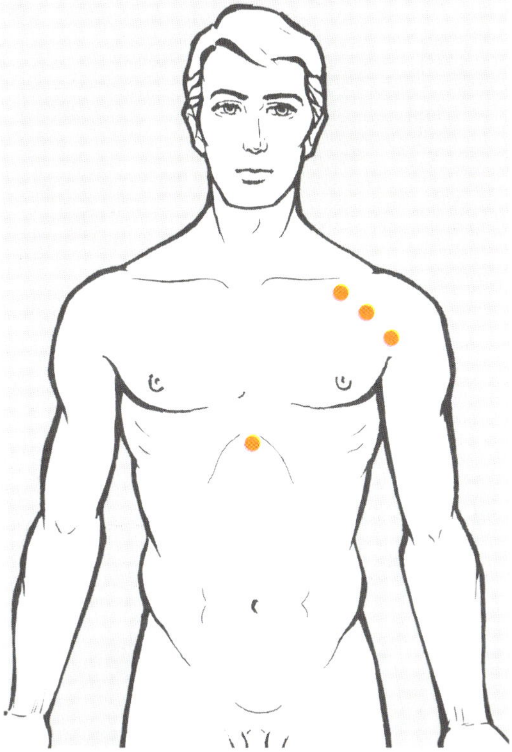

Abb 141: Orange bei Sklerosen

Die Angina-pectoris-Linie, die ich bei blau schon beschrieben habe, kann ebenfalls mit der Farbe orange bestrahlt werden, wenn Sklerosen vorherrschen. Die Bestrahlungsdauer beträgt ebenfalls 20-30 Minuten.

Kombination GG 13 – GG 10 und GG 4

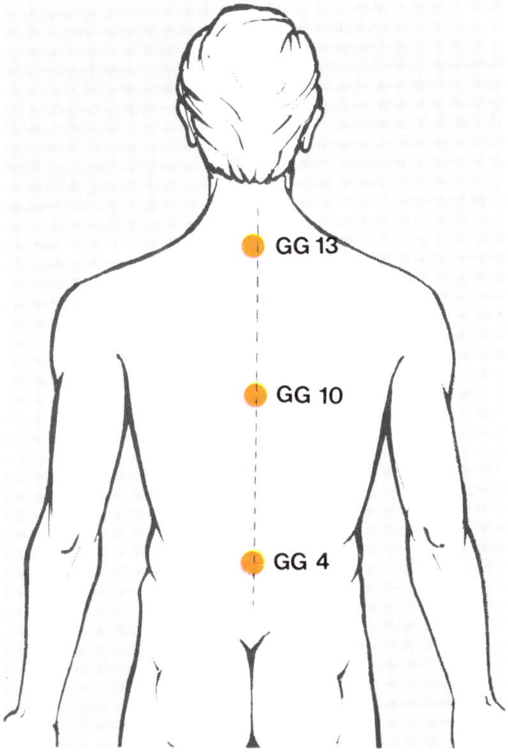

Abb 142: Orange bei Erschöpfungszuständen

Alle drei Punkte zeigen in der Indikation körperliche und seelische Erschöpfungszustände, Depressionen und Melancholie. Mit dem Dreifachfocus werden die drei Punkte ca. 20 Minuten mit der Farbe orange bestrahlt.

Kombination GG 19 – GG 13 – L5 – S1

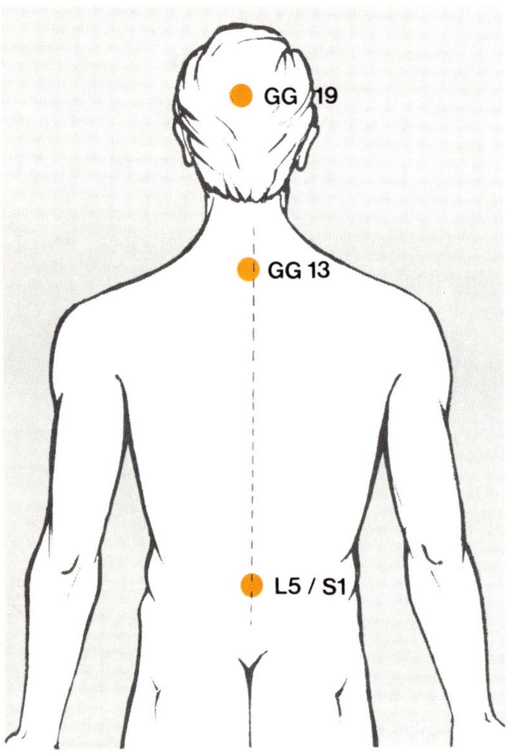

Abb. 143: Orange bei Depressionen

Diese Kombination stellt eine hervorragende Therapie bei allen Depressionen dar. Die Punktindikationen weisen darauf hin. Die Zone zwischen dem L5- und dem S1-Gebiet, direkt auf dem Gouverneurmeridian, ist seit alters her eine Zone, die auch bei Depressionen therapiert wurde. In früheren Zeiten legten Ärzte und Heilpraktiker dort ein Kantharidenpflaster in Briefmarkengröße auf, wenn sie Patienten mit Depressionen vor sich hatten. Die Kombination aller drei Punkte zeigt schon nach kurzer Behandlungsdauer Erfolge bei diesen, oft jahrelang andauernden Beschwerdebildern der Depression. Ich verstehe gerade diese Kombination als unersetzlich bei der Behandlung depressiver Menschen.

Herz 3 – GG 13

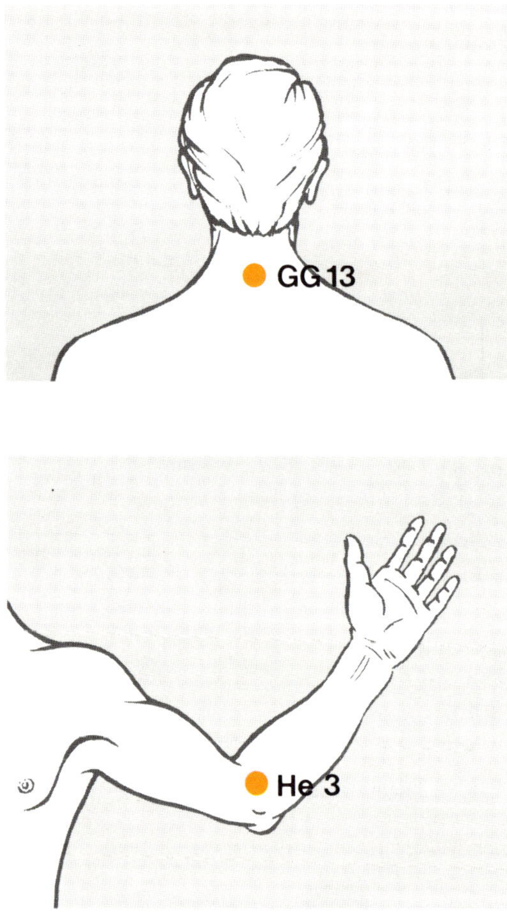

Abb. 144a, 144b: Psychische Tonisierung mit orange

Wie vorher bei der Blau-Bestrahlung beschrieben, wird der Punkt Herz 3 besonders zur psychischen Tonisierung eingesetzt. Dies entspricht der Farbe orange. Gleichzeitig sollte der Punkt GG 13 mit derselben Farbe bestrahlt werden. Bei allen Depressionen, Müdigkeit, Unlust-Gefühlen, Abgeschlagenheit läßt sich diese Kombination einsetzen. Auch zur Tonisierung bei entsprechenden Herzkrankheiten kann diese Kombination angewandt werden.

Die Kombination Magen 30, rechts und links, KG 6 und Kombination Niere 11 rechts und links, KG 6

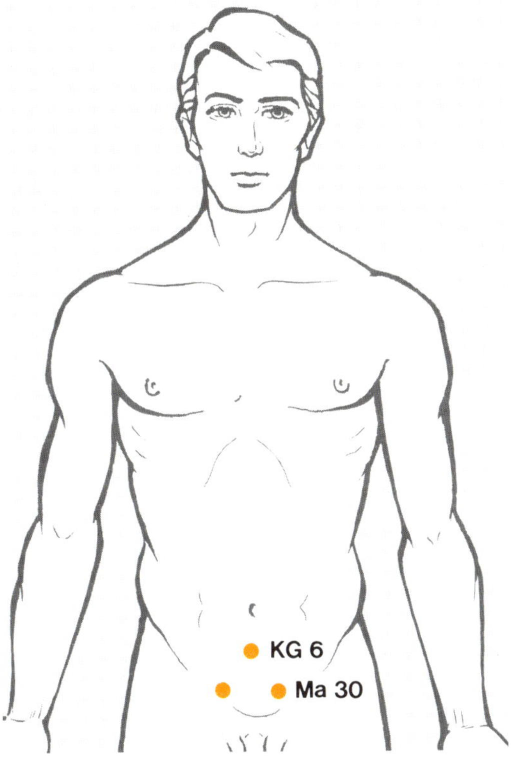

Abb. 145: Orange bei sexueller Schwäche

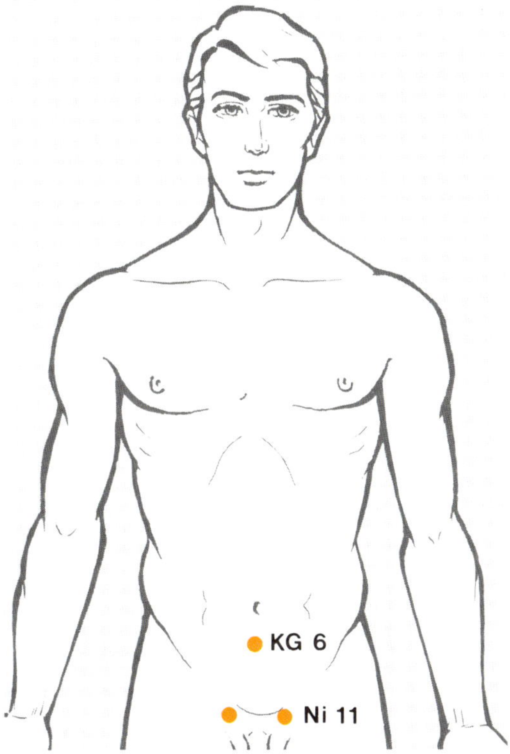

Abb. 146: Orange bei sexueller Schwäche

Zur Behandlung sexueller Schwäche bei Mann und Frau eignet sich hervorragend die Kombination Magen 30 und KG 6 sowie, besonders beim Mann, die Kombination Niere 11 und KG 6. Der Magen 30 liegt am oberen Rand des Schambeines, 2 Querfinger von der Mittellinie entfernt. Der KG 6 stellt nach der Akupunkturindikation den Punkt dar, den man als Meer der Energie bezeichnet. Allgemeine Erschöpfungszustände, Energiemangel, Impotenz, progressive Abmagerungen sind Indikationen des Punktes. Der Punkt Magen 30 ist Depression, Impotenz, Frigidität und sexueller Neurasthenie zugeordnet.

Die Bestrahlungsdauer sollte eine halbe Stunde täglich betragen. Schon nach mehreren Bestrahlungen ist eine Verbesserung im sexuellen Verhalten des Patienten festzustellen.

Yin-Trang GG 20 – GG 19

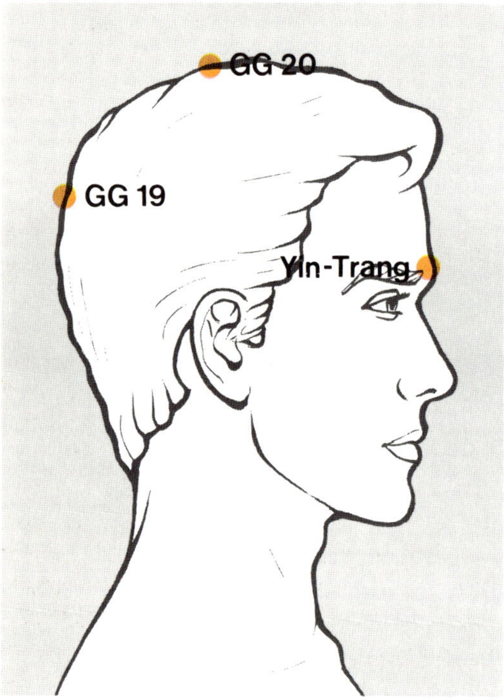

Abb. 147: Orange bei Gemütsleiden

Die drei Punkte, Yin-Trang, GG 20, GG 19, bestrahlt man besonders bei Depressionen, Gemütsleiden und ausgeprägter Melancholie mit orange. So wie bei Unruhezuständen über diese drei Punkte mit blau bestrahlt wird, so kann man mit orange düstere Stimmung und Lebensschwäche vertreiben. Dies kann in der Kombination mit dem Punkt Magen 36 geschehen, der bei Orange-Bestrahlung günstig auf seelische Verstimmungen und Schwächen reagiert.

Kombination KG 15 – KG 12 – KG 3

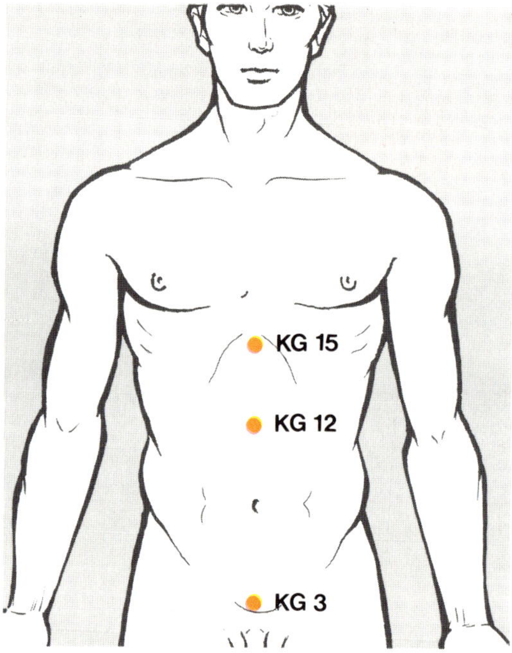

Abb. 148: Orange bei sexueller Schwäche

Die drei Punkte KG 15 – KG 12 – KG 3, die ich bereits bei der blauen Farbe besprochen habe, lassen sich bei sexueller Schwäche therapeutisch mit orange nutzen. Auch hier sollte die Bestrahlungsdauer ca. eine halbe Stunde betragen.

Alles in allem gesehen ist die Farbe orange ein hervorragendes Mittel, Kraft und Aufbau über signifikante Punkte und Zonen zu bringen. Der Therapeut wird sehen, daß es noch viele Kombinationen gibt, die man bei schwachen, depressiven und melancholischen Menschen einsetzen kann. Die Erfahrung und die Erfolge mit der Farbpunktur werden ihm noch viele weitere Möglichkeiten mit dem Farbpaar blau-orange aufzeigen. Die gezeigten Zonen und Punkte sollen für den Anfang ausreichen.

Das Farbpaar rot-grün

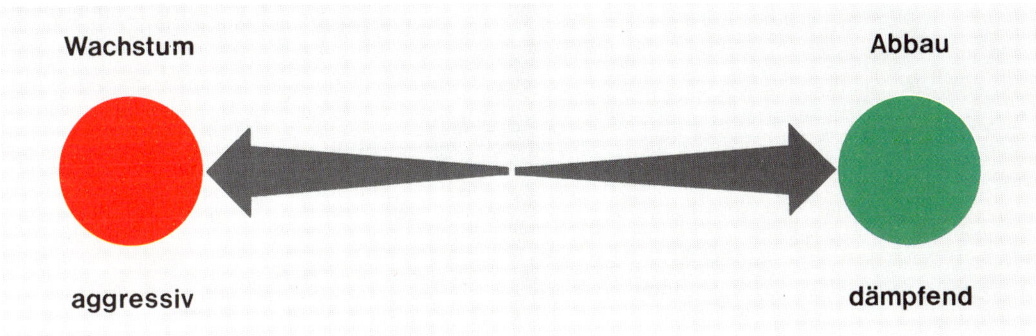

Abb. 149: Das Farbpaar rot-grün steht für die Wechselbeziehung von Wachstum und Abbau

Bei der Symbolik der Farben nimmt das Farbenpaar rot-grün eine besondere Stellung ein. Die Tatsache, daß rot und grün die Lebensfarben schlechthin sind, rückt dieses Farbenpaar in vielerlei Beziehung in den Vordergrund der Betrachtung.

Grün

Grün ist die Farbe des Blattfarbstoffes Chlorophyll, der sich in der Pflanzenzelle in den sogenannten Chloroplasten befindet. Mit Hilfe dieses Chlorophylls ist die Pflanze in der Lage, die Photonen des sichtbaren Lichtes aufzunehmen und deren Energie in organspezifische, für die Pflanzen verwendbare Energie umzuwandeln. Sie benötigt diese Energie um aus dem Kohlendioxyd der Luft und dem Wasser aus dem Boden Zucker bzw. Stärke aufzubauen. Ein Teil der Chlorophyllmoleküle zeichnet sich durch die Fähigkeit aus, das Licht der Wellenlänge von ca. 700 Nanometer, also das rote Licht, zu absorbieren. Damit wird auch klar, warum das Chlorophyll grün ist. Entzieht man dem Sonnenlicht das rot, dann vereinigen sich die restlichen Farben zu grün. Der Prozeß der Photosynthese, wie die Umwandlung von Kohlendioxyd und Wasser zu Stärke in der Pflanze genannt wird, ist die Grundlage allen Lebens. Pflanzen stehen am Beginn der Nahrungskette, tierisches und menschliches Leben bezieht seinen Energiebedarf aus dem Kräftereservoir der Pflanzen. Auch daß wir Sauerstoff atmen können, verdanken wir den Pflanzen und spezifisch den Chlorophyllmolekülen. Dadurch, daß bei der Photosynthese Kohlendioxyd aufgenommen und Sauerstoff abgegeben wird, wird die Sauerstoffversorung von Tier und Mensch erst möglich. In letzter Zeit jedoch scheint das kybernetische Gleichgewicht durch die systematische Zerstörung der Umwelt durch den Menschen zu kippen. Die Folgen kennt jeder. Man hat jedoch das Gefühl, daß die Menschheit, wie bei so vielem, die Augen fest zudrückt.

Ohne grün, also ohne die Pflanzen, ist kein Leben auf diesem Planeten möglich. Auch die Assoziationen, die bei den Menschen durch die Farbe grün entstehen, zeigen ausschließlich den Naturaspekt. Wiesen, Wald, Vegetation, blühende Natur usw. sind nach Stefănescu-Gioangă die häufigsten Assoziationen. Grün, die Farbe des Lebens und doch neutral, entstanden durch das heiße gelb und das kühlende blau, so steht es im Farbenkreis in der Mitte. Es wird als sanfte Farbe, die beruhigend, ausgleichend, freundlich stimmt, von den Menschen empfunden. Grün spricht die

Gefühle der Menschen besonders an wie das erste zarte Grün nach dem tristen Grau des Winters, Frühlingsgefühle oder die junge Liebe werden mit dem zarten Grün assoziiert und symbolisch zugeordnet. Die Auswirkungen der Farbe grün auf das Gemüt des Menschen sind enorm. Psychologische Untersuchungen sagen aus, daß grün von Menschen, die erdverbunden-stabil im Leben stehen, als Farbe bevorzugt wird. C.G. Jung ordnete grün dem Empfindungs- und Wahrnehmungstyp zu, während nach der Temperamentenlehre die grüne Farbe das Phlegma vertritt. Grün ist auch für die Farbpunktur und Farbakupunktur ein wichtiges Therapeutikum. Bei allen chronischen Entzündungen wirkt die Farbpunktur mit grün hervorragend. Schwellungen und Geschwülste reagieren positiv auf die Farbe grün ebenso wie der Ausgleich organischer Funktionen durch grün erreicht werden kann. Betrachten wir die komplementäre Zuordnung zu der Farbe rot, so wird klar, daß die Polarität dieser beiden Farben Leben schlechthin bedeuten kann. Bei der Farbpunktur werden beide Farben zur Anregung der körperlichen Entgiftung gegeben, während rot als hitziger Aspekt anregt, Fülle und Durchblutung bringt, gleicht grün die Stauungsmomente innerhalb des Gewebes aus.

Diese Überlegungen bringen eine Reihe von phantastischen Ergebnissen, besonders dann, wenn man sich an die bestehenden energetischen Gesetzmäßigkeiten hält. So ist ein wichtiger, zentraler Ort für die Farbe grün das Gewebe um den menschlichen Nabel. Hier sind die sogenannten aggressiven Therapiezonen der Energetischen Terminalpunkt-Diagnose plaziert, wie ich sie vorher schon erwähnt habe.

Dieses Gebiet, von mir auch als dritte große Lymphzone bezeichnet (siehe Abb. 93 + 99), reagiert geradezu spontan auf die Farbpunktur mit grün. Die meisten Menschen sind an diesen Zonen extrem empfindlich, was eventuell auch auf die Giftbelastungen durch die Umwelt zurückzuführen ist. Die Bestrahlung mit dem grünen Focus entspannt, löst die Stauungen und bringt auf sanfte Art und Weise den Umfluß der Säfte wieder in Gang. Rheuma und Arthrosen der Gelenke sind durch grüne Bestrahlungen gut zu beeinflussen. Besonders wirksam wird die Bestrahlung dann, wenn man entsprechende Punkte und Zonen, die um jedes Gelenk plaziert sind, bestrahlt. Die von mir gefundenen energetischen Schlingenpunkte sind ebenfalls prädestiniert für die Bestrahlung. Die grünen Zonen kann man hier leicht abtasten und für die Bestrahlung benützen. Im Folgenden nun ein Überblick über die Indikationen der grünen Farbe, wobei ich wieder die Anordnungen der Schlingenpunkte an den Anfang stelle. Wie bei den anderen Punkten der Schlingenanordnungen so ist hier ebenfalls vor allem die Farbakupunktur mit dem Pyramidenfocus anzuwenden.

Die grünen Schlingenpunkte

Die von mir gefundenen grünen Schlingenpunkte findet man auf den stärksten Lymphzonen im menschlichen Organismus. Diese drei lymphatischen Felder konnte ich bei meiner Arbeit mit der E-T-D beschreiben. In allen drei Sektoren liegen die vier grünen Zonen, die sich für die Bestrahlung eignen. Als Indikationen der aggressiven Zonen des Bauches kommt das gesamte fokale Geschehen in Betracht. Ich bin heute der Meinung, daß ohne eine Therapie aller lymphatischen Zonen, besonders aber der aggressiven, die sich um den Nabel herum plazieren, eine Therapie von Herderkrankungen auf Dauer wenig erfolgreich sein wird. Verbunden damit ist auch die Sanierung des menschlichen Gebisses und der oft extrem störenden Foci. Diese Überzeugung wuchs aus den praktischen Versuchen und zweifellos vorhandenen energetischen Zusammenhängen. Auf meinen Seminaren versuche ich, diese Hypothesen zu vermitteln und zum Nachdenken anzuregen. Die Auswirkungen auf lymphatische Prozesse sind, so glaube ich, unbestritten. Interessant ist aber, daß die harmonisierenden Impulse durch die Einflußnahme auf eben diese Lymphe erfolgen, über eine Linie von unten nach oben geleitet werden und somit einen Zusammenhang mit den energetischen lymphatischen Zentren aufzeigen.

Die Punkte auf dieser Linie entsprechen dem Farbpaar rot-grün und sind im Yin-Sektor den Indikationen der Farbe grün zugeordnet, im Yang-Sektor der Farbe rot. Grundsätzlich jedoch kommt auch hier das Gesetz der komplementären Farben zur Anwendung.

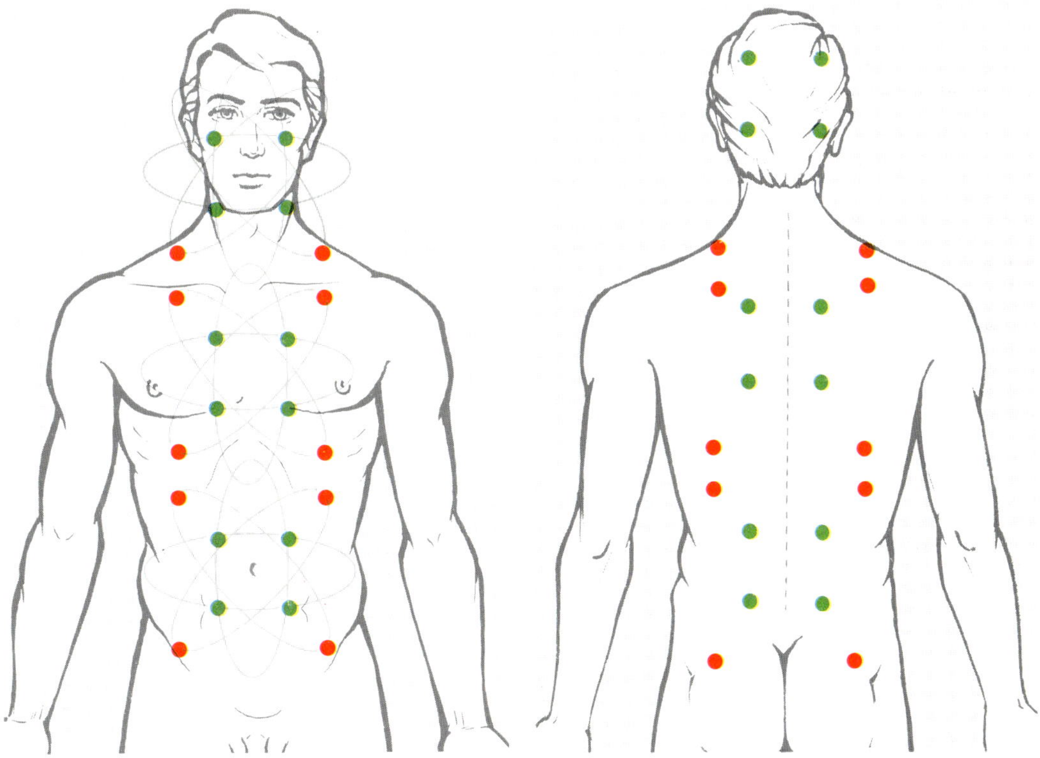

Abb. 150 + 151: Schlingenpunkte rot-grün

Grün-Zonen Thorax

Indikationen sind Stauungen und Bronchien-Lungen-Belastungen. Interessant ist, daß die Punkte, besonders oben und links, dem Hypotoniekreuz entsprechen. Deswegen sollte bei einer Hypotonie nicht grün bestrahlt werden. Es sollte unbedingt daran gedacht werden, daß diese Zonen mehreren Indikationen, z.B. denen von orange oder rot, entsprechen. Im weiteren Verlauf der Linie erkennt man die Grünzonen des Gesichtes unterhalb beider Augen und rechts und links des Kieferwinkels. Ausgezeichnet wirkt die Grünbestrahlung bei akuten Entzündungsschüben im Höhlensystem, wie überhaupt eine solche Bestrahlung guten Einfluß auf das gesamte Lymphgeschehen des Kopfes nimmt.

Grün auf beiden Augen

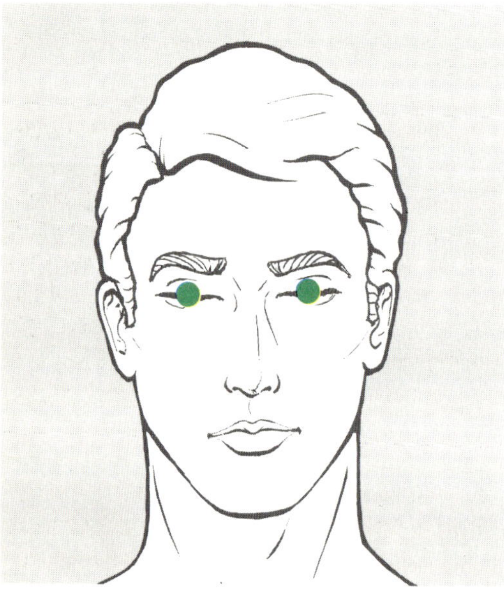

Abb. 152

Sehr hilfreich ist die Grünbestrahlung bei Diabetes. Grün regt den Pankreaskopf zur Ausschüttung von Insulin an. Die Experimente mit Diabetikern, auch und insbesondere bei Kindern, haben gezeigt, daß schon nach 20 Minuten Bestrahlung beider geschlossener Augen des Patienten, wobei der Farbfocus direkt aufgesetzt wird, der Blutzuckerspiegel sinkt. Man darf dies allerdings nicht so verstehen, daß allein die Farbbestrahlung den Diabetes heilt. Ich glaube aber, daß die Grünbestrahlung beider Augen bei Diabetes ein ausgezeichnetes Zusatztherapeutikum darstellt und neben allen anderen Maßnahmen angewandt werden sollte.

Grün bei Schwellungen und Geschwülsten

Die Grünbestrahlung, ebenfalls als Zusatztherapeutikum, hat bei Schwellungen und Geschwülsten in meiner Praxis hohen Stellenwert. Ob es eine Struma, eine Zyste im Ovar, ob es Knoten in der Brust sind, immer bestrahle ich diese Areale mit grün. Es ist selbstverständlich, daß eine gewissenhafte Diagnostik im Vordergrund stehen muß, um bei eventuellen kanzerösen Prozessen die Zeit einer Entfernung solcher Gewebsteile nicht zu versäumen. Gleichwohl aber ist die Grünbestrahlung immer dann einzusetzen, wenn eine Operation noch hinausgeschoben werden kann. Auch nach Operationen leistet die Grünbestrahlung sehr viel und sollte immer eingesetzt werden. Der indische Arzt und Farbforscher Gadhiali beschreibt, daß er die grüne Farbe bei der Behandlung des Krebses eingesetzt und viele Heilungen erreicht habe.

Punkt Gallenblase 30

Dieser Punkt, den man direkt über dem Trochanter Major findet, eignet sich sowohl für rot als auch besonders für die Grünbestrahlungen. Die Farbpunktur mit grün setzt man dann ein, wenn ein Yang-Zustand im Oberbauch diagnostiziert wird, also Druckzu-

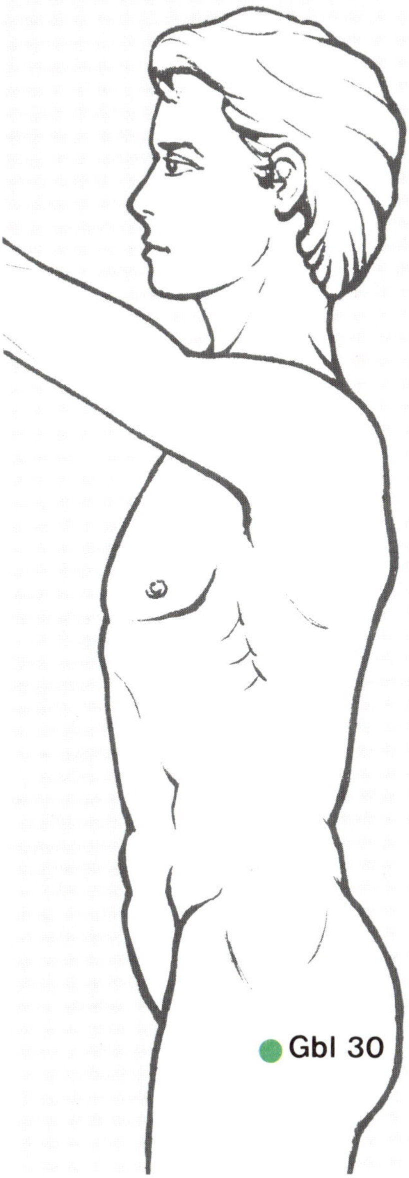

Abb. 153

stände, aggressive Organbelastungen, gleichgültig im rechten oder im linken Oberbauch, gefunden werden. Bei der Insuffizienz der Oberbauchorgane reagiert dieser Punkt dann vorzüglich auf rot.

Beckendreieck

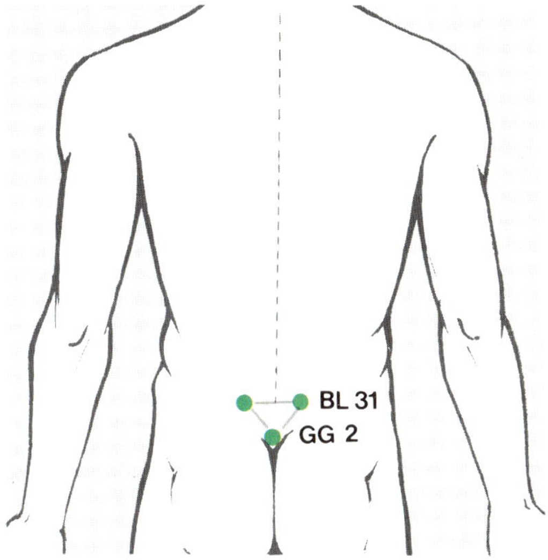

Abb. 154

Bei allen Aggressionen oberhalb der Zwerchfellinie, z.B. Cephalgien, Migräne, Herzschmerzen, Gelenkbelastungen, Lymphbelastungen, Wirbelsäulenbeschwerden, bietet sich die Bestrahlung des Beckendreiecks mit der grünen Farbe an. Die Akupunkturpunkte Blase 31 rechts und links sowie der Punkt GG 2 bilden hier ein gleichschenkliges Dreieck, das mit dem Dreifachfocus ca. 30 Minuten lang bestrahlt wird.

Die Entlastung von Druck- oder Schmerzzuständen oberhalb der Mittellinie stellt sich oft schon nach Minuten ein. Wie bei allen anderen Bestrahlungen mit dem Farbfocus, können Farbbestrahlungen der erste Impuls zur Regulierung energetischer Entgleisungen sein. Dies gilt besonders bei der nächsten Indikation.

Lebensrhombus

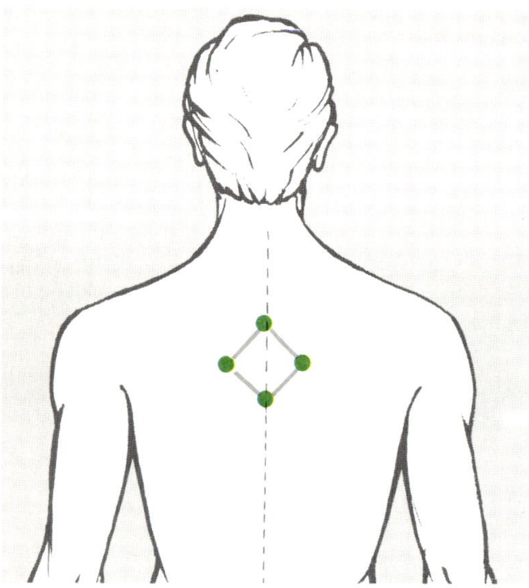

Abb. 155

Durch meine Forschungen mit der energetischen Terminalpunkt-Diagnose entdeckte ich ein Gebiet, das einerseits Kraft, andererseits Entstauung, Entgiftung im Körper bewirkt. Wegen der kraftaufbauenden Wirkung dieses Zentrums und der dort repräsentierten Therapiezone entstand der Name „Lebensrhombus". Die Farbe grün bewirkt hier eine Entkrampfung und Entstauung des gesamten Körpers. Die Bestrahlung teilt sich in drei obere und drei untere Farbpunktsektoren, die einmal unten (Spitze nach oben) und einmal oben (Spitze nach unten) entlasten. Als Zusatztherapie setzt man die Farbe grün über die Dreiecke des Lebensrhombus bei sehr vielen Zuständen ein, die sich besonders durch Druck, Spannung oder Spasmus, Aggression und Intoxikation zeigen. Die beiden Dreiecke des Lebensrhombus beziehen sich auf den Yang- bzw. Yin-Sektor des Organismus. Je nachdem, wo ich Wirkung erreichen will, wird entweder das obere oder das untere Dreipunkte-Paar zur Therapie herangezogen. Dieses Gesetz gilt ebenso für die drei Punkte der rechten und die drei Punkte der linken Seite.

Haben wir auf der rechten Seite Schmerzzustände und Stauungszustände, so bestrahlt man die Punkte der linken Seite (Spitze nach links). Umgekehrt ist dies dann bei Stauungs- und Schmerzzuständen der linken Seite, wo die Spitze des Dreiecks nach rechts zeigt. Die Bestrahlungsdauer beträgt ca. 30 Minuten. Es können daran anschließend weitere Therapien angewandt werden. Nach meinen Erfahrungen wirken sie weitaus schneller, wenn man den Lebensrhombus mit in die Behandlungsfolge einschließt. Es scheint mir wichtig anzumerken, daß die behandlungsbedürftigen Punkte und Zonen sich durch eine Schmerzreaktion von der Umgebung abheben. Man tastet mit einer Sonde oder mit einer Nadel das Gebiet ab und findet dabei immer die richtigen Stellen, in die dann die Farbpunktur ihre heilenden Strahlen einschleusen kann. Dies gilt nicht nur bei den Punkten des Lebensrhombus, sondern trifft auf alle Zonen und Punkte für die Farbpunktur am Körper zu.

Gelenkbehandlungen über die Gelenkrhomben mit der Farbe grün

Ebenfalls durch die E-T-D wurden für die Therapie signifikante Zonen, die sich auf Erkrankung der Gelenke beziehen, gefunden. Es ist bekannt, daß die Farbe grün eine Affinität zu solchen Veränderungen hat. Es lag deshalb nahe, die Farbpunktur mit den gefundenen hochwirksamen Punkten, die sich in Gelenknähe befinden, in Zusammenhang zu bringen. Auch hier wird die Farbe grün zur Bestrahlung herangezogen. Die exakte Anordnung therapeutischer Punkte verblüfft immer wieder. So findet man rhombenähnliche

Anordnungen bei jedem Gelenk, ob Finger-, Schulter- oder Kniegelenk.
Hier muß man ebenfalls energetische Gesetze berücksichtigen, will man dem kranken Menschen schnelle Hilfe zuteil werden lassen. Bei Gelenkschmerzen, gleichgültig welcher Genese, kommt es darauf an, an welcher Stelle der Patient den Schmerz am deutlichsten lokalisieren kann.

Beispiel: Kniegelenk

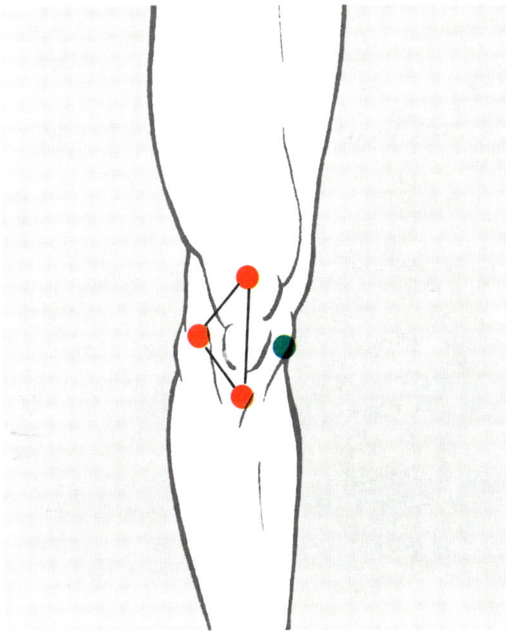

Abb. 156

Der Patient verspürt den Hauptschmerz innen (Abb. 156). Die Zonen, die vom Schmerzort entfernt liegen, sind signifikant und werden mit dem Dreifachfocus 10 Minuten rot bestrahlt. Danach wird der Schmerzpunkt selbst 20 Minuten der Farbe grün ausgesetzt.
Merke: Das schmerzende Gebiet vertritt den Yang-Pol, die nicht schmerzenden Zonen die Yin-Qualität.

Beispiel 2: Kniegelenk

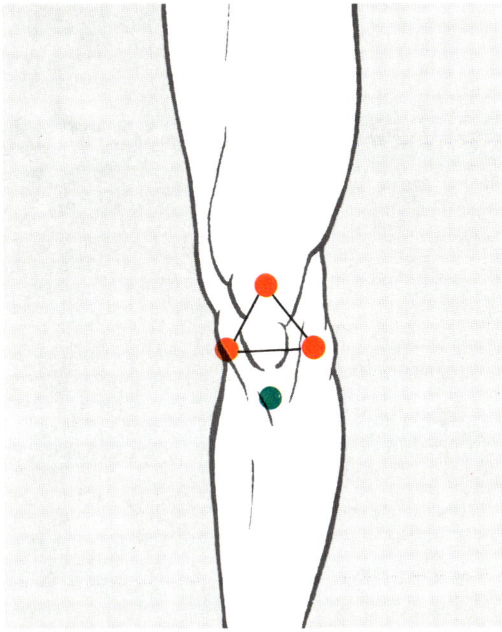

Abb 157

Der Patient hat Schmerzen unterhalb der Patella (Abb. 157). Die oberen drei Punkte stehen nun für die Rot-Bestrahlung, der Schmerzpunkt wieder für die Grün- Bestrahlung, wie vorher beschrieben. Diese Arbeitsweise läßt sich auf alle anderen Gelenke übertragen. Die Hautzonen sind in jedem Fall zu finden und können unbedenklich den Bestrahlungen ausgesetzt werden. Schon nach wenigen Sitzungen verspürt der Patient Erleichterung seiner oft quälenden Beschwerden.
Abschließend sei zum Thema „grüne Farbe" noch zu sagen, daß Grün-Bestrahlungen bei jeglicher Therapie von Zeit zu Zeit unterstützend eingesetzt werden können, da die Photonen des grünen Lichtes eine ausgleichende und harmonisierende Wirkung auf das Gewebe haben.

Rot

Die Symbolik der Farbe rot ist mit viel Mystik beladen. Schon in grauer Urzeit assoziierte man Leben mit der Farbe rot. Urgeschichtliche Grabbeigaben bezeugen dies durch den immer wieder angetroffenen roten Ocker, der die sterblichen Überreste umhüllte. Blut - Kraft – Energie – Anerkennung – Wut – Leben sind ebenfalls Assoziationen der Farbe rot. Der Krieg, durch den roten Planeten Mars vertreten, hatte immer mit der roten Farbe zu tun. Die Banner unzählbarer Schlachten sind nur ein äußeres Symbol. Soldaten knüpften sich rote Schnüre in das Haar oder trugen rote Tücher. Rot sollte die Lust am Angriff und am Kampf erhöhen. Gleichzeitig glaubte man sich dem Tode gegenüber geschützt, da ja rot Leben bedeutet. In der Tat steigert rot die Aktivitäten des Sympathicus, bringt Erregung, steigert den Blutdruck und die Durchblutung. Es ist nicht meine Aufgabe, die Symbolik der roten Farbe durch die Jahrhunderte zu beschreiben. Ich verweise auf das Buch „Warum die Liebe rot ist" von Rudolf Gross. Rot steht an der Spitze des Grundfarbendreiecks. Schiegel ordnet dieser Farbe das Mesenchym-Mesoderm zu, während blau dem Ektoderm und gelb dem Entoderm entspricht.

Daraus ergeben sich bereits interessante theoretische Überlegungen, die den Einsatz der Farben betreffen. Die Keimblattheorie mit ihrer Zuordnung der einzelnen Zellverbände, Organe, Gewebe, weist die Richtung bezüglich der Zugehörigkeit der spektralen Farben. So gesehen ist dem Kombinationsgeschick des Behandlers bei der Farbpunktur keine Grenze gesetzt.

Ich verweise nochmals darauf, daß bei der Farbpunktur besonders und in erster Linie die komplementären Farben eingesetzt werden und nach dem Yin-Yang-Gesetz (Fülle-Leere) die Therapie bestimmt wird. So benützt man immer die drei Grundfarben, wenn ein komplementäres Farbpaar eingesetzt wird. Hierbei ist es dann besonders wichtig, daß die komplementären Farbpaare korrekte Anwendung finden. Dies wird deutlich bei der Behandlung der Gelenke, bei den Zustimmungs- und Alarmpunkten der Akupunktur und bei allen anderen paarig angelegten Akupunkturpunkten.

Zurück zur Farbe rot. Das Indikationsspektrum ist sehr groß. Grundsätzlich vermittelt die Farbe Aktivität-Bewegung-Hitze. Bei allen Durchblutungsstörungen setzt man rot ein. Aufbau, Anregung, Kraftzufuhr assoziieren sich mit rot. Die Blutgefäße, Herz, Lunge, Muskeln und Knochen bedürfen der roten Farbe. Die Farbpunktur bedient sich einerseits der bekannten Punkte, Zonen und Segmente, andererseits konnten völlig neue wirksame Kombinationen gefunden werden, die sich für die Rot-Bestrahlung eignen. Im Folgenden eine Auswahl von Farbpunkturzonen der Farbe rot.

Lebensrhombus

Wie bei der Farbe grün eignet sich die Kombination der Punkte des Lebensrhombus auch sehr gut für die Therapie mit der roten Farbe. Die Indikationen sind allgemeine Schwäche, Kraftlosigkeit, verminderte Durchblutung im oberen Bereich (Yang) oder unten (Yin). Rot bringt Lebenskraft in die einzelnen Segmente, je nachdem wie man den Dreifachfocus einsetzt. So bringen die drei Punkte des mit der Spitze nach oben gerichteten Dreiecks eine Kraftzufuhr in den Yin- Segmenten unterhalb der Mittellinie. Die drei Punkte der rechten Seite (Spitze nach rechts) gleichen ein Energiedefizit der rechten und die drei Punkte der linken Seite das der linken Körperhälfte aus. So vertritt der Lebensrhombus eine Viel-

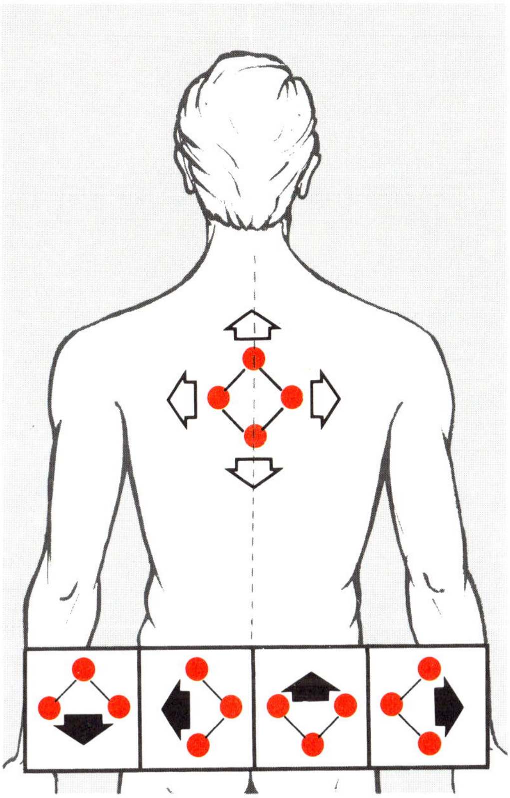

Abb. 158a: Lebensrhombus

zahl von Möglichkeiten für die Farbpunktur, je nachdem welche Symptomatik am Patienten vorherrscht.

Das Aufbaukreuz

Auf dem Rücken finden wir 5 Punkte, die zusammen gesehen die Figur eines Kreuzes darstellen. Der vertikale Balken wird von den Punkten GG 13, GG 11 und einem Punkt zwischen L5 S1 auf dem Gouverneurmeridian, der horizontale Balken durch die Punkte Blase 39 rechts und links gebildet. Die Punkte Gouverneur 13 und die Zone zwischen L5 und S1 werden mit orange bestrahlt, die Punkte Blase 39 rechts und links sowie Gouverneur 11 mit rot. Hierbei ist die Indikaton des Punktes Blase 39 interessant. Er gilt als allgemeiner Tonisierungspunkt und wird bei Anämien und zur Bluterneuerung eingesetzt. Allein diese Indikationen weisen bereits auf die rote Farbe hin. Weitere Indikationen des Punktes sind Krämpfe und Muskelspannungen, die eine Grünbestrahlung verlangen. Die beste Wirkung jedoch zeigt Blase 39 bei der roten Farbpunktur.

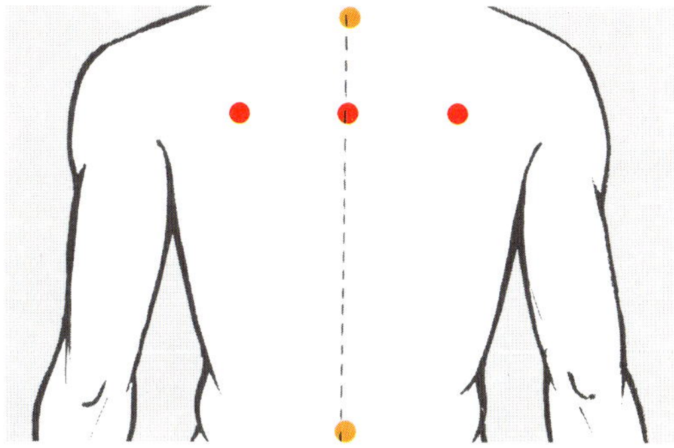

Abb. 158 b: Aufbaukreuz

Der vertikale Balken GG 13 und L5 S1 wird mit der Farbe orange bestrahlt. Die Bestrahlungsdauer beträgt 20-30 Minuten.

Das Beckendreieck

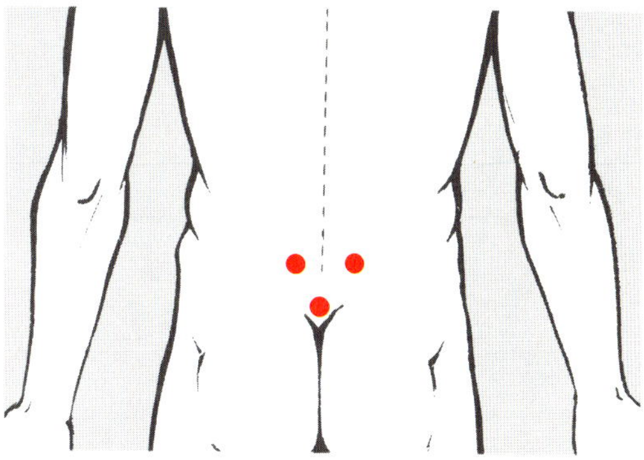

Abb. 159

Das Beckendreieck wird durch die Punkte Blase 31 rechts und links und den Punkt Gouverneur 2 gebildet. Der Punkt Blase 31 ist für mich ein Zentralpunkt aller Druckzustände, die sich beim Patienten aufsteigend im Kopf manifestieren. In diesen Fällen findet man immer ein Energiedefizit im Kundalini-Bereich. Durch die Farbpunktur des Beckendreiecks kommt es zu Blutfülle im kleinen Becken, was ein Ableiten der Druckzustände von oben nach unten bewirkt. Durch diese Maßnahme kommt es zu einem Ausgleich in den Yin-Yang-Potentialen.

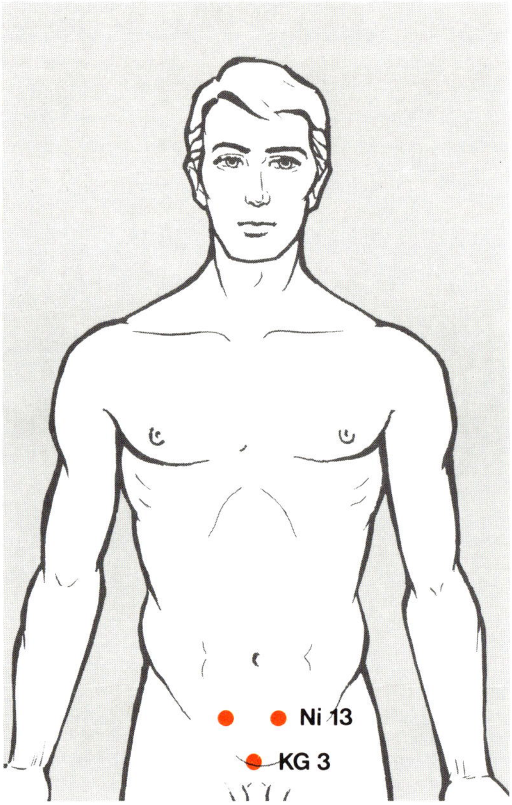

Abb 160

Das Bauchdreieck

Das Bauchdreieck besteht aus den äußeren Punkten der Kundalinilinie und dem Punkt KG6. Diese Kombination wird bei Durchblutungsstörungen der Beckenorgane und ebenfalls zum allgemeinen Aufbau angewandt. Die Kraftzufuhr wird über das Kraftzentrum Kundalini vermittelt und die dadurch aufsteigende Energie vom Gesamtorganismus verwertet.

Die Dreipunkte-Kombination im Gebiet des Tschrong Mo bewährt sich immer dann, wenn man ein Darmdefizit ausgleichen will. Menschen mit kalten Händen und Füßen reagieren sehr gut auf diese Bestrahlung. Der Punkt Niere 13 rechts und links und der Akupunkturpunkt KG3 bilden zusammen das Farbpunkturdreieck, das ca. 30 Minuten mit rot bestrahlt wird. Der Ausgleich verschobener oder eben gleicher Energetik kann über eine solche Bestrahlung dieses Dreiecks eingeleitet werden.

Nach der Bestrahlung des Tschrong Mo therapiert man noch 10-15 Minuten den Punkt MP4 rechts und links mit rot. Der Punkt MP4 ist der Kardinalpunkt des Wundergefäßes Tschrong Mo und gleichzeitig der Passagepunkt des Milz-Pankreas-Meridians. Bei reaktionsschwachen Menschen bewährt sich besonders die Kombination der Bestrahlung des Tschrong Mo zusammen mit dem Kardinalpunkt MP4.

Anregung – Entgiftung des Körpers

Im Zeitalter schwacher Immunsysteme beim Menschen kommt es auch darauf an, Möglichkeiten der Entgiftung oder der Anregung von Abwehrmechanismen zu finden. Die Akupunkturpunkte Blase 54, Blase 51 und der Punkt Dünndarm 9 rechts und links sind hierbei besonders hilfreich. Die Blase 54 gilt in der Akupunktur als Intoxikationspunkt, den man z.B. für die Hautbehandlung immer hinzuzieht. Nach meinen Erfahrungen gilt dies auch für den Punkt Blase 51 und den Punkt Dünndarm 9. Die drei Punktpaare werden pro Paar ca. 15 Minuten mit rot bestrahlt. Dies kann man auch zur Einleitung bei chronischen Erkrankungen dazwischen schalten.

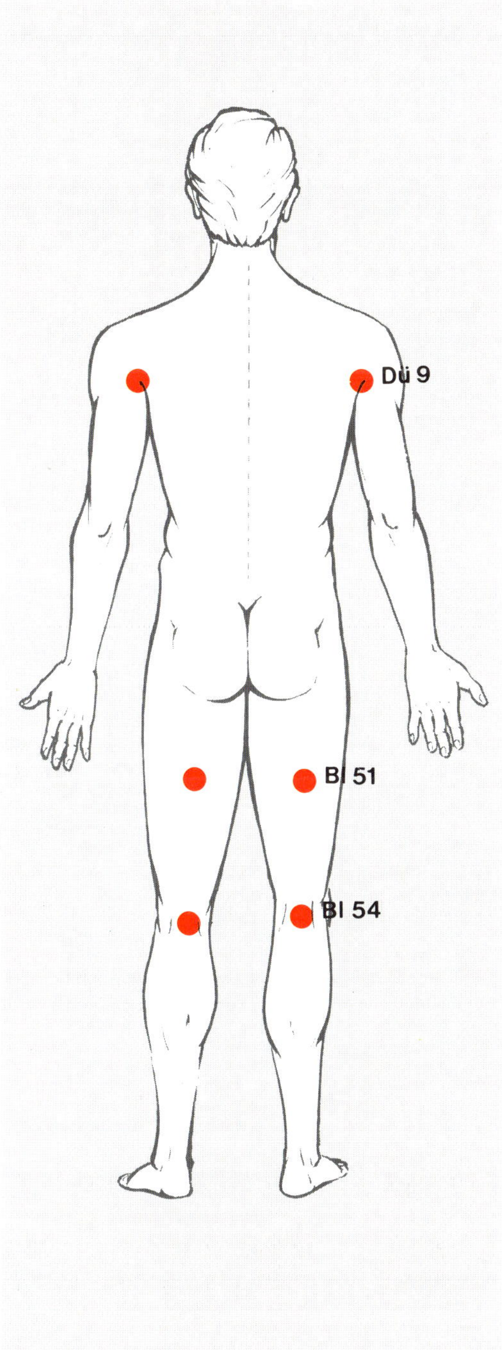

Abb 161: Anregung/Entgiftung

Punkt Gallenblase 25

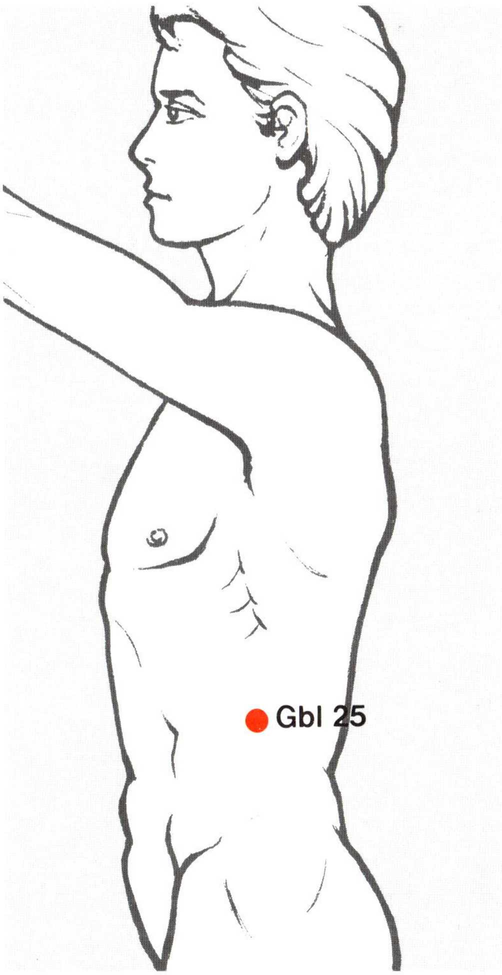

Abb 162

Diesen Punkt möchte ich, obwohl ich ihn schon vorher beschrieben habe, nochmals und besonders der Rotbestrahlung empfehlen. Bei Nierenschwäche, verminderter Diurese, Müdigkeit und Abgeschlagenheit, auch im Zusammenhang mit einer Insuffizienz der Niere, ist dieser Punkt sehr hilfreich. Er ist, wie bereits gesagt, der Alarmpunkt der Niere und gilt bei der Farbpunktur als Ausgleichspunkt der diagonalen energetischen Ebenen.

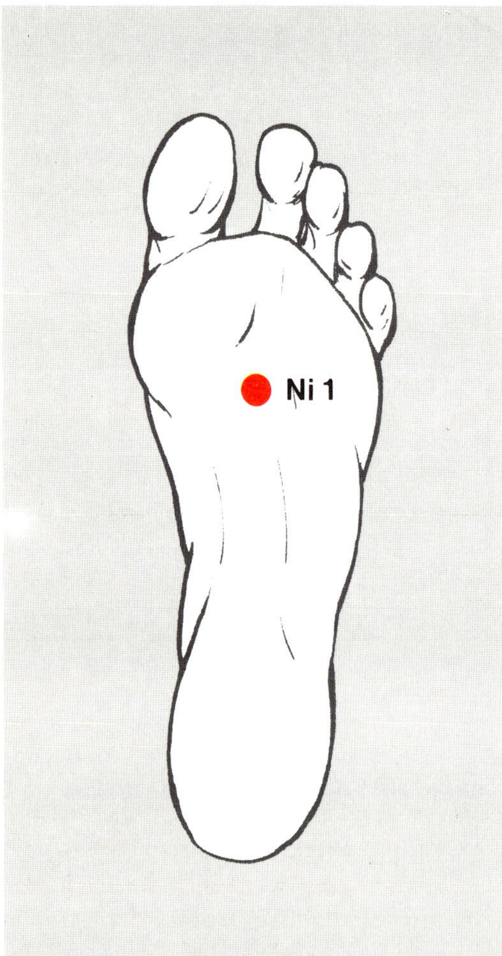

Abb 163: Kombinationspunkt Ni 1

Bei einem allgemeinen Yin-Zustand ist er hilfreich, während man bei aggressiver Symptomatik die Grünbestrahlung einsetzen sollte. Auch hier gilt es, komplementär vorzugehen, wobei der Yin-Zustand rot, der Yang- Zustand grün als Bestrahlungsfarbe verlangt. Als Kombination mit Gallenblase 25 eignet sich der Punkt Niere 1 an der Fußsohle.

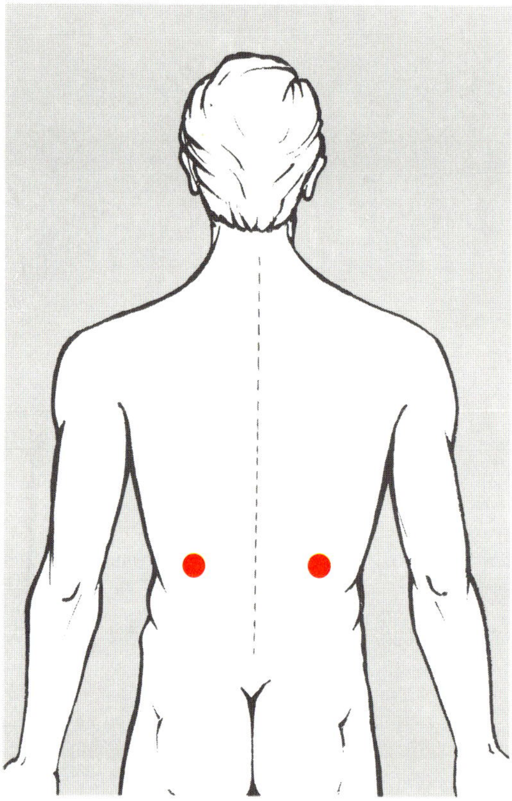

Abb 164: Rot auf untere Nierenpole

Die Vorgehensweise ist immer gleich. Die Yin-Yang-Qualität des Punktes wird durch Druck ermittelt anschließend wird komplementär bestrahlt. Ebenfalls günstig auf die Gesamtsituation des Menschen wirken Bestrahlungen des unteren Nierenpols. Besonders die Rot-Bestrahlung, die ich bei schwächlichen Kindern gerne einsetze, bringt für den Gesamtorganismus eine hervorragende Anregung. Die Lebendigkeit der Kinder nach mehreren Sitzungen mit Farbakupunktur ist auffällig. Auch wirken die verordneten homöopathischen Mittel besser, setzt man die Rot-Bestrahlung über die Zonen des unteren Nierenpols ein.

Nase-Nebenhöhlenbestrahlung

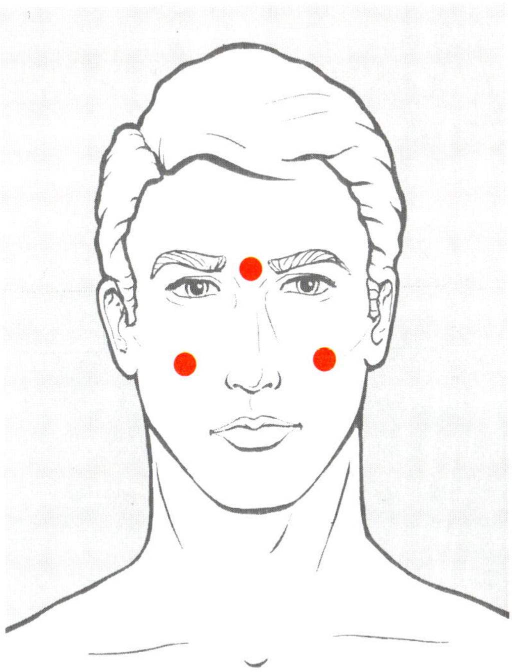

Abb 165: Rotbestrahlung

Die Rot-Bestrahlung von Sinusitiden oder chronischen Entzündungen in Nasennebenhöhlenbereichen zählt bei vielen Ärzten zu den häufig angewandten Therapien. Die Kombination mit dem Dreifachfocus der Farbpunktur über die Punkte Dünndarm 18 und dem Punkt Yin-Trang verbessert diese alte Indikation bei Nasen-, Neben- und Stirnhöhlenerkrankungen. Besonders gut reagieren die Patienten bei gleichzeitiger Farb- und

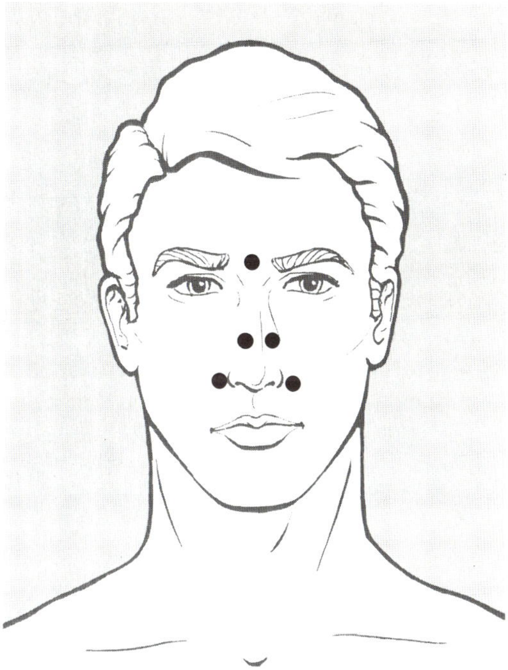

Abb 166: Akupunktur

Akupunktur, wie Sie sie oben in der Abbildung sehen können. Schleimhautschwellungen, Nasenverstopfungen und auch andere gravierende Belastungen in diesem Gebiet werden günstig beeinflußt. Immer jedoch sollten nach der Bestrahlung und der Akupunktur die aggressiven Zonen des Bauches grün mitbestrahlt werden.

Tonsilläre Punkte

Besonders wirksam bei Kindern, die zu dauernd recidivierender Tonsillitis neigen, sind die tonsillären Punkte. Der Farbfocus wird rechts und links auf die Haut in der Gegend der Tonsillen aufgesetzt. Die massive Durchblutung, die dadurch erreicht wird, säubert die Mandeln und sorgt für mehr Abwehrkraft. Auch hier sollten nach der Bestrahlung der Tonsillen die aggressiven Zonen des Bauches

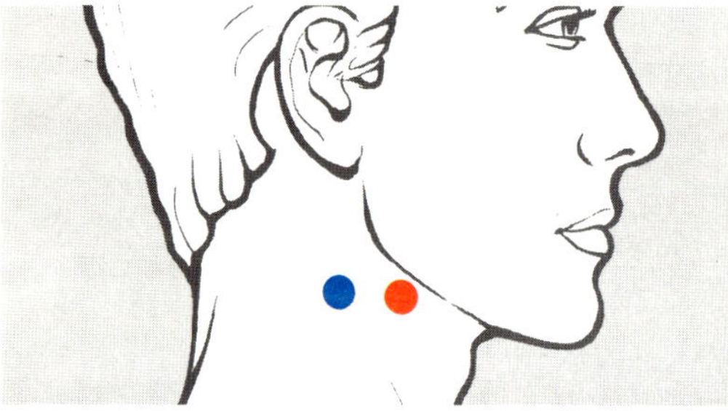

Abb 167: Tonsilläre Punkte (rechts und links)

mit grün bestrahlt werden. Bei den akuten Phasen einer Tonsillitis muß man bis zum Abklingen der Sepsis und des Fiebers blau bestrahlen und danach wieder wie oben beschrieben vorgehen.

Es gibt noch eine ganze Reihe von Möglichkeiten, die der Behandler einsetzen kann. Ich verweise auf das Kapitel der Fußreflexzonen-Bestrahlung in diesem Buch, oder auch auf die Behandlung der Zustimmungs- und Alarmpunkte. Auch sollte man sich mit den Segmenten, wie sie Dr. Gleditsch in seinem Buch „Die Somatotopien" beschreibt, beschäftigen. Hier richtet ebenfalls sich der Einsatz der Farbpunktur nach den Yin-Yang-Prinzipien sowie nach der Farblichkeit der Organe. Nach längerer Arbeit mit der Farbpunktur wird der Behandler immer mehr Möglichkeiten für den therapeutischen Einsatz der Farbe über Punkte, Zonen und Segmente finden.

Das Farbpaar gelb-violett

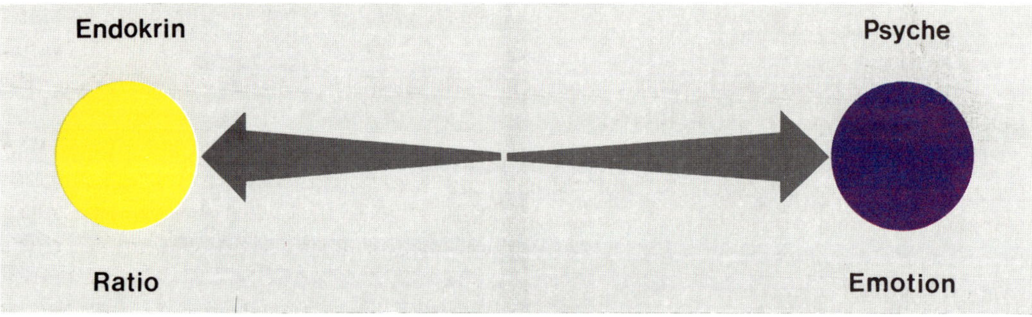

Abb. 168: Das Farbpaar gelb-violett steht für die Wechselbeziehung von Ratio und Emotion.

Gelb oder gold symbolisiert die im Zenit stehende Sonne. Darin wird die Ambivalenz dieser Farbe sichtbar. Dort, wo die Sonne alles ausdörrt und vertrocknen läßt, gilt sie als böse und gefährlich. Dort, wo sie lebensspendend ist, wird sie von den Menschen verehrt. Gelb, wenn es rein und leuchtend dem Betrachter erscheint, hat etwas sonnenhaftes, leuchtendes, aufhellendes. Vermischt es sich mit anderen Farben, z.B. mit grau, erinnert es an ekelerregende Substanzen. Goethe ordnete der gelben Farbe in ihrer höchsten Reinheit die Natur des Hellen zu. Heitere, bunte, sanftreizende Eigenschaften beschrieb er. Reines Gelb erfreue die Augen, das Herz werde ausgedehnt und das Gemüt erheitert. Ein unreines Gelb wirke jedoch unangenehm auf den Menschen. In der Psychologie wird gelb mit Haß, Zorn und Hunger in Verbindung gebracht. Gelb steht auch teilweise für Angst. Ein Übermaß an gelb löst Brechreiz bei vielen Menschen aus. In den meisten Fällen verbindet sich die gelbe Farbe mit positiven Aspekten. Reife Früchte, gelbe Blüten, reifes Korn entsprechen der gelben Farbe. Der indische Arzt Dinshah Ghadiali entdeckte durch unermüdliche Forschungsarbeiten, daß sich in allen Farben chemische Elemente nachweisen

lassen. So fand er z.B. in der gelben Farbe unter anderem Spuren von Kohlenstoff und Magnesium, im grünlichen Gelb Schwefel und Eisen. Die gelbe Farbe gehört nach Ghadiali zu den Wachstumsstrahlen. Er teilt Krankheiten ebenso wie die chinesische medizinische Philosophie in zwei Gruppen ein, indem er von Ordnung und Unordnung spricht. Diese Einteilung kommt dem chinesischen Yin-Yang-Prinzip gleich. Er vertritt die Meinung, daß den Farblichtenergien die entscheidende Ordnerrolle zukommt. Deshalb teilt er den Farbenkreis pauschal in zwei Wertigkeiten und spricht von den infra-grünen Strahlen, die den heißen und warmen Farben entsprechen, als den Wachstumsstrahlen und den ultra-grünen, denen er alle Farben der kühlen oder kalten Seite des Farbspektrums zuordnet, als den Hemmungsstrahlen.
Ghadiali meint, es genüge zu wissen, zu welcher Kategorie von Erkrankungen ein Symptom oder eine Beschwerde gehöre, um dann entweder die infra-grünen Farben oder die ultra-grünen Farben einzusetzen. Diesen Denkansatz finden wir genauso in der chinesischen Philosophie, wo die Yang-Erkrankungen Fülle und Aggressivität, akute Stadien Hitze symbolisieren und der Yin-Zustand demnach den blockierenden, chronischen, kalten Zustand anzeigt.
Das Prinzip der Dualität, das Polare in der menschlichen Natur, ist von allen Kulturen und allen Philosophien anerkannt worden. Gerade die gelbe Farbe ist es, die in sich diese polaren Gegensätze vereinigt. Sie kann leicht beschwingt, geistig anregend und fröhlich wirken, in unreiner Form aber auch das Leichtsinnige, den Haß, den Neid und die Sündhaftigkeit verkörpern.
Diese Zweigesichtigkeit kommt auch in vielen altertümlichen und mittelalterlichen Bräuchen zum Ausdruck. Liebe und Unzucht, Eleganz der Vornehmen und die Sünde oder das Unehrliche kamen symbolisch über die gelbe Farbe zum Ausdruck. Angesichts dieser Tatsache kann für die Farbtherapie nur das reine, strahlende, positive Gelb in Frage kommen.
Dieses reine Gelb erscheint bei vielen Völkern als das Sinnbild für ewige Seligkeit. Die Gedankenverbindung Sonne-Licht-Leben macht den besonderen Stellenwert von gelb aus. So ist die gelbe Farbe zusammen mit ihrem komplementären Gegenüber violett ein wichtiges Therapeutikum im System der Farbpunktur.
Medizinisch ordnet man zunächst pauschal eine Reihe von Störungen und Entgleisungen im menschlichen Körper der Farbe gelb zu.

Die Wirkung auf das Drüsensystem einerseits und das lymphatische System andererseits faszinierte mich schon deshalb, weil bei meiner Arbeit mit der energetischen Terminalpunkt-Diagnose diese beiden Systeme sowohl bei der Diagnose als auch bei therapeutischen Überlegungen im Vordergrund stehen.
Die endokrinen Reaktionen der gesamten Kausalkette von Hypophyse bis Genitale betrachte ich als dem Lymphsystem übergeordnet. Durch diese Verbindung gelingt es, mit der gelben oder auch der violetten Farbpunktur, gleichgültig an welchem System man nun beginnt, das jeweils andere günstig zu beeinflussen. Weiterhin findet man in der umfangreichen Literatur Hinweise auf Organe und Systeme, die in irgendeiner Form mit den oben genannten endokrinen und lymphatischen Regelkreisen in Verbindung stehen.

Erkrankungen des Magen-Darm-Traktes, des Nervensystems (Nervenstärken), die Aktivität der Schleimhaut entsprechen demnach der Farbe gelb. Ebenso ist ihre sekretionsfördernde und für das Drüsensystem stärkende Wirkung bekannt. Auch die geistige Aktivität wird durch die Gelbbestrahlung angeregt. Da gelb dem sanguinischen Temperament entspricht, erzeugt sie auch eine Flut von Intuitionen. Daraus ergeben sich viele therapeutische Möglichkeiten die, bei richtigem Einsatz von gelb, sehr viel Segensreiches bewirken. Gerade für die therapeutische Verknüpfung von gelb und violett bieten sich die umfassenden Indikationen der Akupunktur an.

Die Reflexzonen und Segmente, wie überhaupt die gesamte Körperoberfläche, zeigen so viele Entsprechungen zu den gelb-violetten Farbstrahlen und bieten dadurch der Farbpunktur so weitreichende Möglichkeiten, daß jede dieser Farben, gelb für sich allein, aber auch ihr komplementärer Begleiter, eines der wichtigsten Kriterien der Farbpunktur darstellt.

Violett

Auch die Farbe violett ist mit starker Symbolik aus so vielen Kulturen behaftet. Sie ist quasi eine exotische Farbe, für die es in der deutschen Sprache nicht einmal ein eigenes Wort gibt. Die antagonistischen Farben rot und blau treten hier gleichzeitig in Erscheinung. Dadurch trägt sie sowohl erregende (rot) wie auch dämpfende, hemmende (blau) Impulse in sich. Das Mischungsverhältnis scheint mir hier entscheidend zu sein. Der gleiche Anteil von rot und blau ergibt für die Farbpunktur die besten Ergebnisse und steht dem gelben Pol auch in der therapeutischen Anwendung mit der Farbpunktur gleichberechtigt als Yin-Pol gegenüber. Die Symbolik ist umfassend. Sehen die einen die violette Farbe als vermittelnd zwischen dem Geist und den Sinnen, dem Himmel und der Erde, der Intelligenz und der Leidenschaft, der Liebe und der Weisheit an, so spricht Frieling von der beunruhigenden Farbe und Goethe setzt sie mit dem Schrecken des Weltuntergangs in Beziehung. Übersinnliches scheint diese Farbe zu beherbergen. Unterbewußtsein und Über-Ich lassen sich damit assoziieren. Besonders interessant erscheinen mir die Beobachtungen, die in den letzten zwei Jahren an meinem „Institut für wissenschaftlich energetische Fotografie und Diagnostik" von meinen Mitarbeitern und mir gemacht wurden. Das energetische Terminalpunkt-Bild zeigt in der Gesamtheit der Abstrahlung vier Quadrate, die, wie ich schon bei den Ebenen beschrieben habe, energetisch wechselseitig reagieren. So entspricht pauschal die linke Seite den Belangen des rechten emotionalen Gehirns, was sich allgemein in der linken Hand, ohne Rücksicht auf spezifische Phänomene, manifestiert. Unabhängig von den Strahlungsqualitäten gibt ein solches Bild Aufschluß über den psychischen Zustand des Betreffenden. Interessant ist weiterhin, daß das Leere- und Füllepotential z.B. der linken Hand unterhalb der mittleren Turbulenz, also im Anteil der im rechten Fuß vertretenen Organe und Systeme, Entsprechungen zeigt.

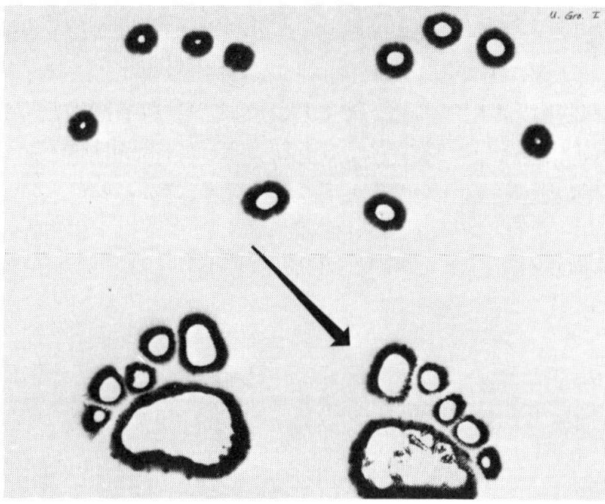

Abb. 169: Lateralitätsstörung von links, Auswirkung rechte Seite, unterhalb der mittleren Turbulenz

Beispiel

Leere- oder Füllereaktion der linken Hand gegenüber der rechten, zeigt allgemein eine Verschiebung der emotional-rationalen Polarität an, deren Ursachen im Tiefenpsychologischen zu suchen sind. Gerade diese Patienten weisen vermehrte Symptome der rechten Seite auf, besonders unterhalb der von mir bezeichneten mittleren Turbulenz.

Stauungen im Leber-Bereich, Galleerkrankungen, aber auch Belastungen des Darms, der Gefäße der rechten Seite und der Gelenke, Magen-Darm-Geschwüre sind hierbei immer wieder durch die spezifisch auswertbaren Phänomene zu diagnostizieren. Die rechte Hand wiederum steht für das Rationale und zeigt bei energetischen Verschiebungen zum Fülle- oder Leereprinzip die Entgleisung über den rationalen Pol, wobei sich mir die Vorstellung einer materialistischen, zellulären Ursache aufdrängt. Auch hier gilt dann, daß die unterhalb der mittleren Turbulenz liegenden Organe besonderer Belastung unterliegen. Besonders Pankreaserkrankungen findet man sehr häufig bei den beschriebenen Polaritätsverschiebungen. Ich bin mir darüber im klaren, daß diese Beobachtungen noch nicht abgeschlossen sind. Trotzdem bin ich der Meinung, daß es gerade für die Farbpunktur von größter Wichtigkeit ist, Hypothesen und Theorien aufzustellen und sie objektiv, z.B. mit Hilfe der energetischen Terminalpunkt-Diagnose, zu überprüfen und ggf. zu bestätigen.

Die Polarität der Farben gelb und violett entspricht qualitativ am stärksten der Polarität von Ratio und Psyche. Gelb zeigt – wie beschrieben – den Intellekt, fördert Wissen und beschwingt, ist also dem rationellen verstärkt verhaftet, während das violett dem tiefenpsychologischen, emotionalen Teil unseres Seins verstärkt entspricht. Deshalb benützt man violett auch zur Verstärkung der Meditationswirkung. Trauer und Besinnung, z.B. in der Zeit des Advents, werden ebenso mit violett assoziiert, wie Geheimnisvolles und Fremdartiges. Deshalb kann man in jedem Falle die Violettschwingung auch als Farbe des rechten Gehirns bezeichnen. Demnach wäre gelb die Farbe der Ratio, des linken Gehirns, obwohl es in unserem Leben nichts Einseitiges geben kann. Aller Wahrscheinlichkeit nach kommt bei allen komplementären Farbpaaren das Yin-Yang-Prinzip zum tragen. So wie das Yang im Yin und das Yin im Yang ist, ebenso sind die komplementären Farbenergien voneinander nicht lösbar.

Ungeachtet der schon feststehenden therapeutischen Regeln gehen unsere Forschungen und Betrachtungen energetischer Phänomene weiter. Die Zukunft wird zeigen, davon bin ich überzeugt, welch wichtiges medizinisches Instrumentarium die Therapie mit Farben darstellt. Zurück aber zur Farbe violett. Sie ist eine elitäre Farbe. Melancholie und Wehmut wurden und werden durch violett zum Ausdruck gebracht. Sie gilt deshalb unabhängig von Modeeinflüssen als Trauerfarbe. In der katholischen Liturgie steht sie für Buße und Besinnung. Medizinisch – wichtig für die Farbpunktur – hat sie beruhigende Wirkung. Sie fördert die Schlafbereitschaft, entspannt, dämpft und unterstützt, wie bereits erwähnt, die Meditationswirkung. Schliephage nennt sie das Morphium der Farben. Alte Indikationen geben Hinweise auf das Lymphsystem. So soll violett ebenfalls lymphanregend sein und die Milz beeinflussen, so daß spätestens hier der Bogen zu den endokrin-neuro- physiologischen Vorgängen im Hypophysen- und Hypothalamusgebiet gespannt werden kann. Nach den Vorstellungen der Farbpunktur gelten immer beide Farben eines komplementären Farbpaares gleichberechtigt, wobei pauschal die heiße Farbe den Yang-Pol, die kalte Farbe den Yin-Pol darstellt. Durch die Entdeckung der energetischen Schlingen und die Abordnung der komplementären Farbpunkte ist es zweifelsfrei gelungen, ein neues Indikationsgebiet

biet zu erarbeiten. Ich stelle besonders bei dem komplementären Farbpaar gelb-violett die Anordnung dieser Punkte in den Vordergrund. Ich glaube, daß es wichtig ist, auf den endokrinen Regelkreis einzugehen, um über die angestrebte Kohärenz des Hypophysen-Hypothalamussystems zu Einfluß auf die Gesamtheit der abhängigen Systeme zu kommen. Im Folgenden nun die Beschreibungen der Indikationen von gelb und violett. Beginnen möchte ich mit den Schlingenpunkten.

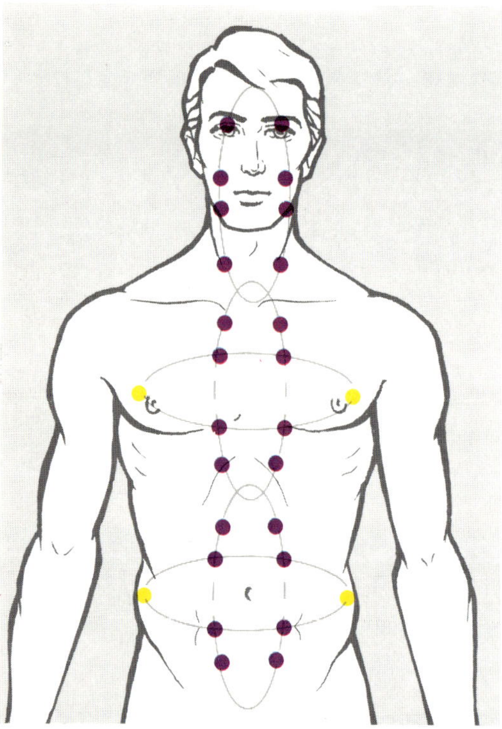

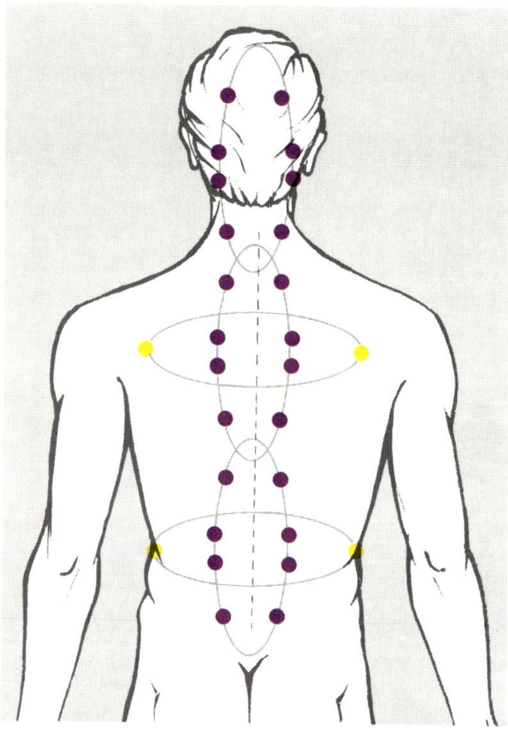

Abb. 170 + 171: Schlingenpunkte gelb-violett

Die Schlingenpunkte

Es war eine entscheidende Entdeckung für die Farbpunktur, daß die energetischen Ebenen, so wie sie in der Vorstellung den Organismus in seiner Gesamtheit durchdringen, in verkleinertem Maßstab auf der Körperoberfläche wiederzufinden sind. Daraus ergab sich dann automatisch ein Ineinanderfließen der drei Grundfarben rot – gelb – blau. Die Überlappung der Ebenen zeigt dann an den Schnittpunkten die jeweiligen Mischfarben erster Ordnung oder die komplementären Farben orange – grün - violett. Die Schlingenkreuzungen rot und blau projizieren sich in der Mitte des Körpers. Auf der Vorder- und Rückseite zeigen sich die violetten Punkte, während die horizontale gelbe energetische

Schlinge im Bauch-Thorax-Gebiet und Bekken-BWS-Gebiet am äußersten Rande die gelben Punkte festlegt.

Die violetten Schlingenpunkte

Betrachtet man das komplementäre Farbpaar gelb-violett, so dominiert die Farbe violett, die sich vom Akupunkturpunkt Niere 13 über Niere 27 bis zum Punkt Gallenblase 14 im vorderen Bereich zieht. Auf der Rückseite liegen die violetten Punkte auf dem Blasenmeridian und enden am Hinterkopf zwei Querfinger neben dem Punkt Gouverneur 19. Sind die violetten Punkte indiziert, so sind sie auf Berührung sehr empfindlich. Die bei der Palpation gefundenen schmerzhaften Zonen sollte man mit dem Pyramidenfocus pro Punktpaar je 3 Minuten bestrahlen.
Die Gelbpunkte haben eine exzellente Wirkung, wenn man so vorgeht, daß auf der Vorder- und Rückseite, unabhängig von der Schmerzhaftigkeit, immer 3 Punkte zur Farbpunktur herangezogen werden.

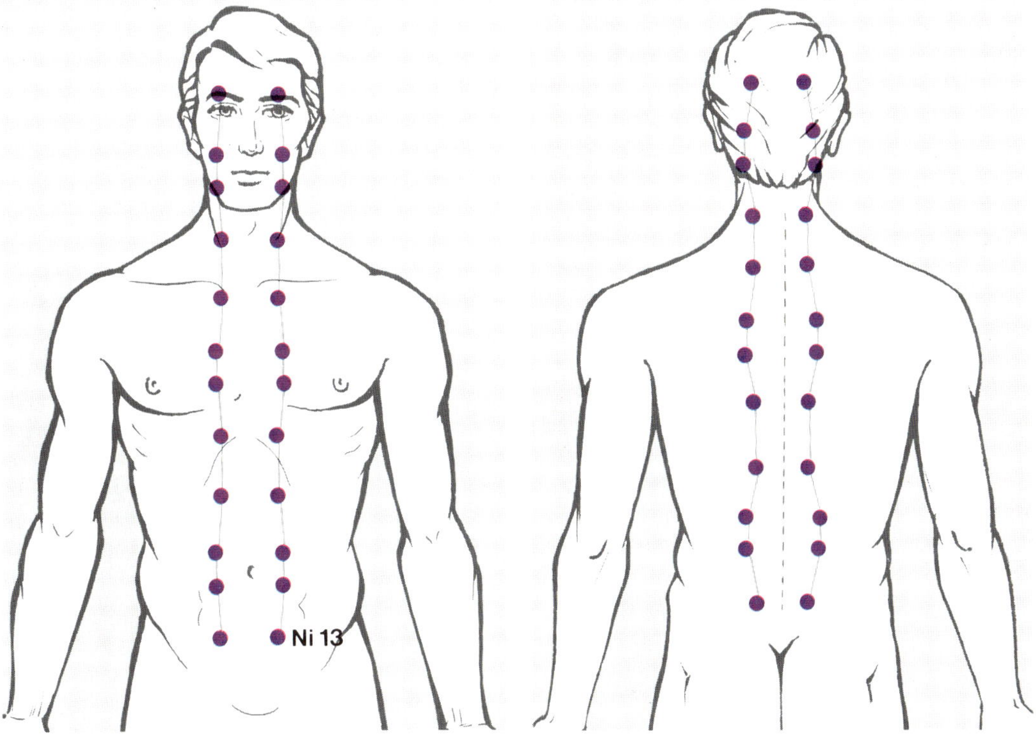

Abb. 172 + 173: Schlingenpunkte violett

Dazu 4 Beispiele:
Die Beschwerden des Patienten liegen vorn auf der linken Seite in der Schulter-, Nacken-, Kopfgegend und im Brustbereich. Es werden 2 Gelbpunkte rechts und der 3. links unten mit dem Farbfocus ca. 30 Minuten bestrahlt.

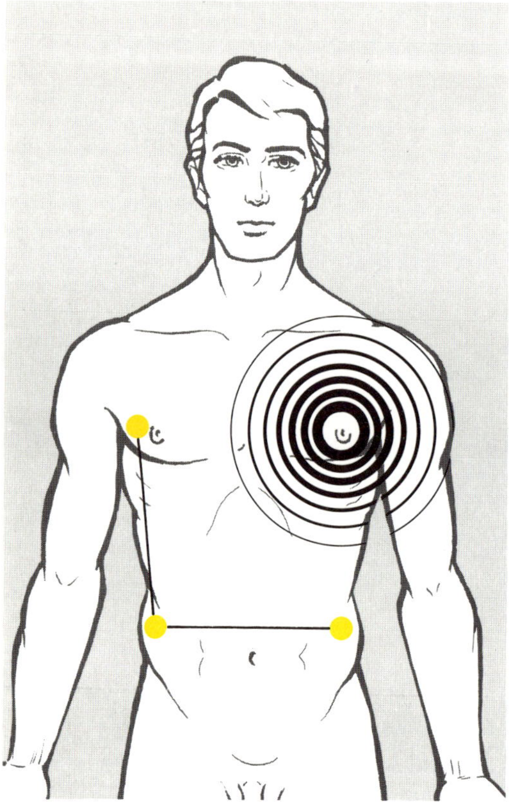

Abb. 174: Beschwerden links oben, Bestrahlung mit gelb wie abgebildet

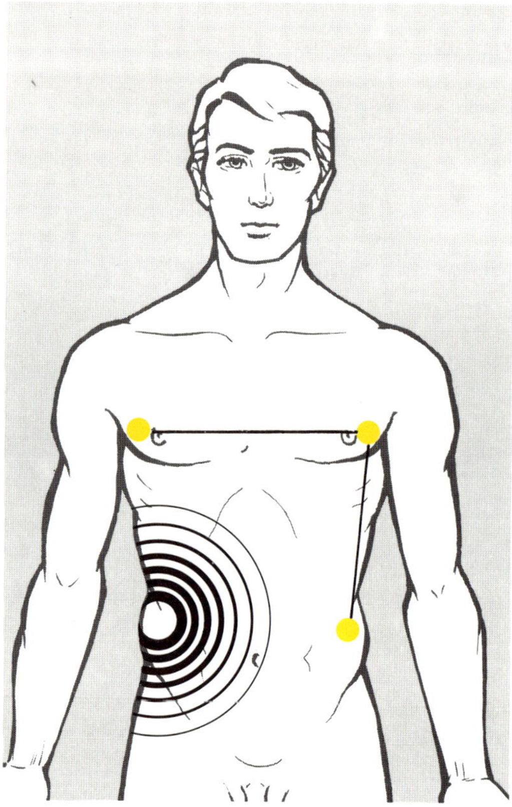

Abb. 175: Beschwerden rechts unten, Bestrahlung mit gelb wie abgebildet

In der Regel lassen die Beschwerden beim Patienten schon nach kurzer Bestrahlungsdauer nach.

Die Beschwerden manifestieren sich im rechten unteren Segment auf der Vorderseite als Leber-, Darm-, Becken-, Hüftgelenk-Belastungen. Dann bestrahlt man 2 Punkte links und den oberen rechten Punkt auf der Vorderseite ebenfalls 30 Minuten mit der Farbe gelb.

Genauso verfährt man mit den übrigen Segmenten rechts oben:

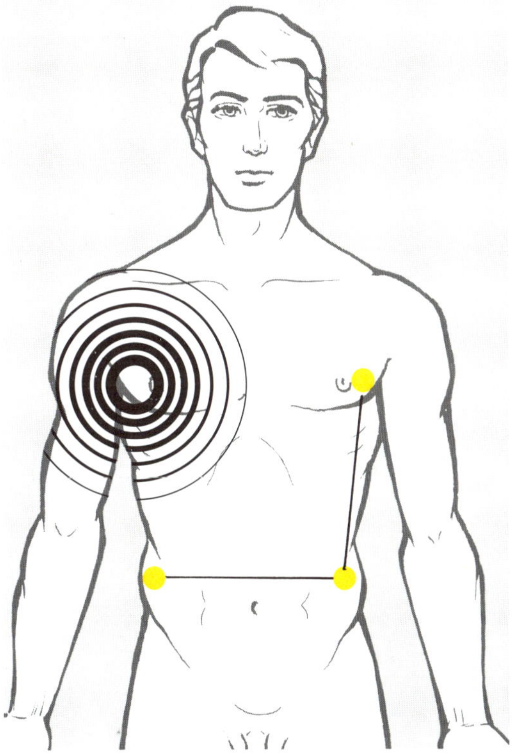

Abb. 176: Beschwerden rechts oben: Bestrahlung mit gelb wie abgebildet

und links unten:

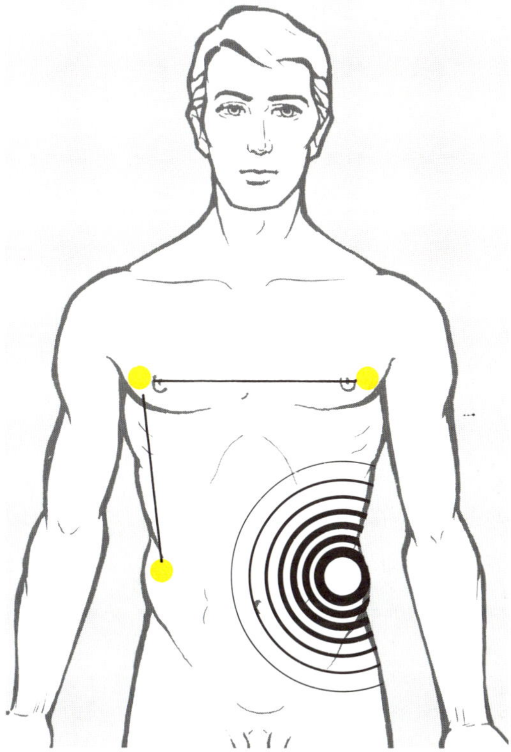

Abb. 177: Beschwerden links unten: Bestrahlung mit gelb wie abgebildet

Die gleiche Vorgehensweise wendet man bei den Punkten im Rückenfeld an. Es kommen immer 3 Punkte zur Therapie, wenn Symptome in einem der in den Abbildungen gezeigten Quadrate auftreten. Diese Behandlung steht oft am Beginn weiterreichender therapeutischer Manipulationen. Man erreicht dadurch zum einen eine Regulierung des Lymphumflusses und der damit verhafteten Beschwerdebilder, zum anderen greifen weitere therapeutische Maßnahmen besser und schneller. Es gibt noch so viele interessante Kombinationen innerhalb der Schlingenpunkte gelb-violett, doch sollen die gezeigten Beispiele zunächst ausreichen. Der Farbtherapeut soll durch die erreichten Ergebnisse zu weiteren Überlegungen angeregt werden.

Im weiteren Verlauf nun Indikationen, die in der täglichen Praxis immer wieder vorkommen und deren Wirksamkeit mehrfach erprobt wurde: Die Gelb-violett-Polarität wurde schon vorher in diesem Buch mehrfach gezeigt, z.B. bei den Fuß- und Handpunkten oder bei den Zustimmungs- und Alarmpunkten. So sollen die nachstehend gezeigten Kombinationen ebenfalls als Anregung für den Therapeuten dienen.

Die Punkte der mittleren Turbulenz

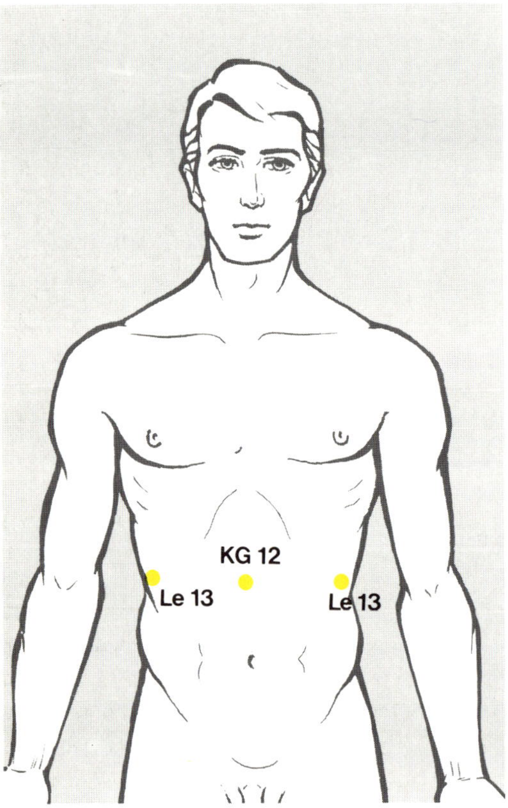

Abb. 178

Die Kombination besteht aus 3 Punkten, die zusammen dem gelben Farblicht ausgesetzt werden. Der ausgleichende Charakter der Farbe gelb und die damit verbundene Tiefenwirkung (Goethe sagte: „Gelb bohrt sich in das Organ") bringen die zugehörigen Organe zur Reaktion. Die Punkte sind Leber 13 – KG 12 – Leber 13. Schon die Auswahl dieser beziehungsreichen Punkte zeigt, wohin die Therapie zielt. KG 12 ist der Alarmpunkt des Magens. Als Einzelmittel hat er Thuja. Leber 13, Alarmpunkt Pankreas, hat unter anderem Hepatopathien, Obstipationen, Zystopathien, Milzerkrankungen in der Indikation, ist außerdem bei Anämien und der Rekonvaleszenz angezeigt. In der Regel werden diese drei Punkte gelb bestrahlt. Seltener muß die violette Farbe eingesetzt werden, besonders aber dann, wenn Milzerkrankungen vorliegen.

Der Lymphrhombus

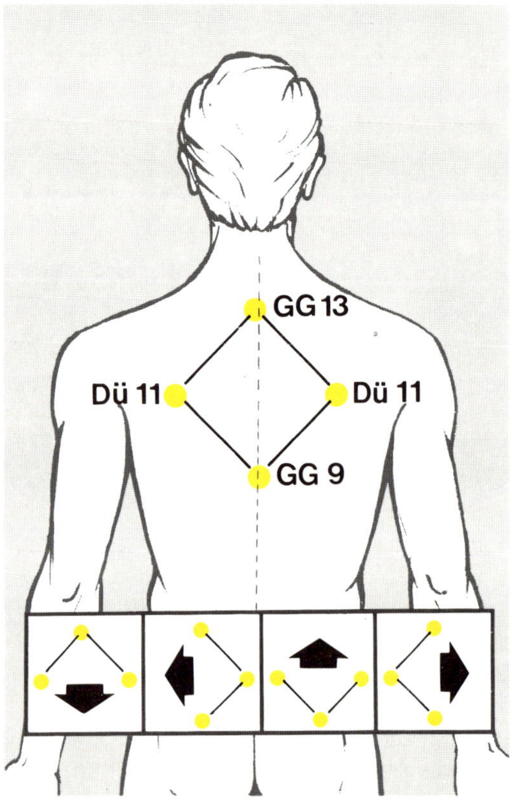

Abb. 179

Durch die Forschungen im Hinblick auf den Kirlian-Effekt entdeckte ich eine Reihe von Punkten und Punktkombinationen, die sich bei der Therapie als sehr wirksam erwiesen haben. Ich habe bereits erwähnt, daß ich dem Endokrinium und dem Lymphsystem besondere Beachtung schenke. Der Lymphrhombus nun, der sich aus den Akupunkturpunkten GG 13 – Dünndarm 11 rechts und links – und dem Punkt GG 9 zusammensetzt, ist für mich eine hervorragende Möglichkeit, auf das lymphatische System Einfluß zu nehmen. Durch die Bestrahlung der Punkte mit gelb oder mit violett, je nachdem welche Wertigkeit vorliegt (Yin oder Yang), kann man oben oder unten entstauend auf das Gesamtsystem der Lymphe einwirken. 4 Möglichkeiten ergeben sich aus der Rhombusform:

1. Dünndarm 11 rechts und links – GG 13
hier erreicht man eine Lymphentstauung unten

2. Dünndarm 11 rechts und links – GG 9
hier eine Entstauung oben

3. Dünndarm 11 rechts – GG 13 + GG 9 rechts
eine Entstauung der linken Seite

4.Dünndarm 11 links – GG 13 + GG 9
die Entstauung auf der rechten Seite

Je nachdem, wo wir Lymphbelastungen diagnostizieren, wird man eine Kombination der Punkte einsetzen. Die Wirkung ist oft frappierend.

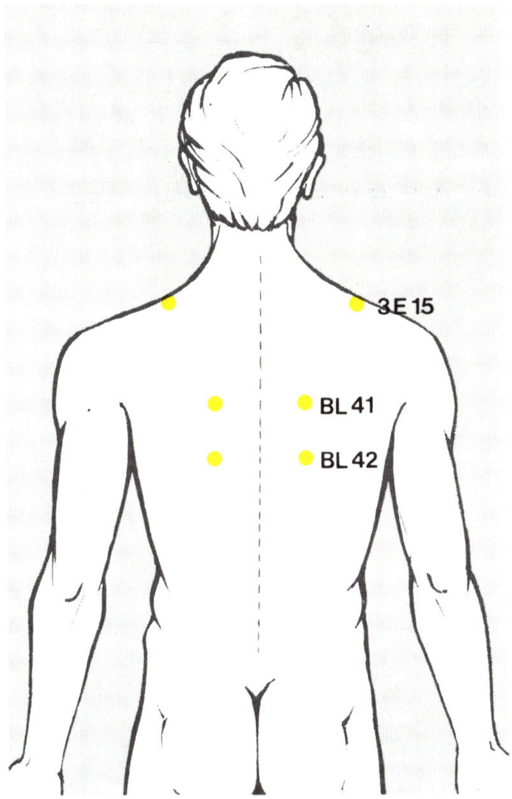

Abb. 180

Lymphableitung im Yang

Hier dominieren die Punkte 3E 15, Blase 41, Blase 42. Die sechs angegebenen Punkte eignen sich in vorzüglicher Weise zur Ableitung der Lymphe, besonders aus der Kopf-Brust-Region. Denken wir auch an die so weit verbreiteten fokalen Intoxikationen, so hat die Farbpunktur dieser Punkte mehr als nur unterstützenden Charakter. Bei den immer kränklichen Kindern mit Bronchitis, Schnupfen und Erkältungen kann diese Bestrahlung sehr viel leisten, ebenso wie bei den Stauungskopfschmerzen, die ja so häufig anzutreffen sind. Man bestrahlt von oben nach unten die Punkte 3E 15 rechts und links, dann Blase 41, zum Schluß Blase 42 je 10 Minuten mit gelb oder mit violett. Der allgemeine Yin- oder Yang-Zustand der Beschwerden oder der Krankheit ist bei der Auswahl entscheidend.

Entstauungszonen Bauch – Zwerchfell

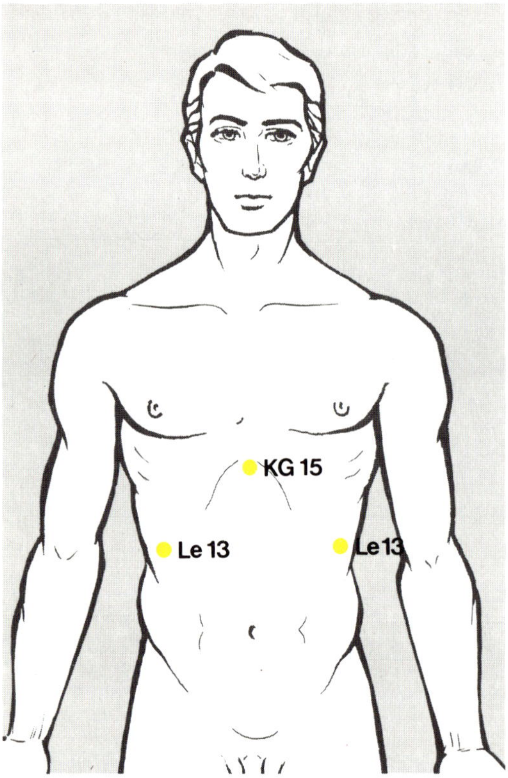

Abb. 181

Die Punkte Leber 13 rechts und links und der Punkt KG 15, zusammen farbpunktiert, entstauen den Oberbauch. Auch hier entscheidet wieder die Wertigkeit Yin-oder Yang- Belastung, welche Farbe zum Einsatz kommt. Gelb und violett leisten besonders bei Druckzuständen, Zwerchfellhochstand, Blähungen, Obstipationen, Gallenbelastungen Hervorragendes. Die Bestrahlungsdauer beträgt ca. eine halbe Stunde.

Der Punkt Magen 25

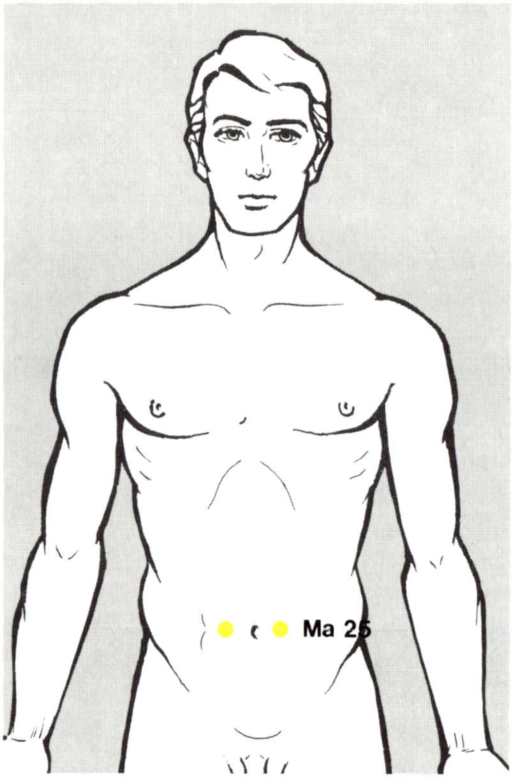

Abb. 182

Dieser Akupunkturpunkt ist Alarmpunkt des Dickdarms. Gastritis, Enteritis, Endometritis, Magenkrämpfe, Obstipationen, Koliken, Diarrhoe, allgemeine Schwäche sind die Indikationen dieses Punktes. Die vorher durchgeführte Palpation des Punktes bestimmt die Situation beim Patienten, ob wir mit gelb oder mit violett bestrahlen. Auch konnte ich beobachten, daß der polar angelegte Magen 25 besonders links oft Schmerzhaftigkeit bei der Palpation zeigt und deshalb links dann mit violett und rechts mit gelb bestrahlt wird. Die Farbpunktur über den Magen 25 ist geeignet, den Kritikern der Methode die Wirksamkeit der Farbpunktur zu beweisen.

Die Punkte Lymphe 11 – KG 22

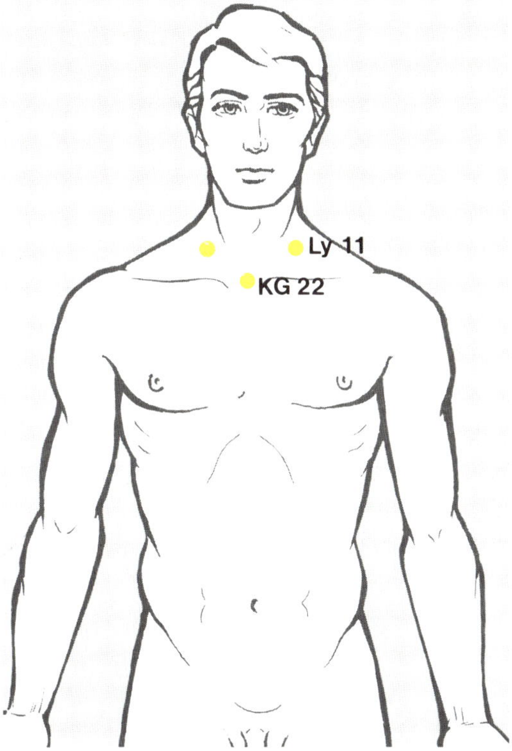

Abb. 183

Diese Kombination bietet sich an, wenn wir es mit Lymphstauungen im Hals und im HWS-Bereich zu tun haben. Die drei Punkte werden vornehmlich mit gelb bestrahlt und entlasten die Halslymphe. Der Patient spürt sehr schnell, wie sich der Kopf entstaut und der Hals an Spannung verliert.

KG 17 Punkte 1 Querfinger von der Brustwarze rechts und links

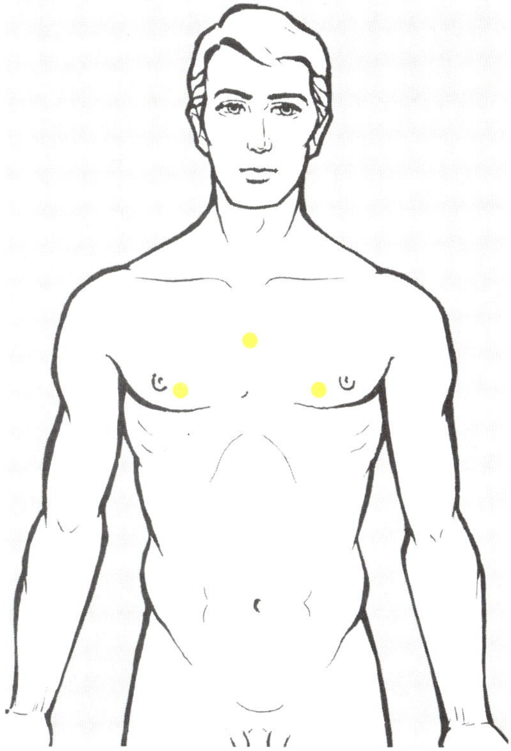

Abb. 184

Diese Kombination eignet sich bei Druckzuständen im Brust-Lungenraum und bezieht sich vor allen Dingen auf das Lymphgeschehen. Das Zentrum von Lymphe II, wie ich die Region der Lymphe im Brust-Lungenraum bezeichne, hat nach meinen Beobachtungen Beziehungen zum Kopf und zum Bauch. Es wirkt entstauend nach oben und unten und sollte bei den verschiedensten Zuständen unterstützend eingesetzt werden.

Die Zonen des rechten Oberbauches

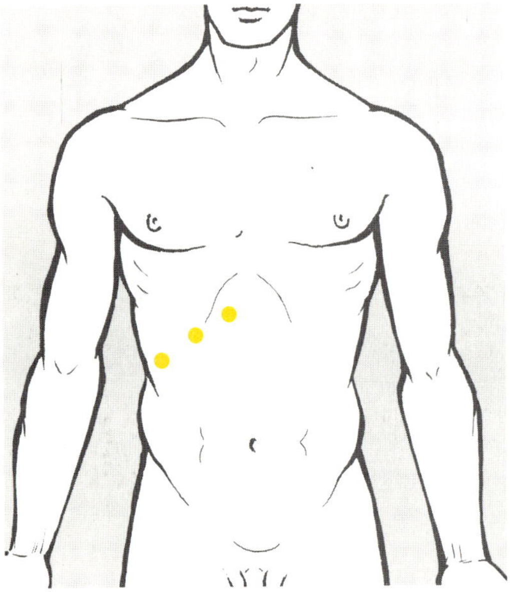

Abb. 185

Den Dreifachfocus setzt man entlang des rechten Rippenbogens auf, besonders dann, wenn Schmerzen und Druckzustände im rechten Oberbauch geklagt werden. Die akuten oder chronischen Belange beim Patienten entscheiden dabei, ob wir der gelben oder violetten Farbe den Vorzug geben. In jedem Fall aber verspürt der Patient eine wohltuende Entlastung. Bei lange bestehenden Leber-Galle-Erkrankungen bedient man sich der Segmentpunkte im Rückenbereich.

Segmentpunkte Leber - Galle

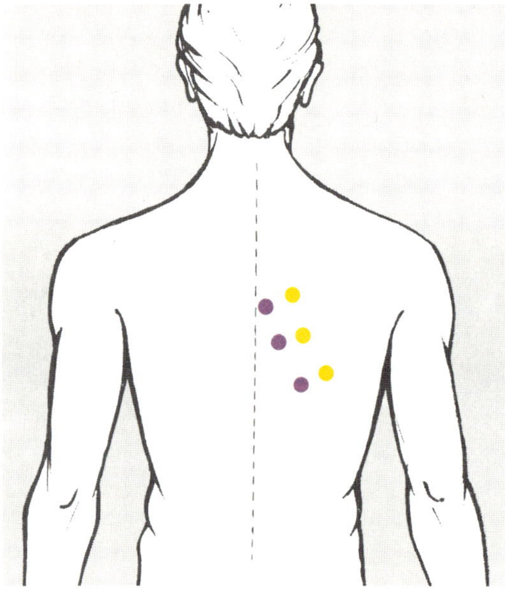

Abb. 186

Diese Punkte und Zonen sollte man bei dem Farbfocus ca. 45 Minuten pro Sitzung bestrahlen. Man erreicht dadurch eine sehr gute Einstimmung in weitere therapeutische Manipulationen.

Die in diesem Kapitel angegebenen Möglichkeiten der gelb-violetten Farbpunktur sollten ausreichen um einen Einstieg zu bekommen. Ich weiß aus eigener Erfahrung, daß den Therapeuten schon nach kurzer Zeit der Forschungsdrang packen wird und daß er nach weiteren aktiven Punkten und Zonen der Farbpunktur und - akupunktur suchen wird. Wie ich, wird auch er für den jeweiligen individuellen Krankheitszustand seiner Patienten neue spezifische Möglichkeiten finden. Ich wage zu behaupten, daß derjenige, der einmal mit der Farbpunktur begonnen hat, diese nicht mehr aufgeben wird, ja nicht mehr aufgeben kann.

Farbpunktur in der Praxis

Therapeutischer Leitfaden

Im letzten Teil dieses Buches sollen die vielfältigen Einsatzmöglichkeiten der Farbpunktur in Verbindung mit täglich vorkommenden Krankheitsbildern dargestellt werden.

Ich bin davon ausgegangen, daß es Einzelerkrankungen nicht gibt. Man muß sich deshalb an den übergeordneten Zusammenhängen orientieren, um dem Gedanken einer Ganzheitsdiagnose und -therapie Rechnung zu tragen. Immer mehr der neuen biologisch – alternativen Heilungsmethoden beruhen auf dem Ganzheitsgedanken – fast ausnahmslos mit Erfolg .

Deshalb glaube ich, daß die Diskriminierung dieser Methoden bald aufhören wird, da sich die Medizin objektiven Erfolgen gegenüber nicht verschließen kann. Bereits jetzt wächst das Interesse der Ärzteschaft an ganzheitlichen Betrachtensweisen ständig. Damit läßt sich ganz allgemein eine immer weiter um sich greifende Bewußtheitsveränderung feststellen: Krankheit wird nicht mehr ausschließlich als Fehlfunktion bestimmter Organe sondern als Störung der Einheit von Geist, Seele und Körper begriffen; als Spitze des Eisberges eines tiefgreifenden, alle Zellen des Lebens erfassenden Gesamtgeschehens, das allumfassend betrachtet, verstanden und ausgeräumt werden muß.

Das bioenergetische System, als Träger jeglicher Information ist in der Lage, auf regulierende Resonanzimpulse harmonisierend zu reagieren.
Licht und Farbe tragen in sich die wesentlichen Schwingungsinformationen und sind deshalb besonders für regulierende Impulse geeignet. Die moderne Biophysik hat erforscht, daß unsere Zellen Licht abstrahlen und aufnehmen. Die Biophotonen können als übergeordnete Informationsträger zwischen den einzelnen Systemen erkannt werden.

Die Farbpunktur kann durch feinste Reize, die über signifikante Punkte und Zonen geleitet werden, Anstöße zur Normalisierung der gestörten Schwingungsverhältnisse beim kranken Menschen geben. Man muß, wie bereits gesagt, von der Gesamtheit des Lebens ausgehen. Deshalb habe ich mich bei der Auswahl der nachfolgenden Indikationen von den bekannten bioenergetischen Prinzipien leiten lassen, wie ich sie bereits in meinem Buch „Die energetische Terminalpunkt-Diagnose" beschrieben habe. So habe ich mich besonders auf Überbegriffe konzentriert und lasse die einzelnen Symptome darin aufgehen.

Auch wenn einzelne Erkrankungskomplexe beschrieben werden, so orientiert sich die vorgeschlagene Therapie mit der Farbpunktur doch am Ganzen. Zwei für mich in der Praxis besonders wichtige Begriffe will ich nochmals beschreiben.

1. Die endokrine Insuffizienz
Darunter verstehe ich eine Belastung des Gesamtorganismus durch eine Schwäche der endokrinen Kausalachse von Hypophyse bis Genitale. Der Begriff „Endokrine Insuffizienz" oder Dysregulation trägt in sich eine Vielfalt von Symptomen, wie man sie in der täglichen Praxis immer wieder antrifft. Franz Riedweg beschreibt dies in seinem Büchlein „Vom Wandel des Denkens in der Medizin" sehr deutlich. Er zeigt, daß nicht nur vegetative Entgleisungen oder Beschwerden im Zusammenhang mit der Hypophyse und damit dem Endokrinum insgesamt stehen, sondern daß degenerative Erkrankungen wie Rheuma, Arthrosen etc. ihren Ausgangspunkt in endokrinen Dysfunktionen haben. Die Feststellung, daß disharmonische Drüsenfunktionen Ausgangspunkt für viele Erkrankungen sind, begründete maßgeblich den Erfolg meiner Energetischen Terminalpunkt-Diagnose. Die

Überzeugung verdichtete sich, daß bei jeder Erkrankung, gleich wie sie auch heißen mag, das Endokrinum in Dysharmonie schwingt und daß deshalb bei allen therapeutischen Bemühungen die Harmonisierung dieses Systems erfolgen muß. Die Grundsymptomatik besteht zunächst in vegetativen Entgleisungen Angst, Unruhe, Verkrampfungen, Depressionen, Streß, Kreislaufstörungen, Tachycardie etc. Darüber hinaus bringe ich alle klinisch nicht verifizierbaren Beschwerdebilder mit der Endokrinen Dysregulation in Verbindung. Ich bin außerdem der Überzeugung, daß das Immunsystem, das in der heutigen Zeit immer mehr im Mittelpunkt der Überlegungen steht, bei Schwäche oder Aggression einen kausalen Zusammenhang zum endokrinen Geschehen aufweist. Der Überbegriff der endokrinen Insuffizienz steht für mich am Anfang jeglicher Veränderung im Verhalten der Zellen untereinander.

Auch wird meines Erachtens die Schwingungsmodalität des Ganzen durch dieses System gestört oder harmonisiert. Deshalb stelle ich bei meinen therapeutischen Überlegungen das endokrine System an die erste Stelle. Die Metamorphose der Entwicklung mündet irgendwann in die aggressiven Phasen ein und zwingt die Zellen, Organe und Systeme zur Reaktion. Dieses zweite Stadium bezeichne ich als „toxisch". Die Energetische Terminalpunkt Diagnose erkennt durch spezifische Punktformationen, die das gesamte Abstrahlungsbild umfassen, den Übergang von den endokrinen Regulationsstörungen in die aggressiven-reaktiven Phasen.

Der zweite Überbegriff orientiert sich deshalb an dieser Entwicklung.

2. Die fokale Intoxikation
Wie gesagt, verstehe ich darunter allgemein die Aggression und Reaktion der Systeme.

Der Überbegriff „Fokale Intoxikation" beinhaltet alle aggressiven Erkrankungen, Entzündungen, lymphatischen Veränderungen und Abwehrprobleme.Die Einzelbetrachtung fokaler Prozesse ist hierbei zunächst unerheblich. Die Phänomene des E-T-D Bildes vermittelten mir schon frühzeitig die Erkenntnis, daß es nicht nur ein wichtiges fokales Zentrum gibt.

Im Mittelpunkt meiner Überlegungen stehen die 3 großen fokalen oder besser lymphatische Zentren Kopf - Brust - Bauch, aus deren Betrachtung heraus die therapeutischen Zentren der fokalen Intoxikation entstanden. Diese Zentren eignen sich in hervorragender Weise für die Therapie mit Farbe.

In meiner Vorstellung steht das lymphatische System zwischen den Funktionsstörungen und der Degeneration und hat deshalb bei der Betrachtung von vielen Erkrankungen eine besondere Bedeutung.

Endokrine Insuffizienz I

Symptome:

Gesamter hormonell-neurovegetativer Symptomenkreis, übersteigerte vegetative Reaktionen, Nervosität, Unruhe, Verkrampfungen, überhöhte Sensibilität, Herzjagen, Stiche oder Druck in der Herzgegend, Druck im Magen mit Verkrampfungen (Solar-plexus), Kreislaufstörungen, periphere Durchblutungsstörungen an Händen und Füssen, meist verbunden mit Hypotonie, Schlafstörungen, Alpträume, Haarausfall, Nägelbrechen, veränderte Menstruation bei Frauen.

Farbpunktur:

Die Farbpunktur der Endokrinen Insuffizienz beginnt mit einer Grundbehandlung und wird je nach Modalität ergänzt.

Grundbehandlung: 1. Vertikaler Ausgleich Yin-trang – KG 3, Farbe: blau, Yin-trang; orange, KG 3; Flachfokus 10 Min.
2. Grundzonen der Farben, Flachfokus 10 Min.
3. BL 31 – GG 16, Farbe: rot – blau, Flachfokus 10 Min.
4. Hypophysenpunkt der Fußreflexzonentherapie, Farbe: orange, Pyramidenfokus 3 Min.

Ergänzungstherapie:

Orale Medikation:
Drüsen-Stoffwechseltabletten, Fa. Magnet-Activ, 3 mal 1 Tablette nach dem Essen. Nerven- und Beruhigungstee, Fa. Hevert, 2 mal 1 Tasse. NB 33, Fa. Hevert, 3 mal 15 Tropfen in Fruchtsaft.

Endokrine Akupunktur des Ohres nach „König-Wankura". Punkte: Vegetativum, Chen-Men, Niere, Hypophyse, Polster, Endokrinum, Ovar/Hoden.
Neurastheniezonen der chinesischen Kopfakupunktur.
Akupunktur des Oberbauches, (siehe „Die Energetische Terminalpunkt-Diagnose" P. Mandel, Synthesis Verlag).
Bewährt hat sich auch die Einreibung der bestrahlten Zonen und Punkte mit dem Wildkräuteröl der Fa. St. Johanser, Gauting.

Grundbehandlung der „Endokrinen Insuffizienz"

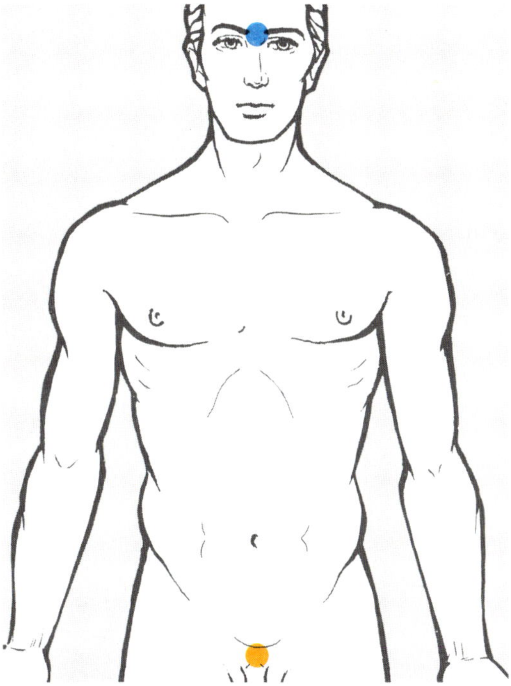

Vertikaler Ausgleich:
Yin-trang blau, KG 3 orange

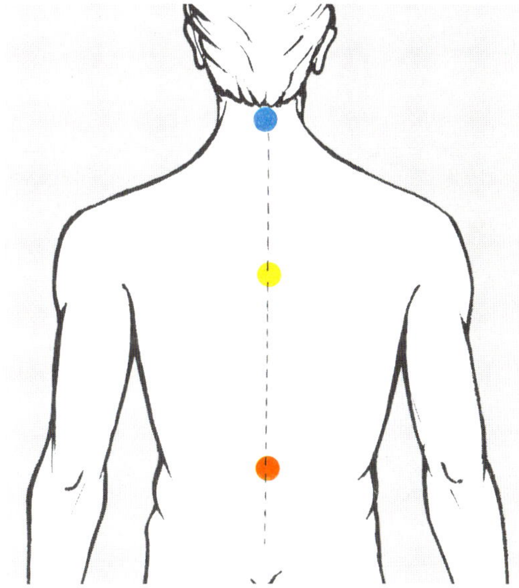

Grundzonen der Farben

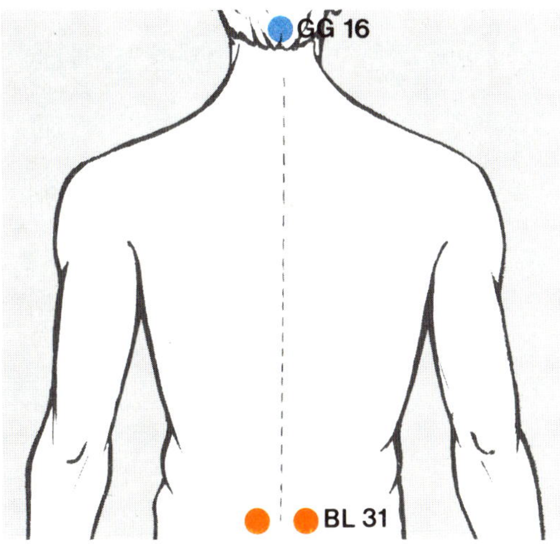

Blase 31 - GG 16, Farbe rot/blau

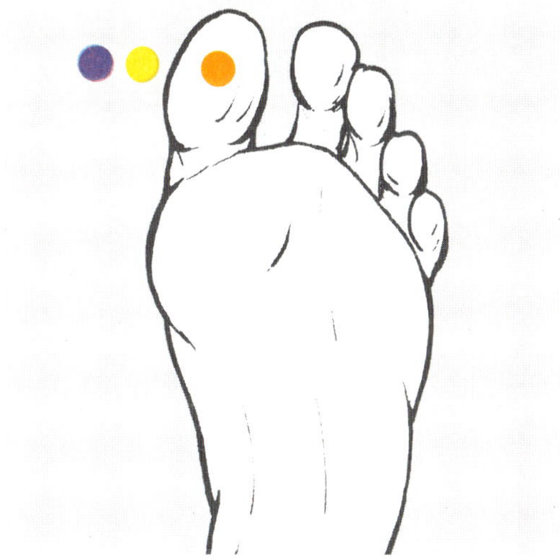

Hypophysenpunkt, Farbe orange

Endokrine Insuffizienz II

Symptome: Globusgefühl im Hals, verbunden mit Unruhe, Angst und schnellem Herz.

Farbpunktur: Therapie:
1. Ma 9 rechts und links - KG 22, Farbe: blau, Flachfokus 10 Min.
2. Ma 10 rechts u. links - KG 23, Farbe: blau, Flachfokus 10 Min.
3. Vertikaler Ausgleich Yin-trang - KG 3, Yin-trang blau, KG 3 orange, Flachfokus 10 Min.
4. Kundalinilinie, Farbe: blau, Flachfokus 10 Min.

Ergänzungstherapie: Orale Medikation:
Drüsen-Stoffwechseltabletten, Fa. Magnet-Activ, 3 mal 1 Tablette nach dem Essen. Thyreo-Loges und Dystol-Loges, als Mischung 3 mal 7 Tropfen.
Nerven- und Beruhigungstee, Fa. Hevert, 2 bis 3 Tassen pro Tag. Valeriana N comp., Fa. Hevert, 3 mal 1 bis 2 Dragees.

St. Johanser Wildkräuter Beruhigungsbad, 2 bis 3 mal wöchentlich, Wassertemperatur 36 Grad, 15 Min. am Abend. St. Johanser Wildkräuteröl Einreibung am Abend: 5 Tropfen – Solarplexus, 3 Tropfen – He 3 rechts und links, 2 Tropfen – GG 13, 1 Tropfen – linke Hand, Zone zwischen 3 E 3 und 3 E 4.

Therapie

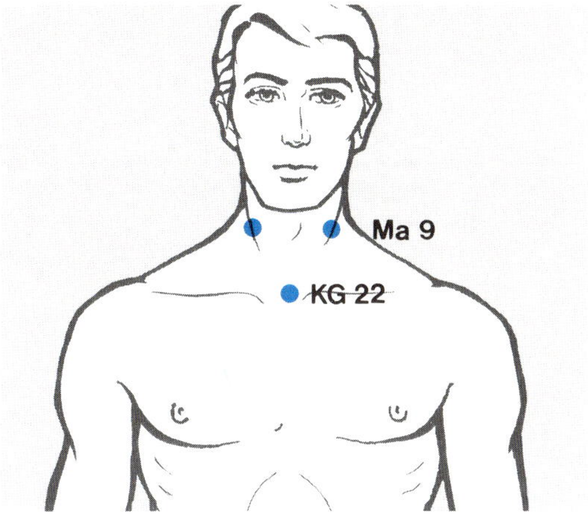

Magen 9 rechts und links, KG 22, Farbe blau

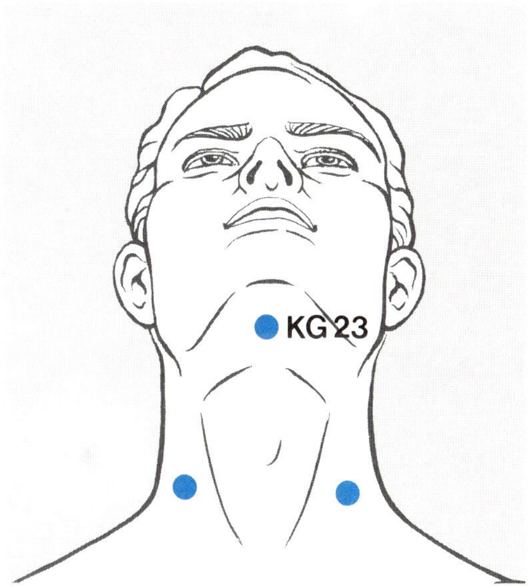

Magen 10 rechts und links, KG 23 Farbe blau

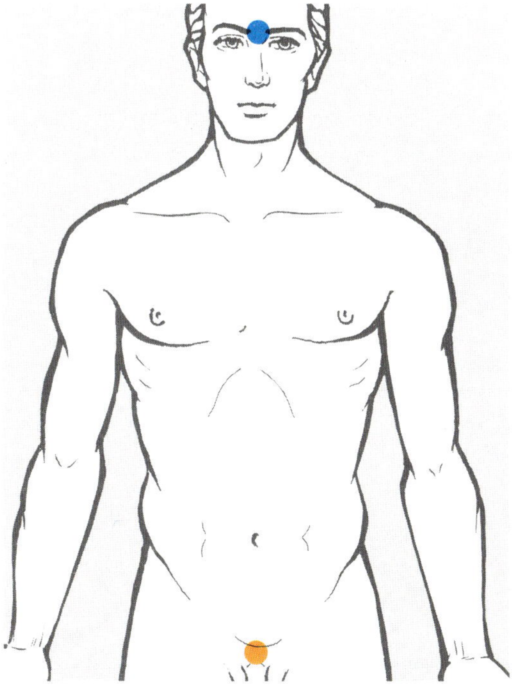

Vertikaler Ausgleich: Yin-trang blau, KG 3 Farbe orange

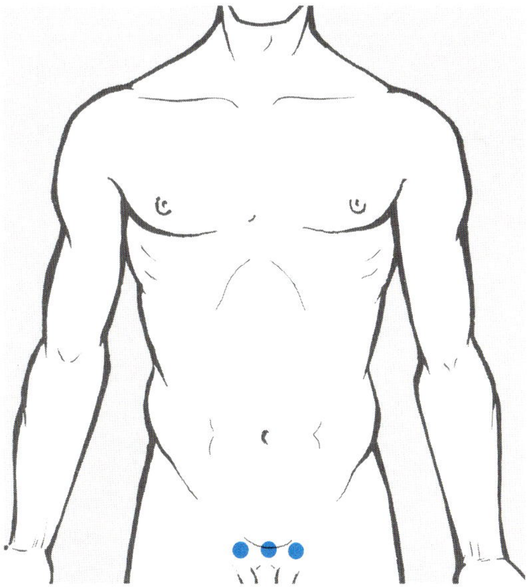

Kundalini-Linie, Farbe blau

Endokrine Insuffizienz III

Symptome: Akne vulgaris

Farbpunktur: Die Akne vulgaris wächst in der Regel auf dem Boden der Endokrinen Insuffizienz mit Störungen des Darms (Dysbacterie). Demzufolge müssen beide Bereiche zusammen bedacht werden. Die Farbpunktur kann zu allen anderen Maßnahmen eingesetzt werden. Auch hier beginnt man mit den Therapien über die Zustimmungs- und Alarmpunkte.

Therapie 1:
1. Aggressive Zonen, Farbe: grün, Flachfokus 10 Min.
2. Ma 25, Farbe: gelb/violett, Pyramidenfokus 3 Min., komplementäre Bestrahlung
3. Nierenpole, Farbe: grün, Flachfokus 10 Min.
4. Ni 1, Farbe: rot, Pyramidenfokus 5 Min.

Therapie 2:
1. Hypophyse, Farbe: orange, Pyramidenfokus 5 Min.
2. Genitalzonen der Fußreflexzonentherapie, Farbe: rot/grün, Pyramidenfokus 5 Min.
3. Lebensrhombus, oberes und unteres Dreieck, Farbe: rot, Pyramidenfokus 3 Min.

Therapie 3:
1. Bauchdreieck, Farbe: grün, Flachfokus 10 Min.
2. Beckendreieck, Farbe: rot, Flachfokus 10 Min.
3. Ly 11 - KG 22, Farbe: gelb, Flachfokus 10 Min.
4. KG 17 – Punkt neben der Brustwarze, Farbe: gelb, Flachfokus 10 Min.

Ergänzungstherapie: Orale Medikation
Hefe Tabletten, Fiedes. Drüsen-Stoffwechseltabletten, Fa. Magnet-Activ, 3 mal 1 Tablette nach dem Essen. Kreislauftabletten, Fa. Magnet-Activ, 3 mal 2 Tabletten. Lymphaden + Echinacea + Heweberberol, Fa. Hevert, 3 x 25 Tropfen vor dem Essen. Sanasie, Fa. Neuwipharm, nach Anweisung. Hylak forte, 3 mal 15 Tropfen. Phyto-Hypophyson C, Fa. Steierl, 3 mal 15 Tropfen, steigern bis 3 mal 50 Tropfen.

Therapie 1

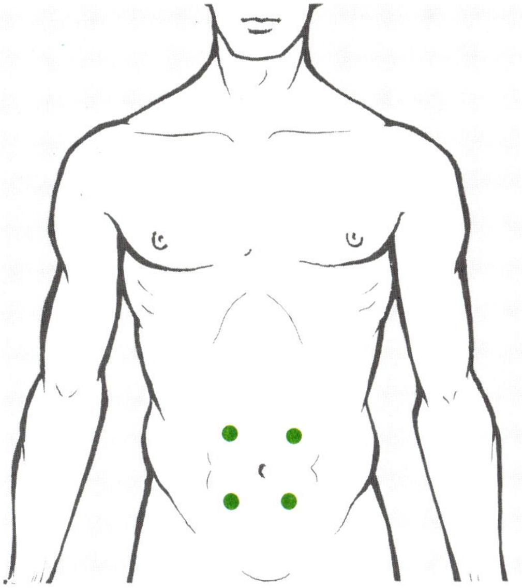

Aggressive Zonen, Farbe grün

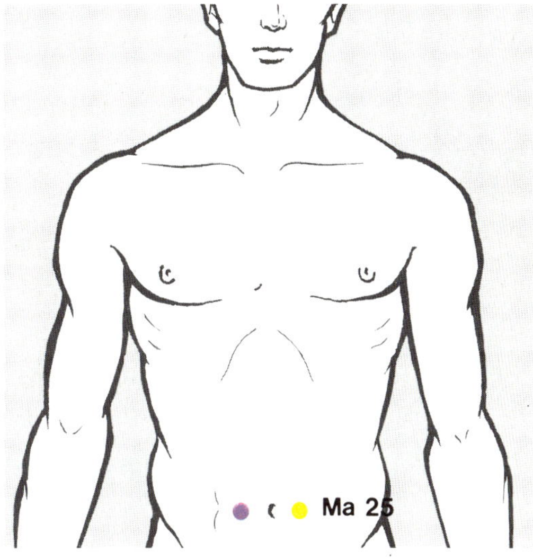

Magen 25, Farbe gelb/violett

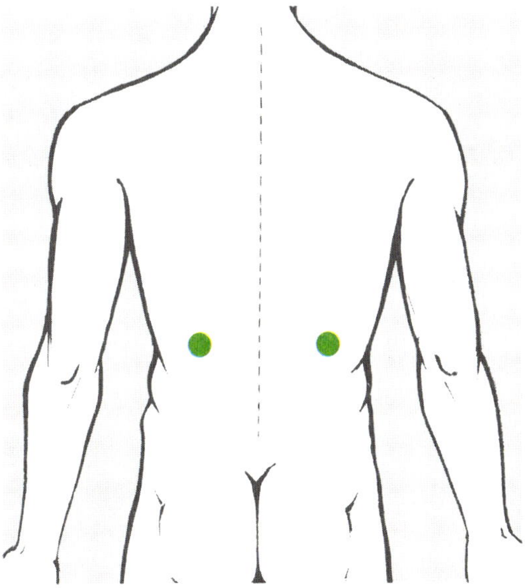

Nierenpole, Farbe grün

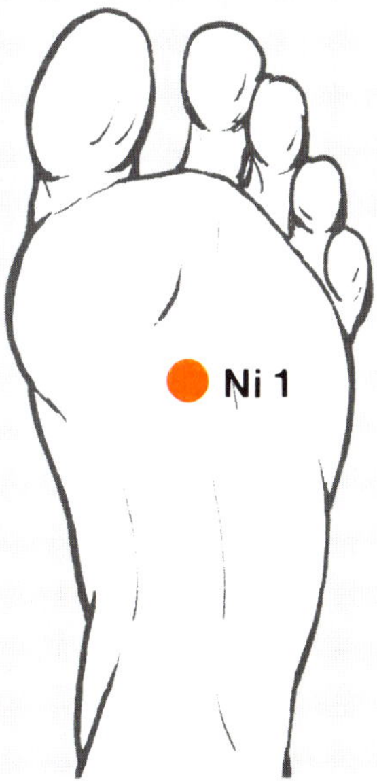

Niere 1, Farbe rot

Therapie

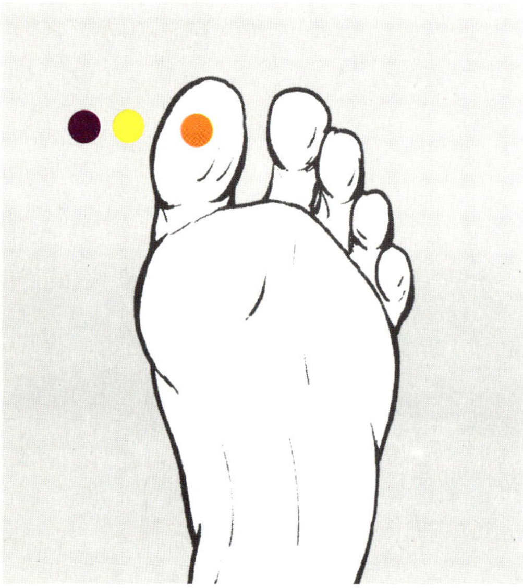

Hypophysenpunkt, Farbe orange

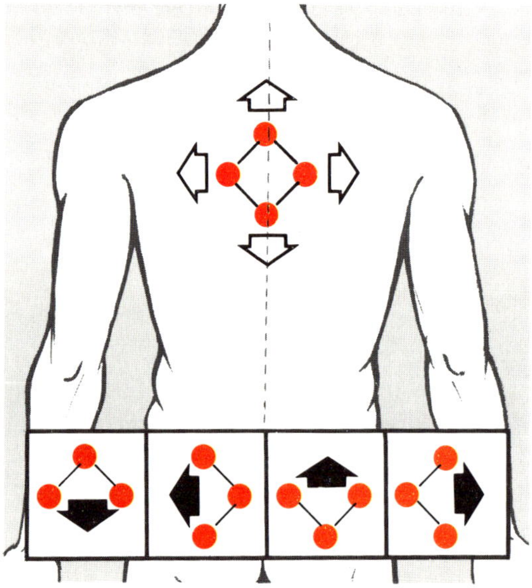

Lebensrhombus, oberes und unteres Dreieck, Farbe rot

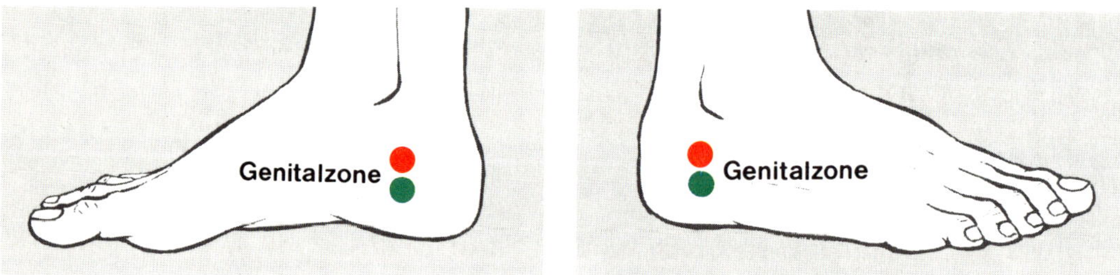

Genitalzonen, Farbe rot/grün

Therapie 3

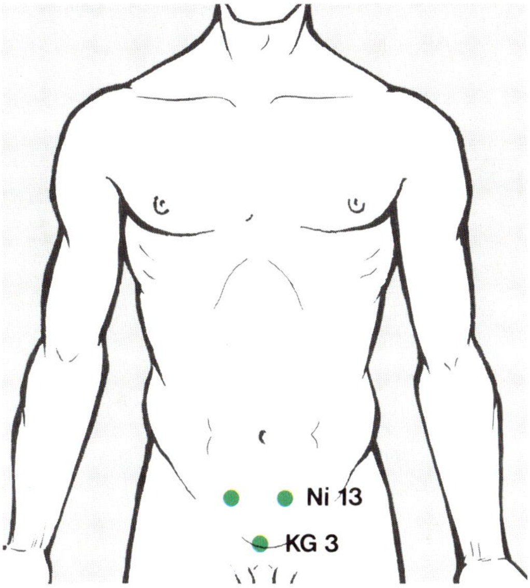

Bauchdreieck, Farbe grün

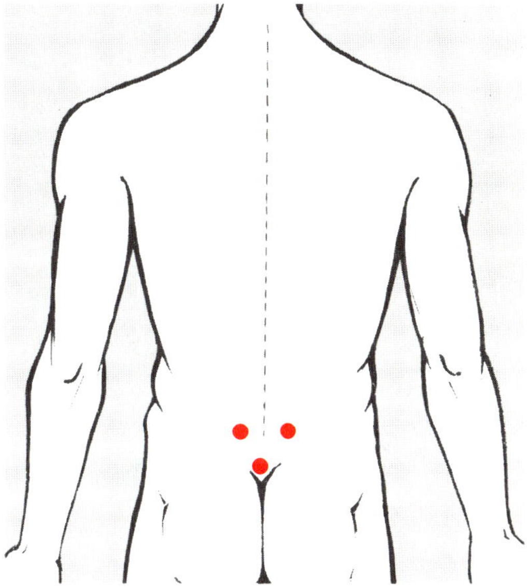

Beckendreieck, Farbe rot

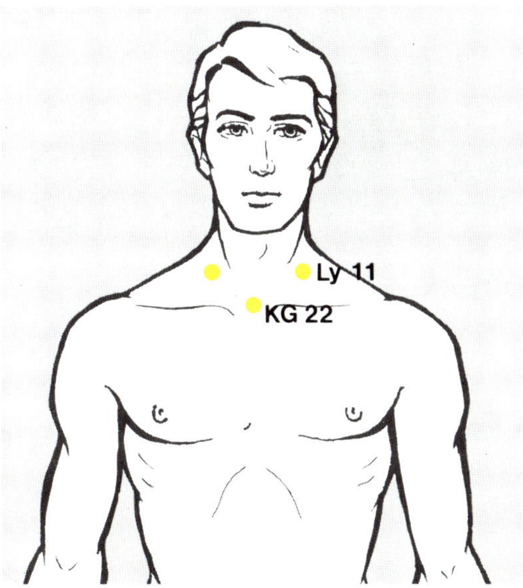

Lymphe 11 - KG 22, Farbe gelb

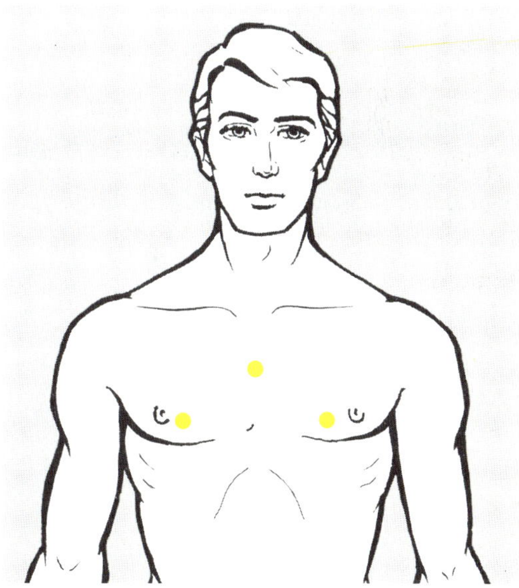

KG 17 - Punkt neben der Brustwarze, Farbe gelb

Endokrine Insuffizienz IV

Symptome: Dysmenorrhö, Amenorrhö, klimakterische Beschwerden

Farbpunktur: Von sehr vielen Frauen werden diese Beschwerden geklagt. Eine Kombination von spezifischen Farbpunkturzonen und oraler Medikation kann diese Beschwerden dämpfen oder sogar beseitigen.

Therapie 1:
1. Vertikaler Ausgleich (Yin-Yang), Farbe: blau/orange, Flachfokus 10 Min., Endokrin: Yin-trang - blau, KG 3 - orange
2. Hypophysenpunkt der Fußreflexzonentherapie, Farbe: orange, Flachfokus 10 Min.
3. Yin-trang - GG 20 - GG 19, Farbe: blau/orange, Flachfokus 10 Min., komplementäre Bestrahlung
4. Kundalinilinie, Farbe: orange, Flachfokus 10 Min.

Therapie 2:
1. Lebensrhombus, oberes u. unteres Dreieck, Farbe: rot, Pyramidenfokus 3 Min.
2. Milzfeld der Fußreflexzonentherapie, Farbe: gelb/violett, Pyramidenfokus 3 Min., komplementäre Bestrahlung
3. Schilddrüsenzone der Fußreflexzonentherapie, Farbe: gelb/violett, Pyramidenfokus 3 Min., komplementäre Bestrahlung
4. Genitalzonen der Fußreflexzonentherapie, Farbe: rot/grün, Pyramidenfokus 3 Min., komplementäre Bestrahlung
5. Bauchdreieck, Farbe: rot, Flachfokus 10 Min.

Ergänzungstherapie: Orale Medikation
Bomaklim S Tropfen, Fa. Hevert, 3 mal 30 - 40 Tropfen. Drüsen-Stoffwechseltabletten, Fa. Magnet-Activ, 3 mal 1 Tablette. Hevertoplex 169, Fa. Hevert, 3 mal 15 Tropfen. Zincum valerianicum-Hevert Tropfen (= Hevertoplex 19), Fa. Hevert, 3 mal 15 Tropfen. Zellaufbau II, Fa. Magnet-Activ, 3 mal 10 Tropfen. Phytothypophyson L, Fa. Steierl, 3 mal 15, langsam steigern bis 3 mal 50 Tropfen.

Therapie 1

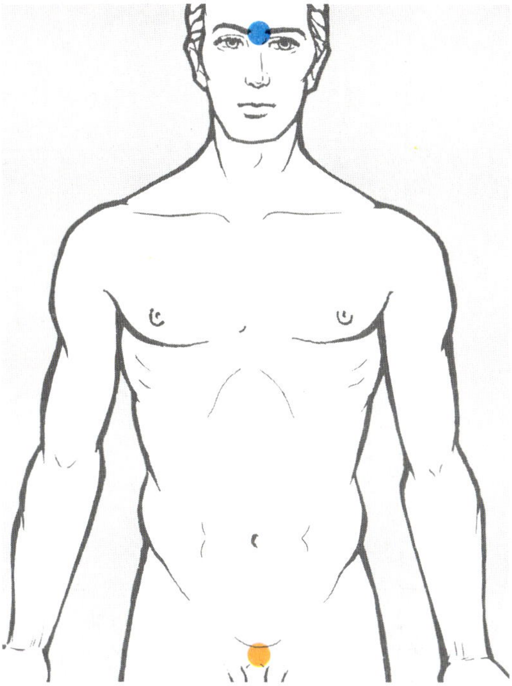

Vertikaler Ausgleich: Yin-trang blau, KG 3 orange

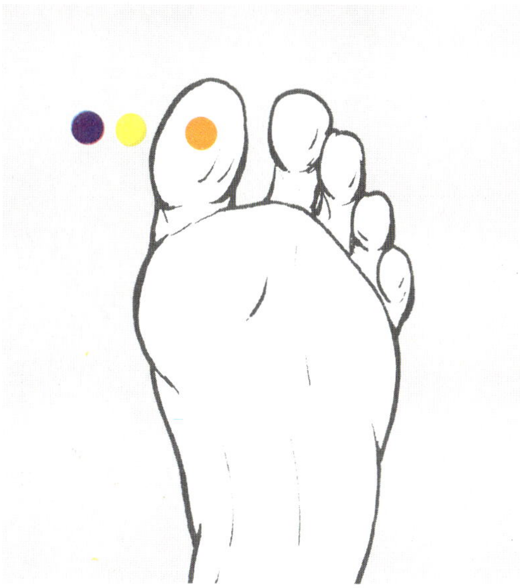

Hypophysenpunkt, Farbe orange

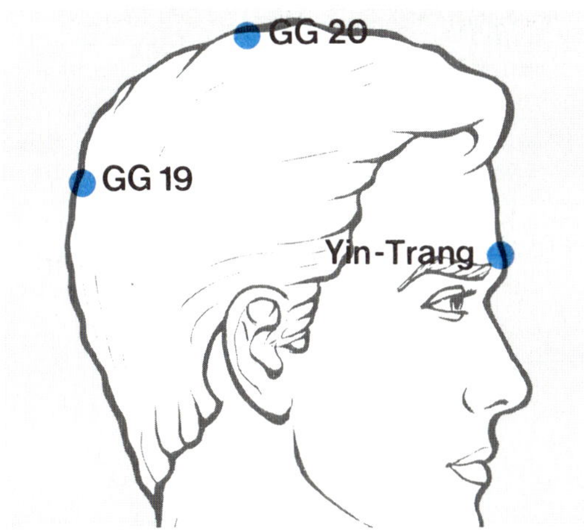

Yin-trang - GG 20, GG 19, Farbe blau/orange

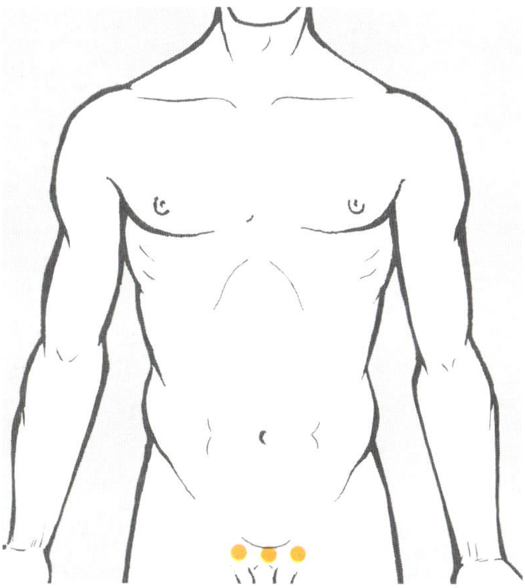

Kundalini-Linie, Farbe orange

Therapie 2

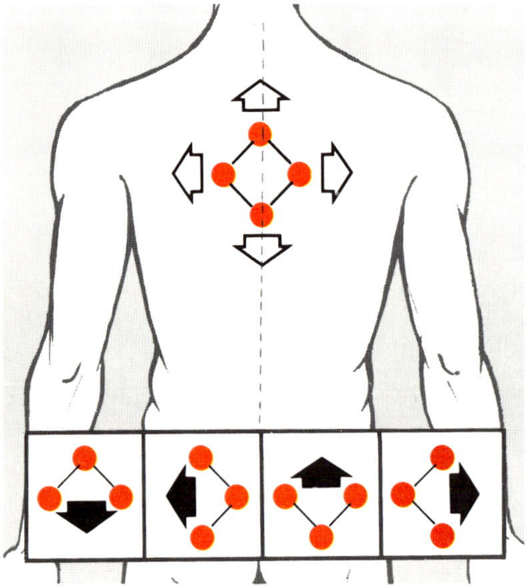

Lebensrhombus, oberes und unteres Drteieck, Farbe rot

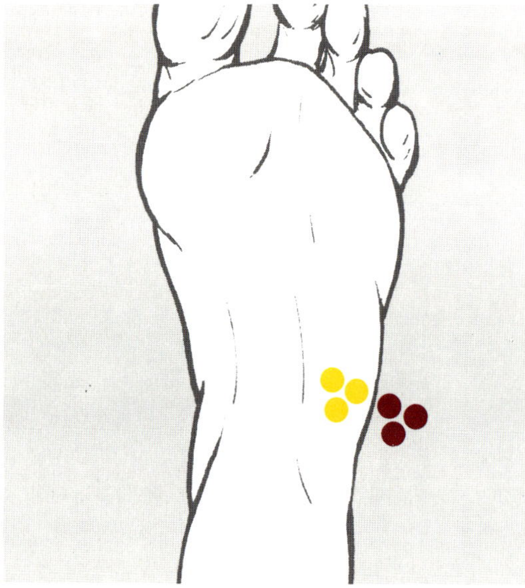

Milzfeld, Farbe gelb/violett

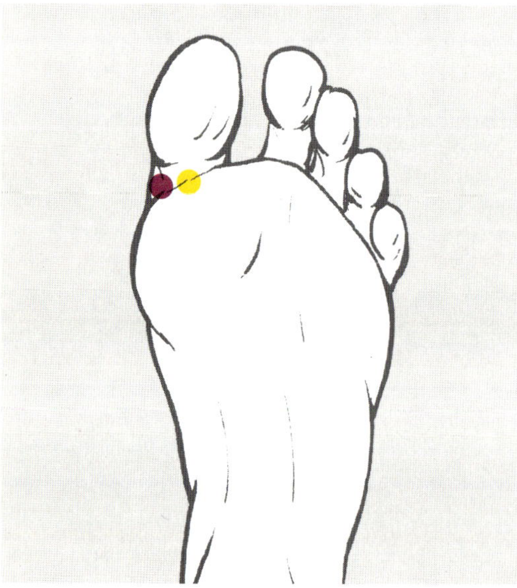

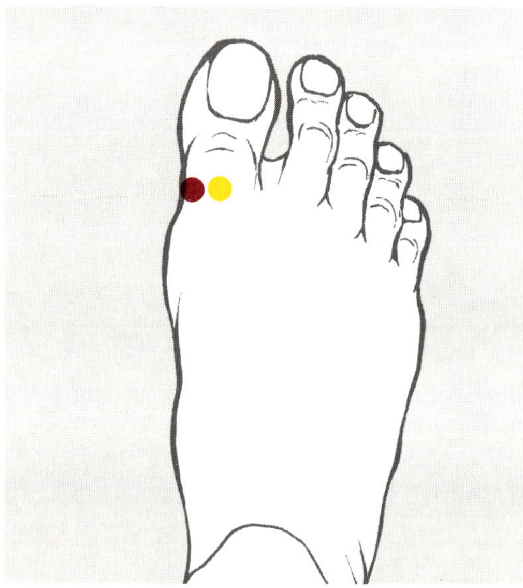

Schilddrüsenzone, Farbe gelb/violett

Therapie

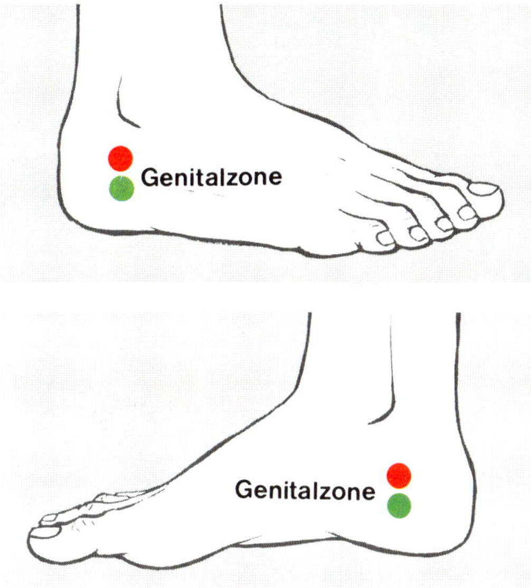

Genitalzonen, Farbe rot/grün

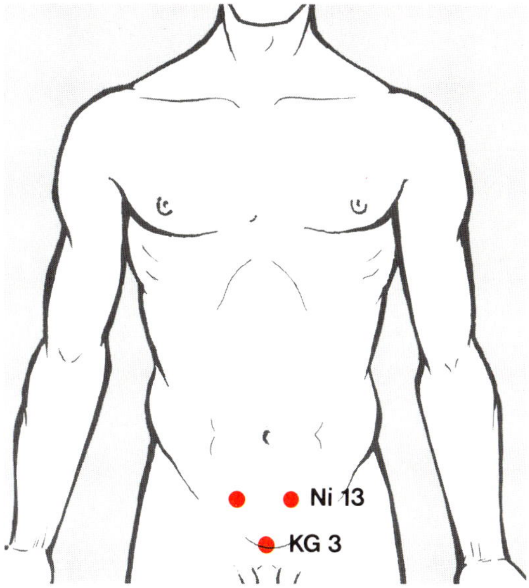

Bauchdreieck, Farbe rot

Endokrine Insuffizienz V

Symptome: Diabetes mellitus

Farbpunktur: Die Farbpunktur versteht sich hier als Zusatztherapeutikum, dem ich einen hohen Stellenwert zumesse. So konnte ich beobachten, daß regelmäßige Therapie mit der Farbpunktur die Insulinmenge oft erheblich senken konnte. Es versteht sich von selbst, daß bei eventuell neuer Einstellung des Diabetes der Arzt oder Heilpraktiker zu befragen ist und daß der Patient nicht von sich aus die Insulinmenge reduziert.

Therapie 1:
1. Vertikaler Ausgleich (Yin-Yang), Farbe: blau/orange, Flachfokus 10 Min.
2. Auf beide geschlossene Augen, Farbe: grün, Flachfokus 10 Min.
3. Aggressive Zonen, Farbe: grün, Pyramidenfokus 5 Min.
4. Zustimmungspunkt Milz/Pankreas - BL 20, Farbe: blau/orange, Pyramidenfokus 3 Min., komplementäre Bestrahlung

Therapie 2:
1. Le 13 - KG 12 - Le 13, Farbe: gelb/violett, Flachfokus 10 Min., komplementäre Bestrahlung.
2. Nierenpol rechts und links, Farbe: rot/grün, Pyramidenfokus 10 Min., komplementäre Bestrahlung.
3. Ni 1, Farbe: rot/grün, Pyramidenfokus 3 Min., komplementäre Bestrahlung.
4. Hypophysenpunkt der Fußreflexzonentherapie, Farbe: gelb/violett, Flachfokus 10 Min., komplementäre Bestrahlung

Therapie 3:
1. Lebensrhombus, oberes und unteres Dreieck, Farbe: grün, Flachfokus je 10 Min.
2. Psychepunkt am Handrücken zwischen 3 E 3 und 3 E 4, Farbe: blau/gelb, Pyramidenfokus 3 Min., komplementäre Bestrahlung
3. Grundzonen der Farben werden am Ende einer Therapie gegeben. Flachfokus 10 Min.

Ergänzungstherapie: Orale Medikation
Diabetes-Entoxin, 3 mal 15 Tropfen. Homabeleth R10, nach Anweisung. Magen-Darm-Tropfen, Fa. Magnet-Activ, 3 mal 10 Tropfen vor dem Essen. Pankreaticum + Bomaleb forte + Heweberberol, Fa. Hevert, als Mischung 3 mal 15 Tropfen nach dem Essen. Drüsen-Stoffwechseltabletten, Fa. Magnet-Activ, 3 mal 1 Tablette. Antidiabeticum-Tee, Fa. Hevert, 2 - 3 Tassen pro Tag.

Therapie 1

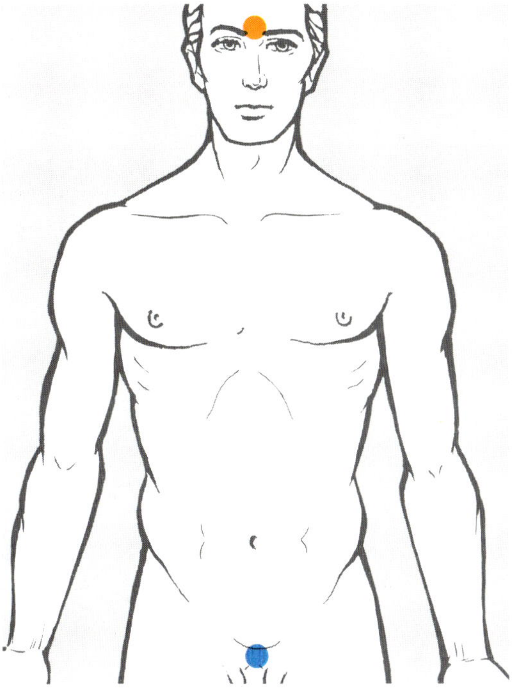

Vertikaler Ausgleich, Farbe blau/orange

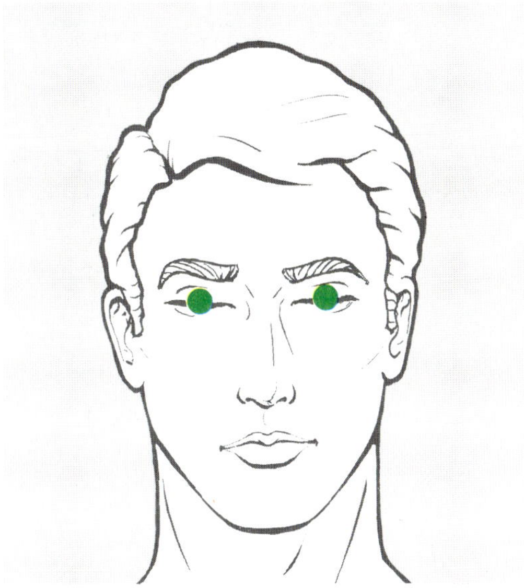

Grün auf beide geschlossenen Augen

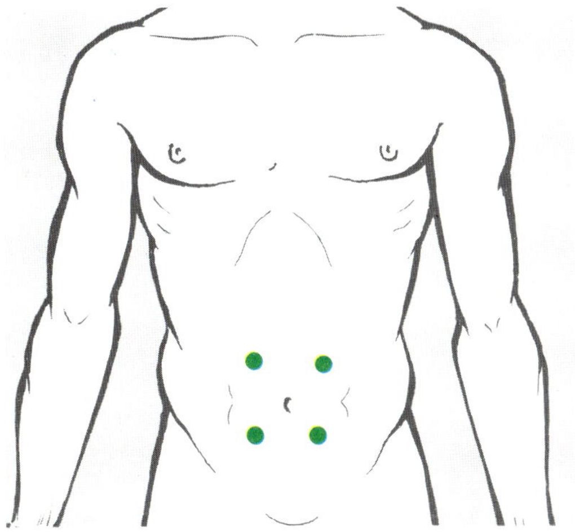

Aggressive Zonen, Farbe grün

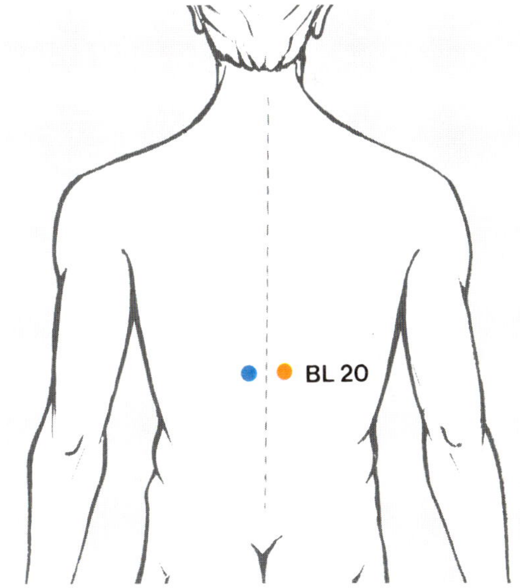

Zustimmungspunkt Milz/Pankreas: Blase 20, Farbe blau/orange

Therapie 2

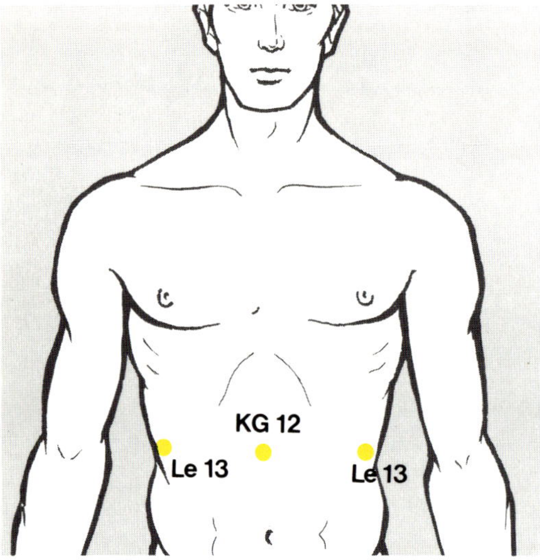

Le13 – KG12 – Le13, Farbe gelb/violett

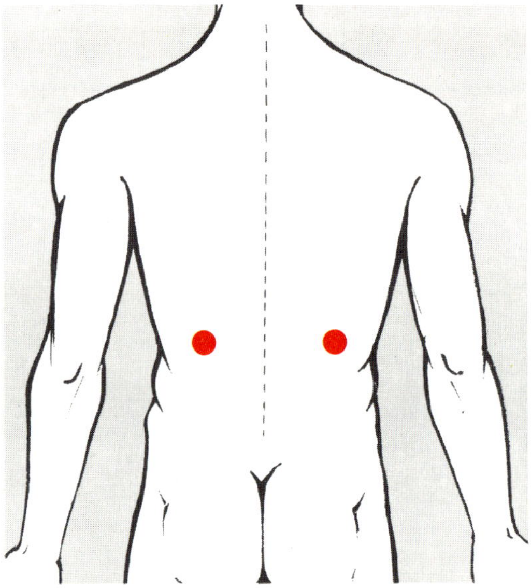

Nierenpol rechts und links, Farbe rot/grün

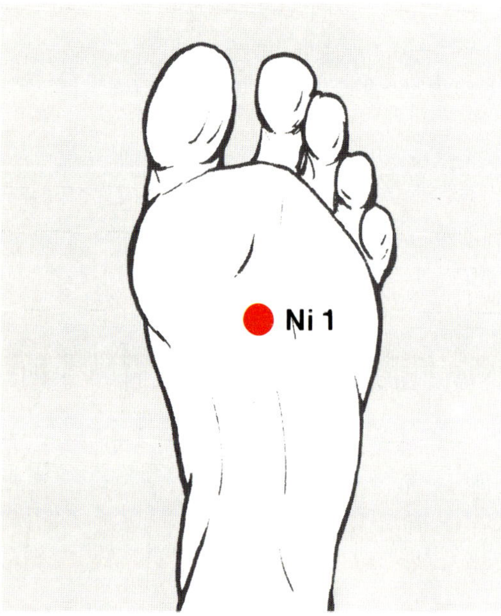

Niere 1, Farbe rot/grün

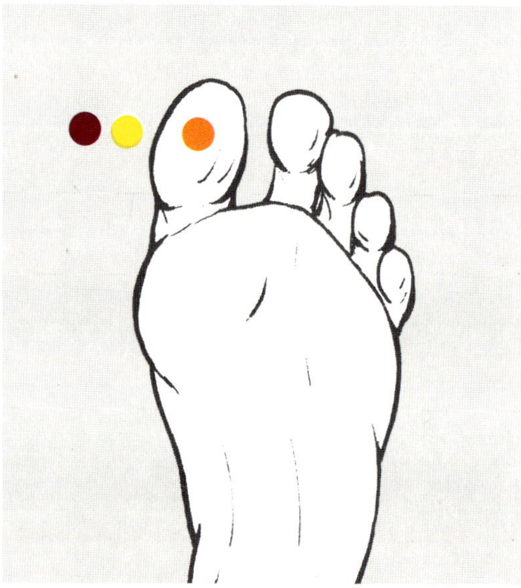

Hypophysenpunkt, Farbe gelb/violett

Therapie 3

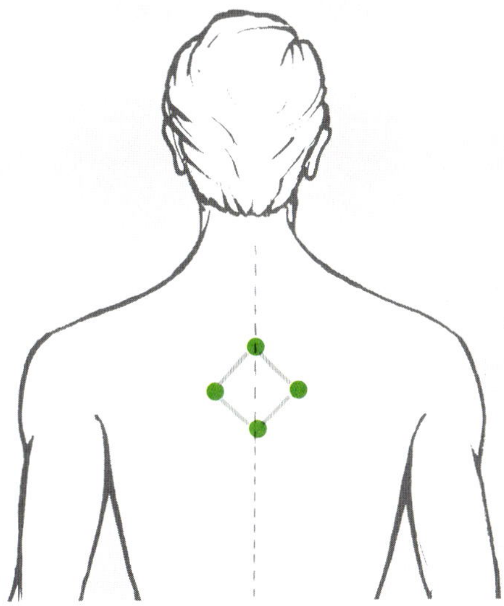

Lebensrhombus, oberes und unteres Dreieck, Farbe grün

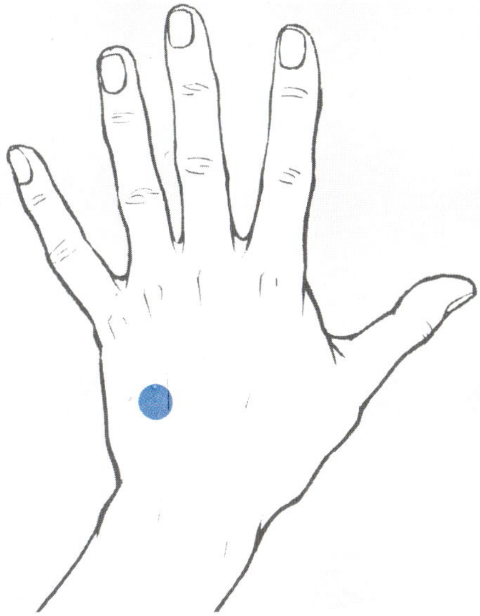

Psychepunkt zwischen 3 E 3 und 3 E 4, Farbe blau/gelb

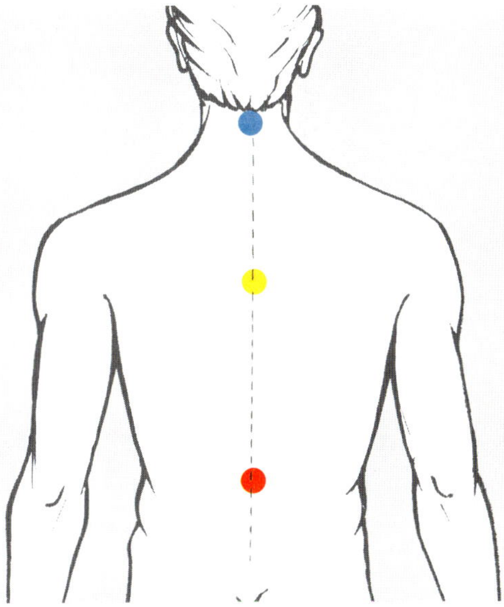

Grundzonen der Farben

Endokrine Insufffizienz IV

Symptome: Unruhe, Schlafstörungen, Alpträume, starke Verkrampfungen.

Farbpunktur: Drei Kombinationen der Farbpunktur sollen pro Sitzung gewechselt werden. Anwendung 3 mal wöchentlich.

Therapie 1:
1. Ma 9 – KG 22, Farbe: blau, Flachfokus 10 Min.
2. Ma 10 – KG 23, Farbe: blau, Flachfokus 10 Min.
3. He 3 – GG 13, Farbe: blau/orange, komplementäre Bestrahlung, He 3-orange, GG 13-blau, Pyramidenfokus 3 Min.
4. Kundalinilinie, Farbe blau, Flachfokus 10 Min.

Therapie 2:
1. Grundzonen der Farben, Flachfokus 10 Min.
2. KG 15 – KG 12 – KG 3, Farbe: blau, Flachfokus 10 Min.
3. Ma 36, Farbe: blau/orange, komplementäre Bestrahlung, Flachfokus 10 Min.
4. Yin-trang – GG 20 – GG 19, Farbe: blau, Flachfokus 10 Min.

Therapie 3:
1. Vertikaler Ausgleich, Yin-trang – KG 3, Farbe: blau, Yin-trang; orange, KG 3; Flachfokus 10 Min.
2. GG 13 – GG 10 – GG 4, Farbe: blau, Flachfokus 10 Min.
3. Zustimmungspunkt des Herzens, BL 15, Farbe: blau/orange, Pyramidenfokus 3 Min. Hier kommt die komplementäre Bestrahlung zur Anwendung. Der Punkt wird abgetastet.Bei Palpationsschmerz besteht Yangzustand, dann Farbe blau, schmerzt der Punkt nicht besteht Yinzustand, dann Farbe orange.

Ergänzungstherapie: Orale Medikation:
Drüsen-Stoffwechsel-Tabletten, Fa. Magnet-Activ, 3 mal täglich 1 Tablette. Nerven- und Beruhigungstee, Fa. Hevert, 2-3 Tassen täglich. Valeriana N. comp., Fa. Hevert, 3 mal täglich 1 - 2 Dragees.

Impulstherapie mit dem PM 2000. Auf die Punkte He 3 und GG 13 täglich mehrmals pro Punkt 10 Impulse, Endokrine Akupunkturpunkte und die Punkte der mittleren Turbulenz, Neurastheniezone der chinesichen Kopfakupunktur.

Therapie 1

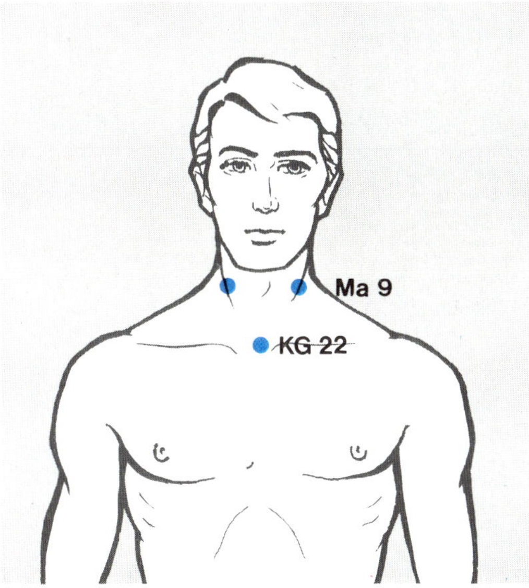

Magen 9 - KG 22, Farbe blau

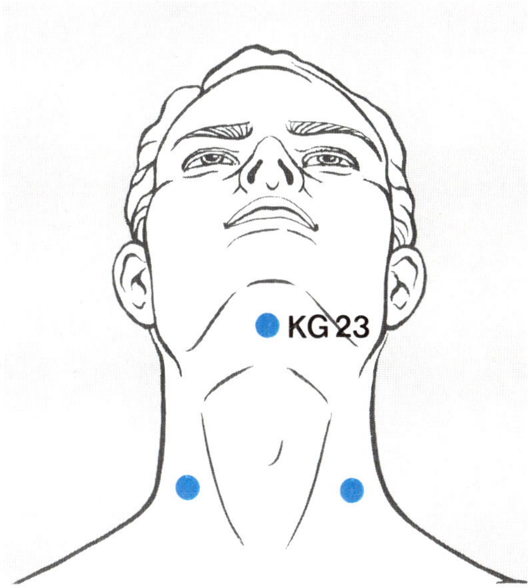

Magen 10 - KG 23, Farbe blau

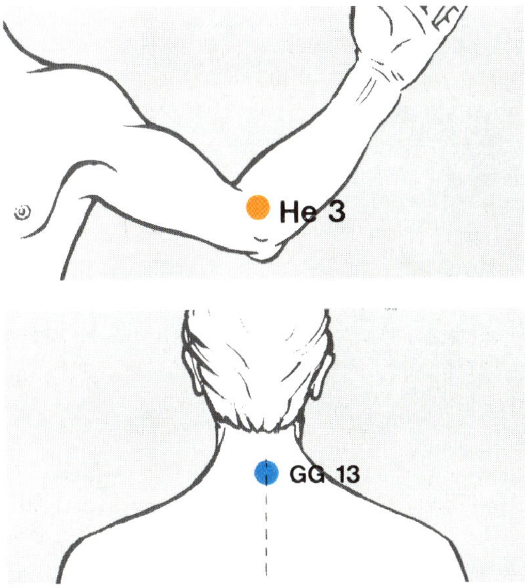

Herz 3 orange, GG 13 blau

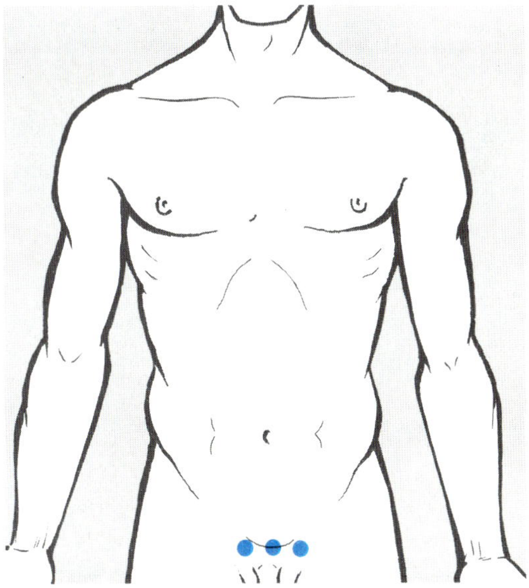

Kundalini-Linie, Farbe blau

Therapie 2

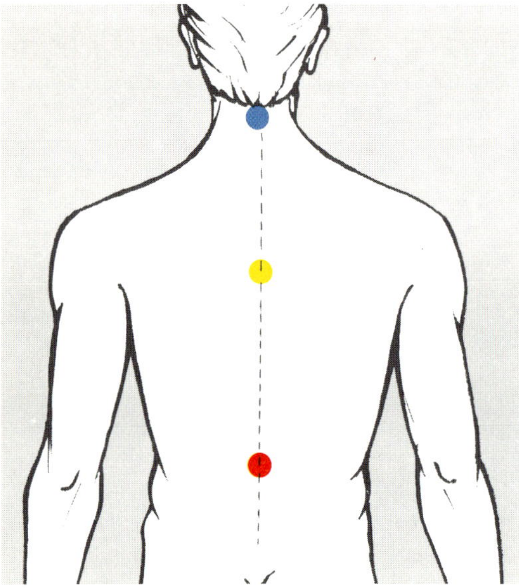

Grundzonen der Farben

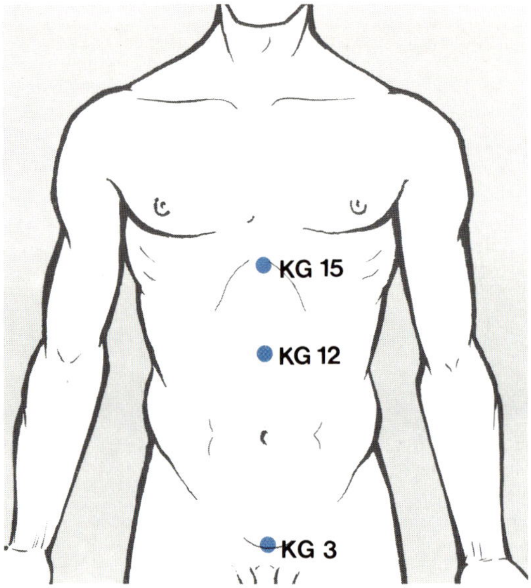

KG15 – KG12 – KG3, Farbe blau

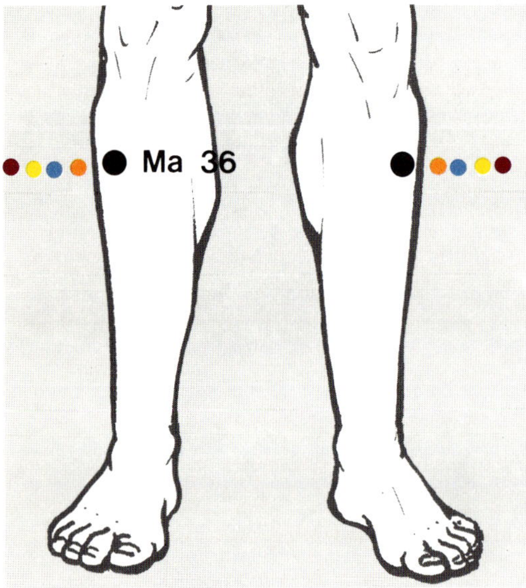

Magen 36, Farbe blau/orange

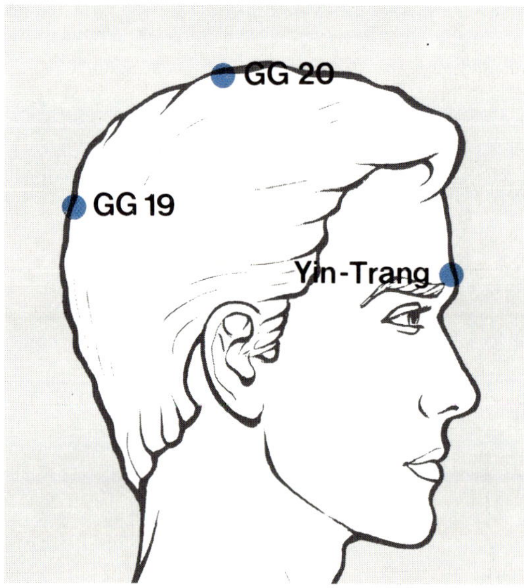

Yin-trang – GG20 – GG19: Farbe blau

Therapie 3

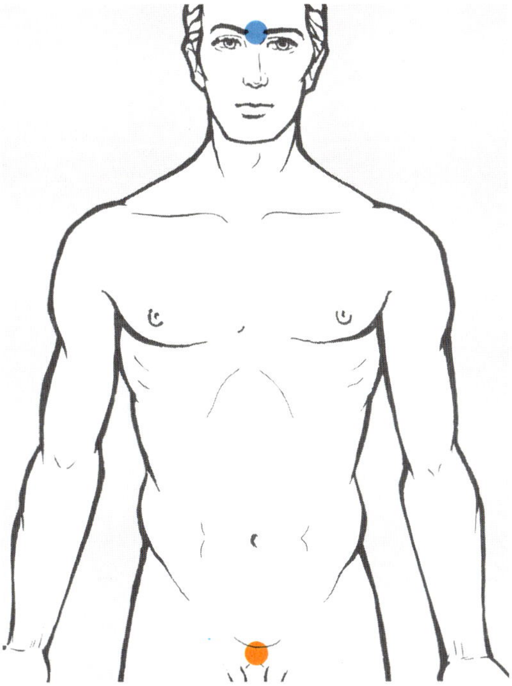

Vertikaler Ausgleich:
Yin-trang blau, KG 3 orange

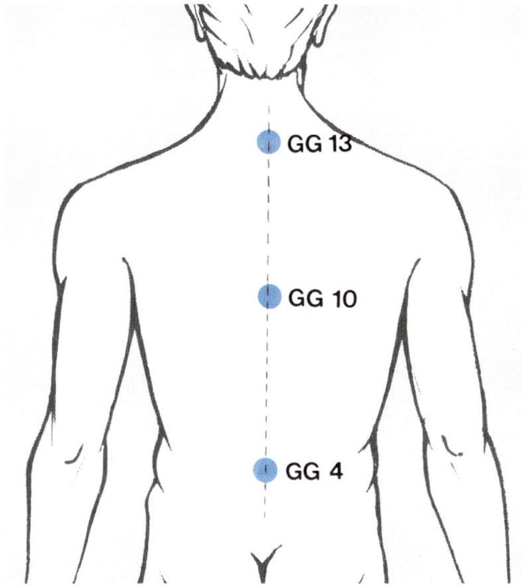

GG 13 - GG 10 - GG 4, Farbe blau

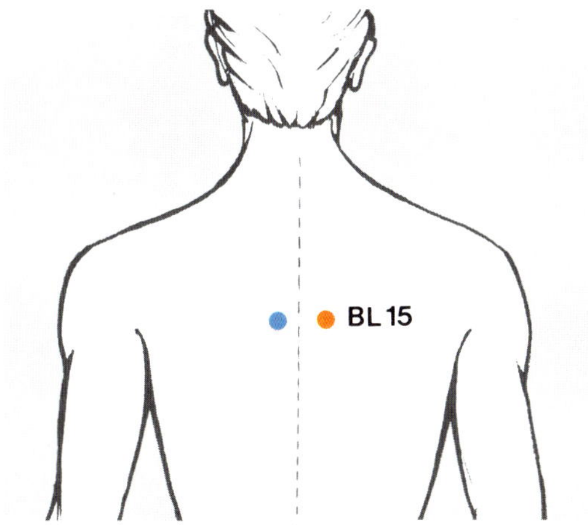

Zustimmungspunkt des Herzens, Blase 15, Farbe blau/orange

Endokrine Insuffizienz VII

Symptome: Allgemeine Müdigkeit und Abgeschlagenheit, depressive Verstimmungen mit Druck im Kopf.

Farbpunktur: Therapie:
1. GG 19 – GG 13 – Zone L 5/S 1, Farbe: orange, Flachfokus 15 Min.
2. Hypophysenpunkt rechts u. links. Farbe: orange, Flachfokus 10 Min.
3. Kundalinilinie, Farbe: orange, Flachfokus 10 Min.
4. Yin-trang – GG 20 – GG 19, Farbe: orange, Flachfokus 10 Min.

Ergänzungstherapie: Orale Medikation:
Drüsen-Stoffwechsel-Tabletten, Fa. Magnet-Activ, 3 mal 1 Tablette nach dem Essen. Zincum valerianicum-Hevert Tropfen (=Hevertoplex 19), Fa. Hevert, 15 Tropfen nach dem Essen. Hevert Nerv, Fa. Hevert, 3 mal 2 Dragees. Zellaufbau II, Fa. Magnet-Activ, 3 mal 10 Tropfen vor dem Essen.

Therapie

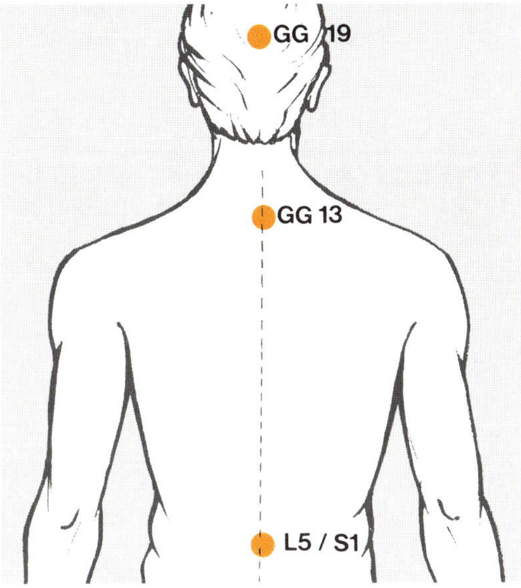

GG 19 - GG 13 - Zone L5/S1, Farbe orange

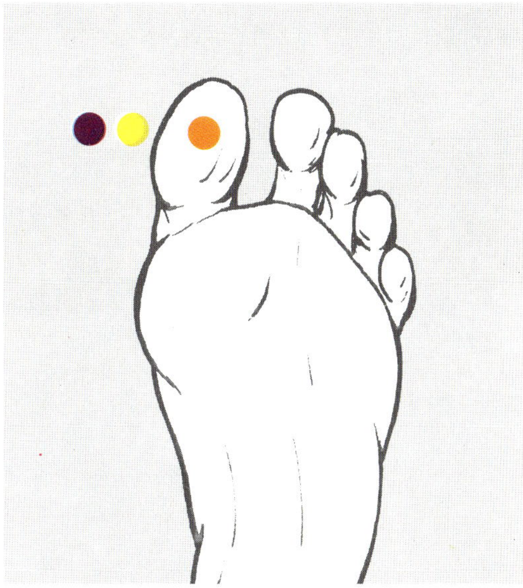

Hypophysenpunkt, rechts und links, Farbe orange

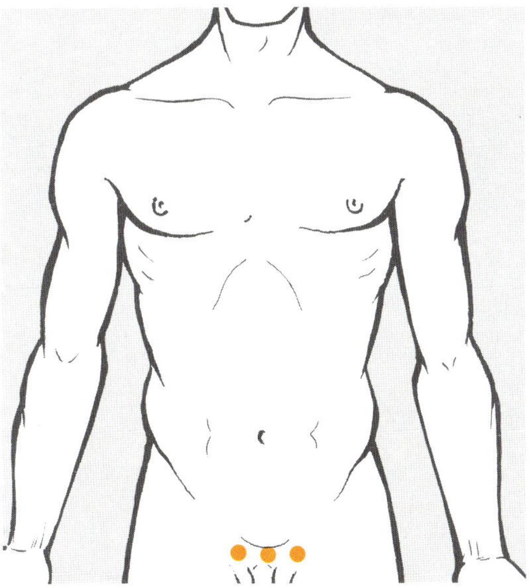

Kundalini-Linie, Farbe orange

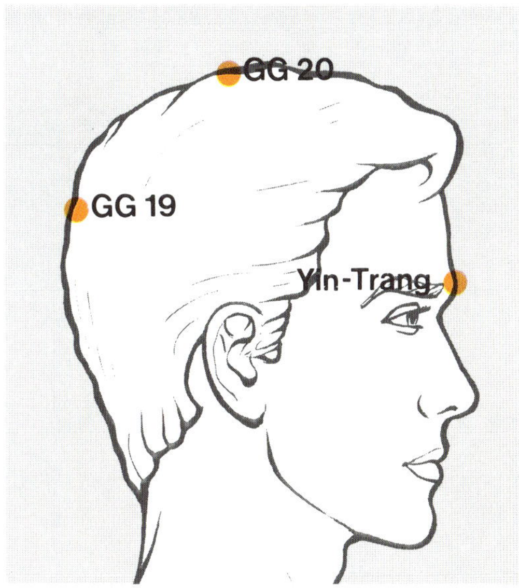

Yin-trang - GG 20 - GG 19, Farbe orange

Endokrine Insuffizienz VIII

Symptome:

Depressionen – Melancholie, Unlustgefühle – Müdigkeit, Konzentrationsstörungen.

Farbpunktur:

Therapie:
1. GG 19 – GG 13 – Zone L 5/ S 1, Farbe: orange, Flachfokus 15 Min.
2. Temperamentzone der Melancholie, Farbe: orange, Pyramidenfokus 3 Min.
3. Yin-Trang – GG 20 – GG 19, Farbe: orange, Flachfocus 10 Min.
4. Zustimmungspunkt 3 E – BL 22, Farbe: blau/orange, Pyramidenfokus, 3 Min., komplementäre Bestrahlung.

Ergänzungstherapie:

Orale Medikation.
Bei Frauen: Zincum valerianicum-Hevert Tropfen (Hevertoplex 19) + Hevertoplex 169, Fa. Hevert, 3 mal 15 Tropfen.
Bei Männern: Zincum valerianicum-Hevert Tropfen (Hevertoplex 19) + Hewesabal, Fa. Hevert, 3 mal 15 Tropfen nach dem Essen.
Hevert Nerv, Fa. Hevert, 3 mal 2 Dragees. Drüsen-Stoffwechseltabletten, Fa. Magnet-Activ, 3 mal 1 Tablette.

Injektion von Eukalisan, tief subkutan in den Punkt BL 39, rechts und links.

Therapie

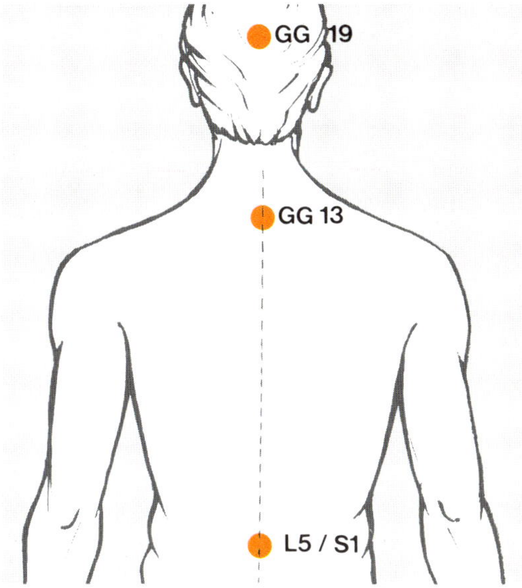

GG 19 - GG 13 - Zone L5/S1, Farbe orange

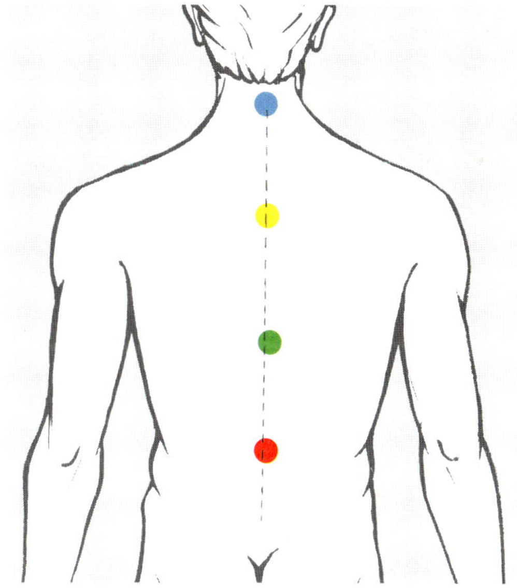

Temperamentzone der Melancholie, Farbe orange

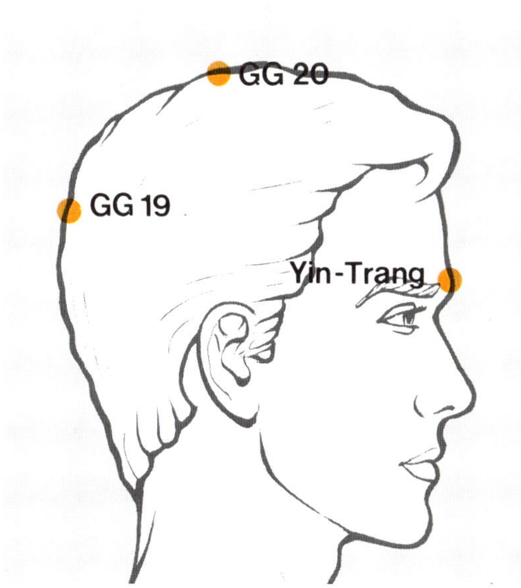

Yin-trang - GG 20 - GG 19, Farbe orange

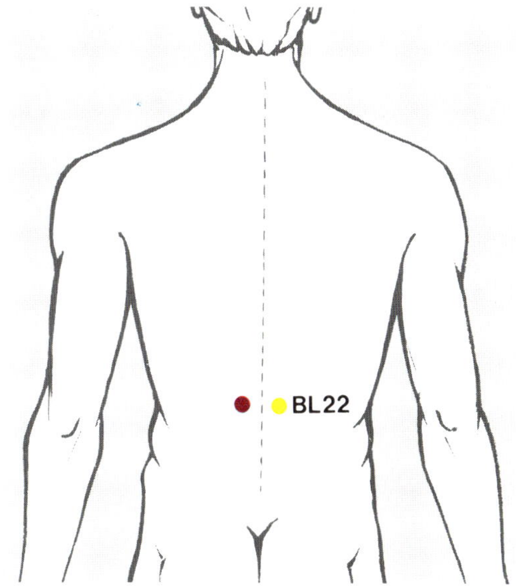

Zustimmungspunkt 3E - BL22, Farbe gelb/violett

Endokrine Insuffizienz IX

Symptome: Impotenz, Frigidität, sexuelle Schwäche, Ejaculatio praecox.

Farbpunktur: Hier ist zwischen Yin- und Yang-Belastung zu unterscheiden. Die Grundfarben sind blau/orange. Man beginnt mit dem Vertikalen Ausgleich Yin-trang – blau, KG 3 – orange, bei endokriner Insuffizienz. Umgekehrt wenn Durchblutungsstörungen und allgemeine Schwäche im Vordergrund stehen, dann wird der Punkt Yin-trang mit orange und der Punkt KG 3 mit blau bestrahlt. In der Regel wird folgende Vorgehensweise empfohlen: Hervorragende Wirkung zeigt die nachstehende Kombination bei der Ejaculatio praecox.

Therapie 1:
1. Vertikaler Ausgleich (Yin-Yang), Farbe: blau/orange, Flachfokus 10 Min.
2. KG 15 – KG 12 – KG 3 (Yin-Yang), Farbe: blau/orange, Flachfokus 10 Min.
3. Kundalinilinie (Yin-Yang), Farbe: orange, Flachfokus 10 Min.
4. Yin-trang – GG 20 – GG 19 (Yin-Yang), Farbe: blau/orange, Flachfokus 10 Min.

Therapie 2:
1. Beckendreieck, Farbe: rot, Pyramidenfokus 3 Min.
2. Bauchdreieck, Farbe: rot, Pyramidenfokus 3 Min.
3. Lebensrhombus, oberes und unteres Dreieck, Farbe: rot, Pyramidenfokus je 3 Min.
4. Zustimmungspunkt 3 E – BL 22, Farbe: gelb/violett, Flachfokus 10 Min., komplementäre Bestrahlung.
5. Magen 30 KG 6, Farbe: orange, Pyramidenfokus 3 Min.
6. KG 6 – Ni 11, Farbe: orange, Pyramdidenfokus 3 Min.

Ergänzungstherapie: Orale Medikation:
NB 59, Fa. Hevert, 3 mal 1 Eßlöffel. Hevert Nerv Dragees, Fa. Hevert, 3 mal 2 Dragees. Zincum valerianicum-Hevert Tropfen (Hevertoplex 19), Fa. Hevert, 3 mal tägl. 15 Tropfen. Durchblutungstropfen, Fa. Magnet-Activ, 3 mal 10 Tropfen vor dem Essen. Drüsen-Stoffwechseltabletten, Fa. Magnet-Activ, 3 mal 1 Tablette. Ausgezeichnet bewährt hat sich das Mittel Königinnen Trank der Fa. St. Johanser, Gauting.
Mit dem Wildkkräuteröl, Fa. St. Johanser, reibt sich der Patient am Abend die Kreuz-Steißbeingegend und die Zone um den 7. Halswirbel sowie die Zone des Solarplexus ein. Dosierung: je Zone 5 Tropfen.

Therapie 1

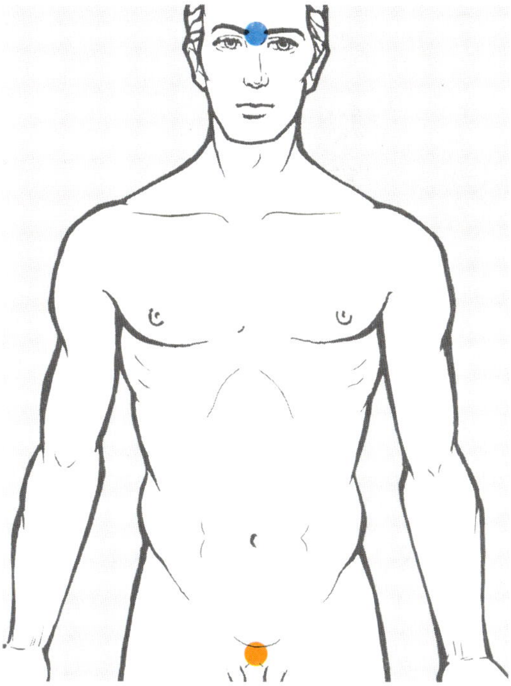

Vertikaler Ausgleich, Yin-trang blau, KG 3 orange

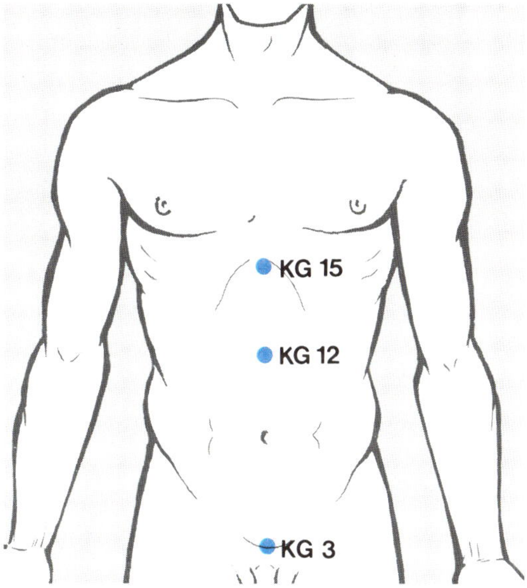

KG 15 - KG 12 - KG 3, Farbe blau/orange

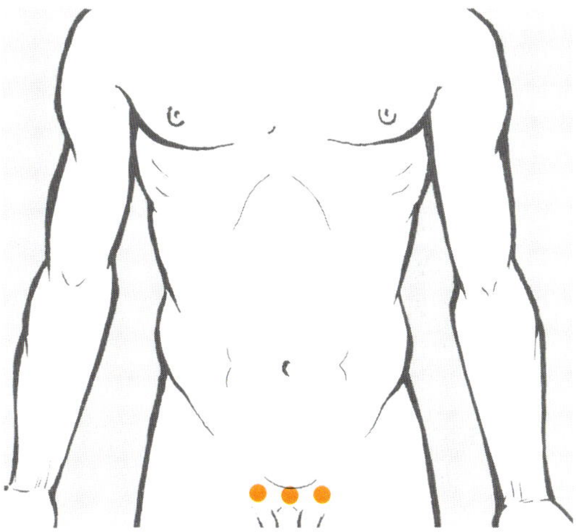

Kundalini-Linie, Farbe orange

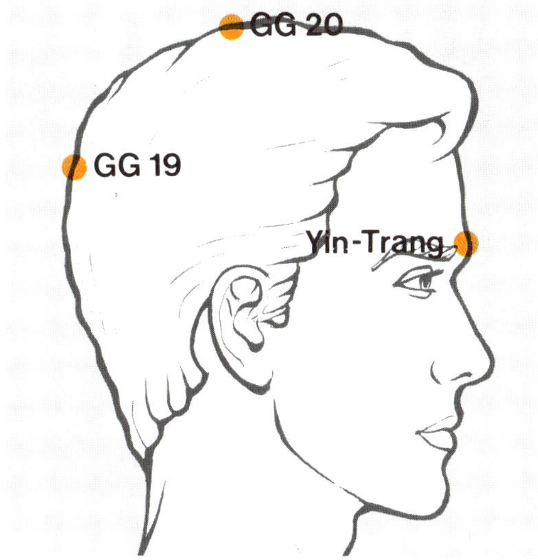

Yin-trang - GG 20 - GG 19, Farbe blau/orange

Therapie 2

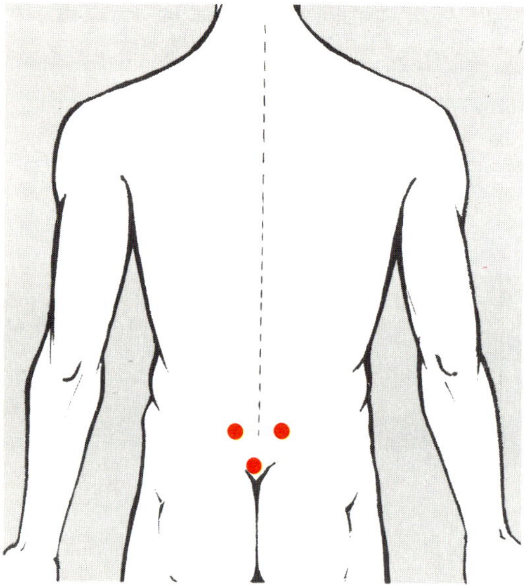

Beckendreieck, Farbe rot

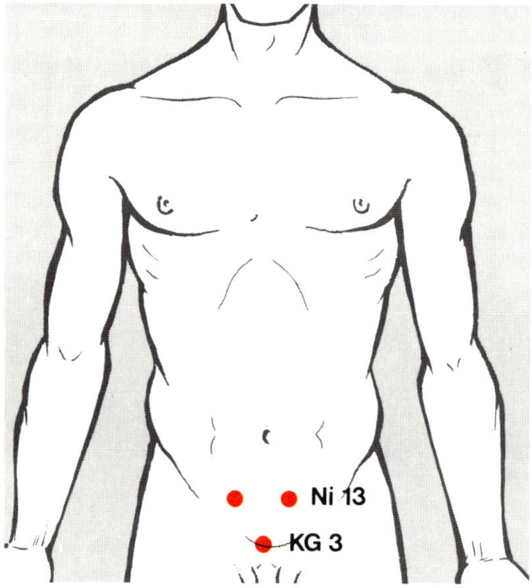

Bauchdreieck, Farbe rot

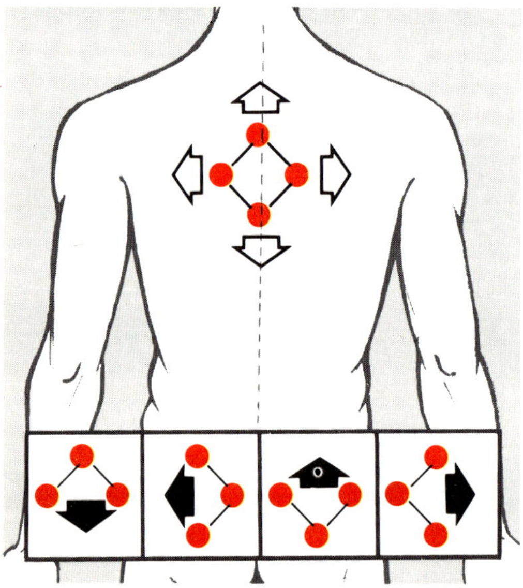

Lebensrhombus, oberes und unteres Dreieck, Farbe rot

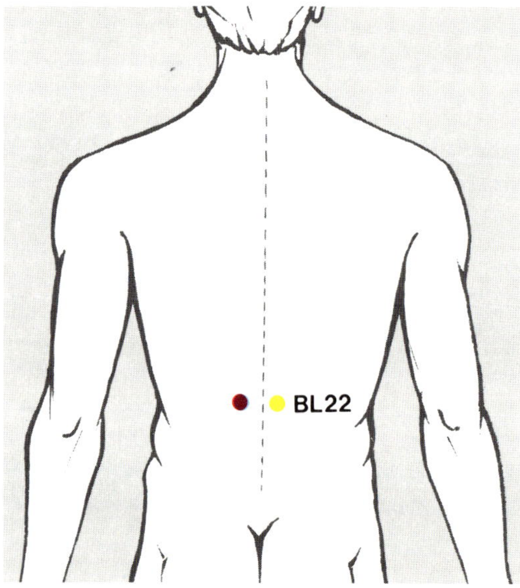

Zustimmungspunkt 3E: Blase 22, Farbe gelb/violett

Therapie

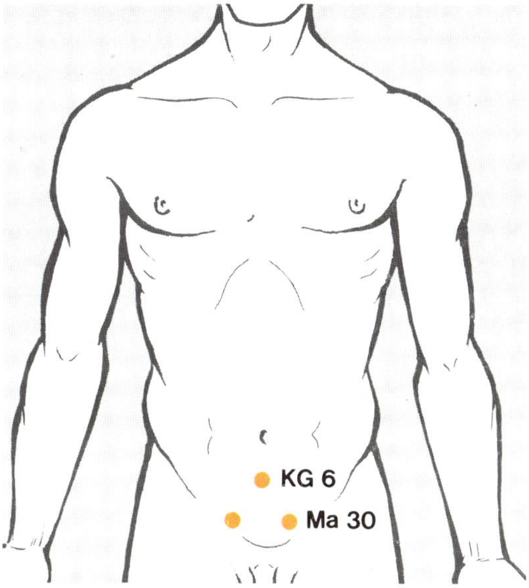

Magen 30 - KG 6, Farbe orange

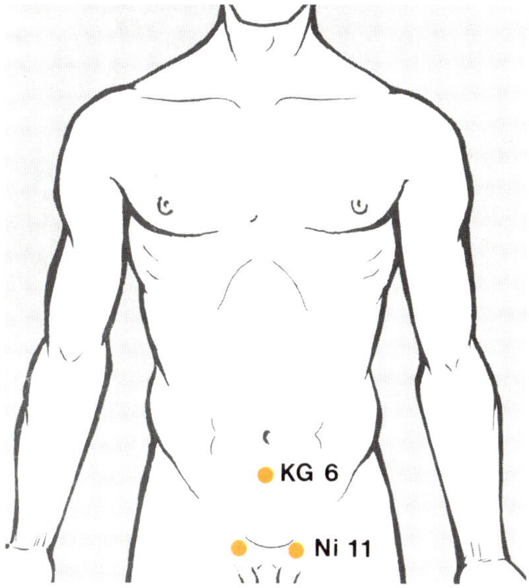

KG 6 - Niere 11, Farbe orange

Endokrine Insuffizienz X

Symptome: Kreislaufstörungen, periphere Durchblutungsstörungen an Händen und Füßen, Hypotonie, Verkrampfungen in der Herzgegend.

Farbpunktur: Therapie:
1. Grundzonen der Farben, Flachfokus 10 Min.
2. Angina-pectoris-Linie mit Alarmpunkt des Herzen. Farbe: blau, Flachfokus 10 Min.
3. Beckendreieck, Farbe: rot, Flachfokus 10 Min.
4. Ni 13 – KG 3, Farbe: rot, Flachfokus 10 Min.

Ergänzungstherapie: Orale Medikation:
Drüsen-Stoffwechseltabletten, Fa. Magnet-Activ, 3 mal 1 Tablette. Kreislauftabletten, Fa. Magnet-Activ, 3 mal 2 Tabletten. Herz- und Kreislauftee, Fa. Hevert, 2 mal eine Tasse. Heweven Dragees, Fa. Hevert, 3 mal 1 Dragee.

Wildkräuter-Aktivierungsbad, Fa. St. Johanser, Gauting, 3 mal wöchentlich am Morgen, Wassertemperatur 36 Grad, 15 Min.

Therapie

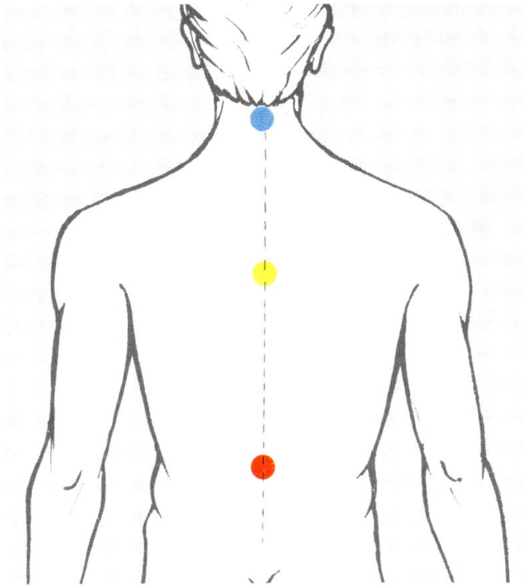

Grundzonen der Farben

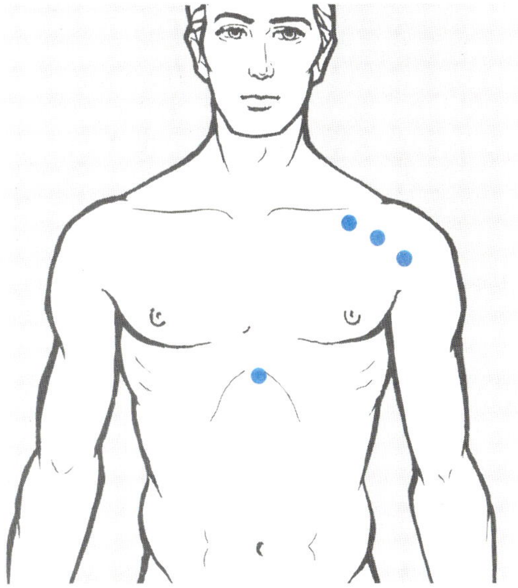

Angina-pectoris-Linie, Farbe blau

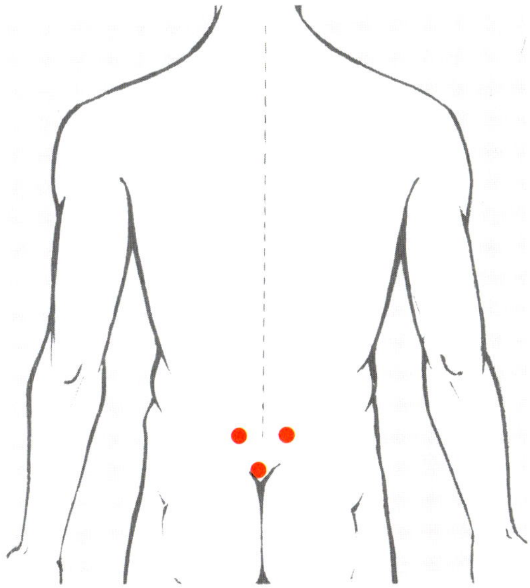

Beckendreieck, Farbe rot

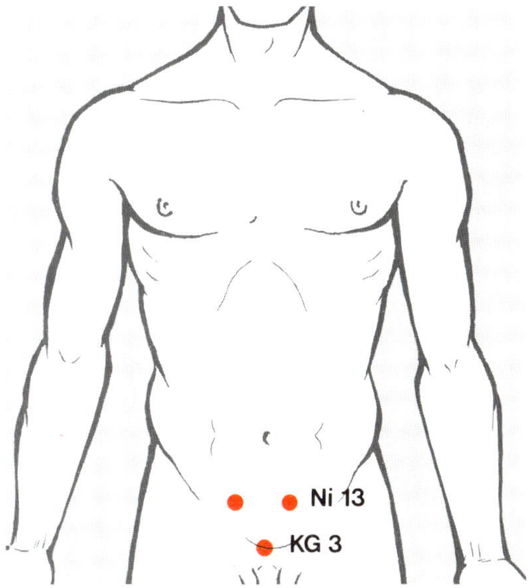

Bauchdreieck, Niere 13 - KG 3, Farbe rot

Endokrine Insuffizienz verbunden mit gastrointestinalen Beschwerden

Symptome: Magendruck, Stauungen im Oberbauch, Verkrampfungen im Solarplexus-Gebiet gemischt mit anderen Symptomen der endokrinen Insuffizienz.

Farbpunktur: Therapie 1 und Therapie 2 im täglichen Wechsel anwenden.

Therapie 1:
1. Vertikaler Ausgleich Yin-trang – KG 3, Farbe: blau, Yin-trang; orange, KG 3; Flachfokus 10 Min.
2. LE 13 – KG 12 – LE 13, Farbe: gelb, Flachfokus 10 Min.
3. KG 15 – KG 12 – KG 3, Farbe: blau, Flachfokus 10 Min.
4. Aggressive Zonen, Farbe: grün, Pyramidenfokus 10 Min.

Therapie 2:
1. Hypophysenpunkt der Fußreflexzonentherapie. Farbe: orange, Pyramidenfokus 3 Min.
2. LE 13 - KG 15 - LE 13, Farbe: gelb, Pyramidenfokus 3 Min.
3. Yin-trang - GG 20 - GG 19, Farbe: blau, Flachfokus 10 Min.
4. Zustimmungspunkt 3 E - BL 22, (Die Zustimmungspunkte müssen immer alle untersucht werden, in der Regel findet man den 3 E stark belastet). Farbe: blau/orange, komplementäre Bestrahlung, Flachfokus 10 Min.

Zwischendurch Therapie 3 einschalten.

Therapie 3:
1. Ma 36, Farbe: blau/orange, komplementäre Bestrahlung, Pyramidenfokus 3 Min.
2. Zone zwischen 3 E 3 und 3 E 4, Farbe: blau, Pyramidenfokus 3 Min. Nur linke Hand bestrahlen.
3. Grundzonen der Farben, Flachfokus 10 Min.
4. Rechter Rippenbogen, Farbe: gelb, Flachfokus 10 Min.

Ergänzungstherapie: Orale Medikation:
Drüsen-Stoffwechseltabletten, Fa. Magnet-Activ, 3 mal täglich 1 Tablette. Magen-Darm Tropfen, Fa. Magnet-Activ, 3 mal 10 Tropfen vor dem Essen. Magnesium-Präparat, Pankreaticum + Bomaleb forte + Heweberberol als Mischung 3 mal 15 Tropfen nach dem Essen, Fa. Hevert.

Therapie 1

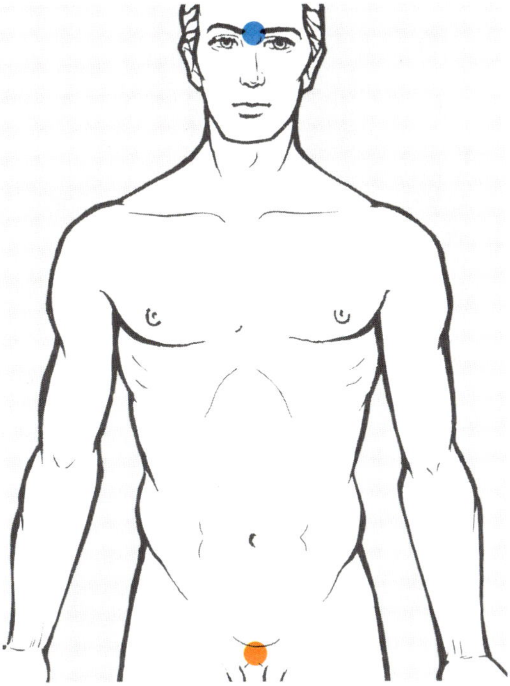

Vertikaler Ausgleich:
Yin-trang blau, KG 3 orange

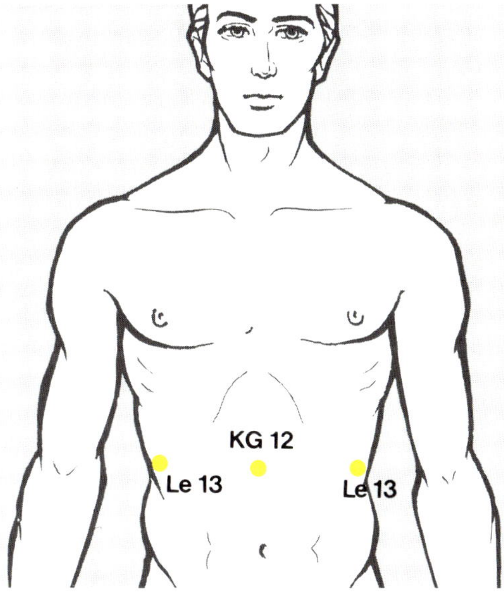

LE 13 - KG 12 - LE 13, Farbe gelb

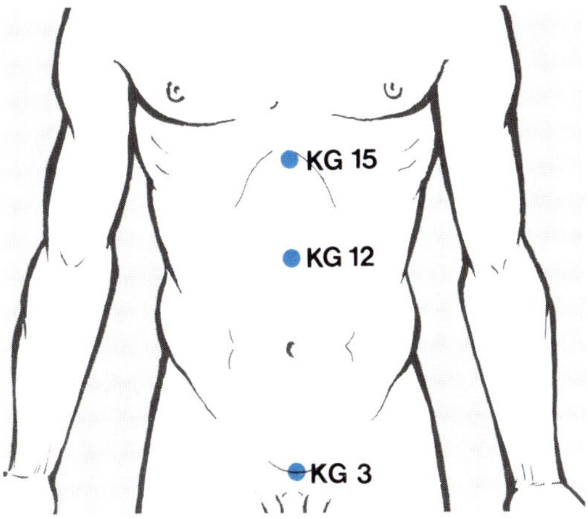

KG 15 - KG 12 - KG 3, Farbe blau

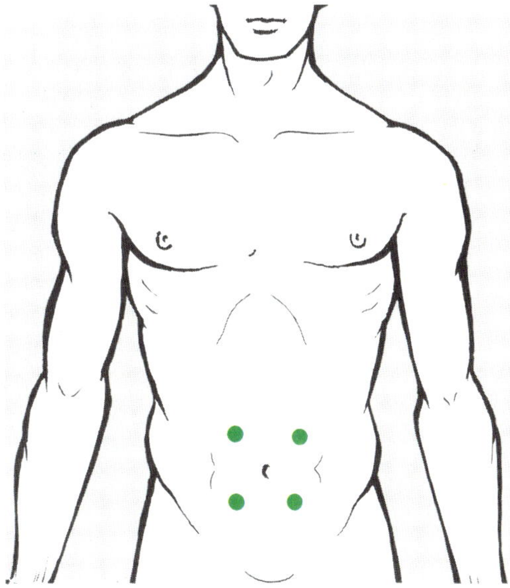

Aggressive Zonen, Farbe grün

Therapie 2

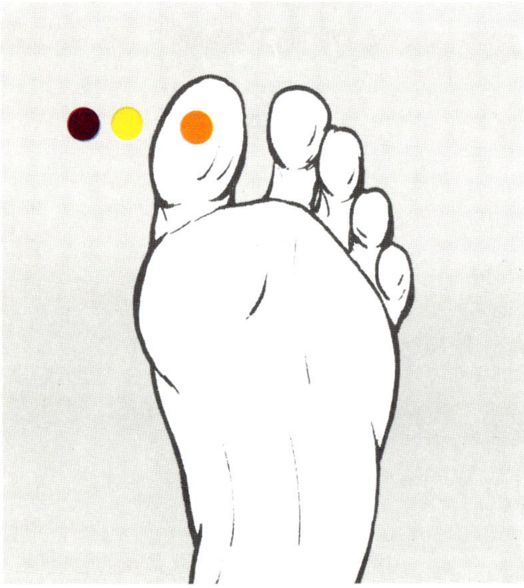

Hypophysenpunkt, Farbe orange

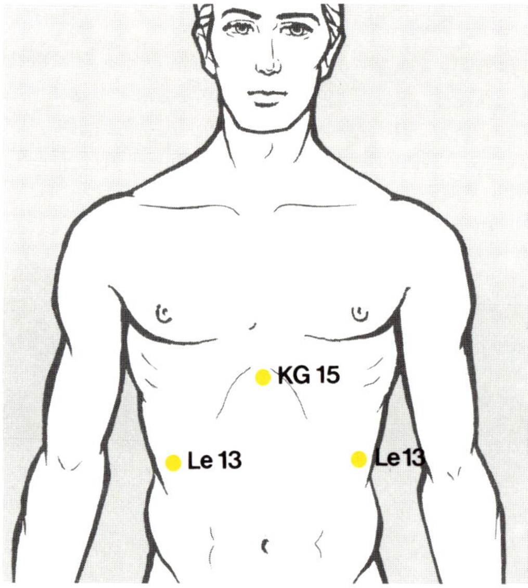

LE13 – KG15 – LE13, Farbe gelb

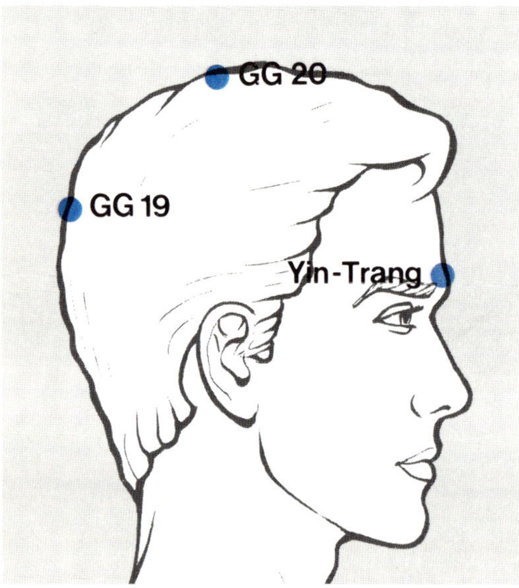

Yin-trang – GG20 – GG19, Farbe blau

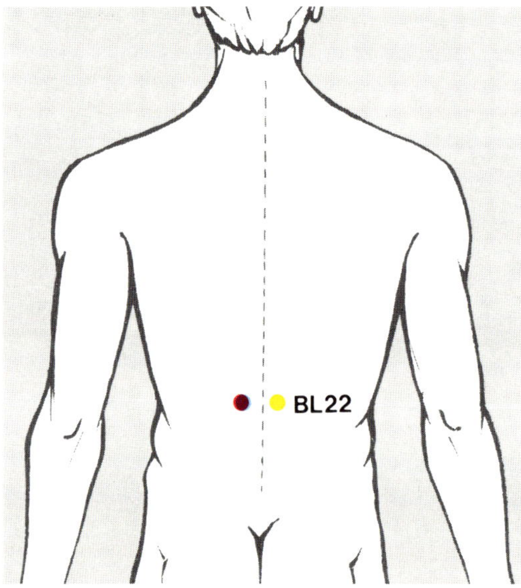

Zustimmungspunkt 3E: Blase 22, Farbe gelb/violett

Therapie 3

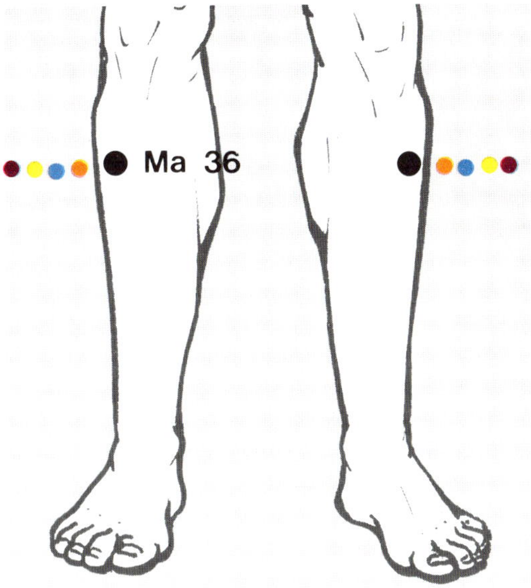

Magen 36, Farbe blau/orange

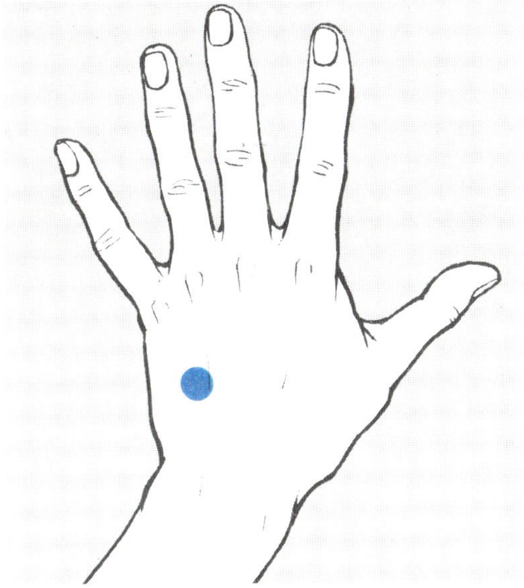

Zone zwischen 3 E 3 und 3 E 4, Farbe blau

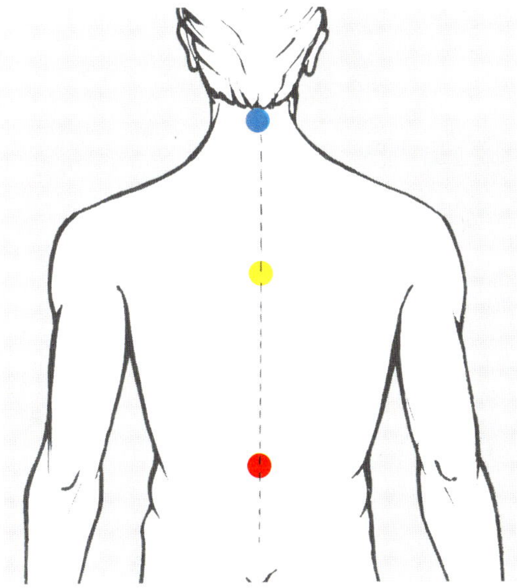

Grundzonen der Farben

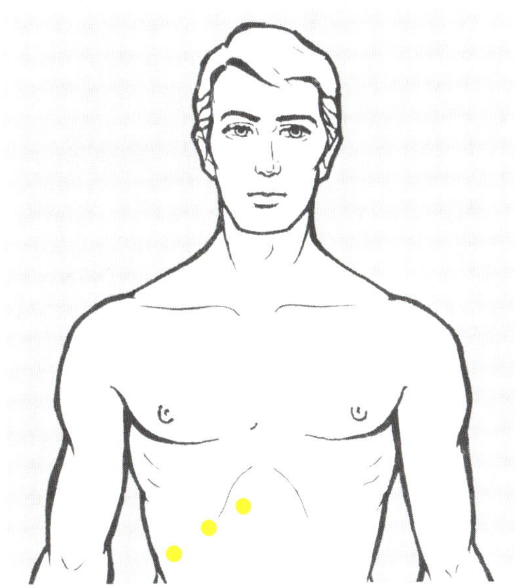

Rechter Rippenbogen, Farbe gelb

Gastrointestinale Beschwerden I

Symptome: Erkrankungen der Gallenblase und Gallengänge, Leberstauungen, Hämorrhoiden.

Farbpunktur: Leberstauungen sind oft Ursache für viele Beschwerden. Zwerchfellhochstand mit Atemnot, Blähungen, Obstipationen, rechtsseitige Migränen, Rechtsherzbelastungen usw. Die Farbpunktur kann hier Erhebliches leisten. Bei Hämorrhoiden bestrahlt man nach der Farbpunktur 10 Min. mit dem Flachfokus direkt blau. Die nachstehenden Möglichkeiten werden nach Modalitäten ausgewählt.

Therapie 1:
1. rechter Rippenbogen, Farbe: gelb, Flachfokus 10 Min.
2. Leber – Galle Segment, Farbe: gelb/violett, Pyramidenfokus 3 Min., komplementäre Bestrahlung.
3. Gallenzone der Fußreflexzonentherapie, Farbe: gelb/violett, Pyramidenfokus 3 Min., komplementäre Bestrahlung.
4. Aggressive Zonen, Farbe: grün, Pyramidenfokus 5 Min.

Therapie 2:
1. Le 13 – KG 12 – Le 13, Farbe: gelb, Flachfokus 10 Min.
2. Ma 25, Farbe: gelb/violett, Pyramidenfokus 3 Min., komplementäre Bestrahlung.
3. Zustimmungspunkt der Leber – BL 18, Farbe: gelb/violett, Pyramidenfokus 5 Min., komplementäre Bestrahlung.
4. Zusatimmungspunkt Galle – BL 19, Farbe: gelb/violett, Pyramidenfokus 5 Min., komplementäre Bestrahlung.

Therapie 3:
1. Zustimmungspunkt der Niere – BL 23, Farbe: rot/grün, Pyramidenfokus 5 Min., komplementäre Bestrahlung.
2. Zustimmungspunkt Dickdarm – BL 25, Farbe: blau/orange, Pyramidenfokus 5 Min., komplementäre Bestrahlung.
3. Bauchdreieck, Farbe: grün, Flachfokus 10 Min.,
4. Beckendreieck, Farbe: grün, Flachfokus 10 Min.

Therapie

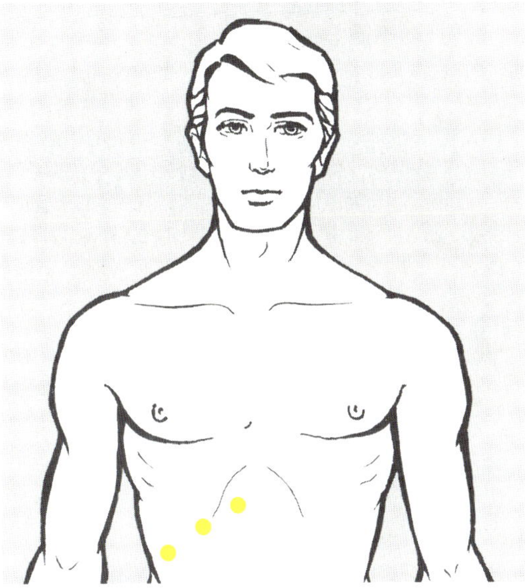

Rechter Rippenbogen, Farbe gelb

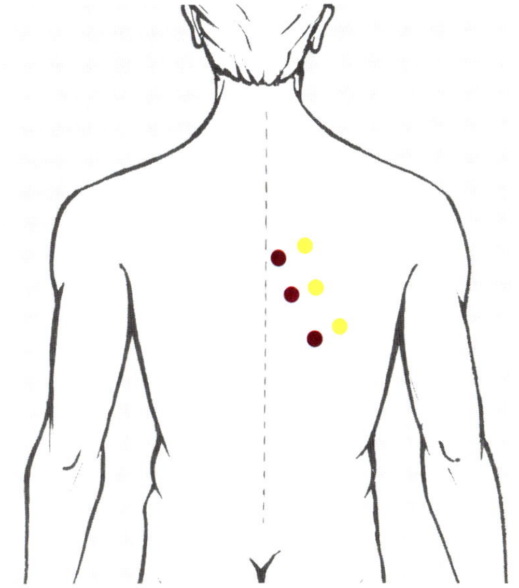

Leber-Galle-Segment, Farbe gelb/violett

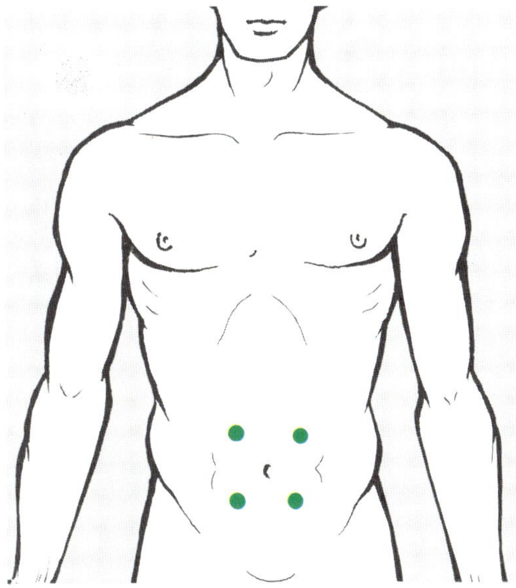

Aggressive Zonen, Farbe grün

Ergänzungstherapie: Orale Medikation

Hevert Gall, 3 mal 1 Teelöffel in eine Tasse heißes Wasser. Cholosom Dragees, Fa. Hevert, 3 mal 1 - 2 Dragees. Magen-Galle-Leber-Tee, Fa. Hevert, 2 - 3 Tassen pro Tag. Pankreaticum + Bomaleb forte + Heweberberol, Fa. Hevert, als Mischung 3 mal 15 Tropfen nach dem Essen. Magen-Darm Tropfen, Fa. Magnet-Activ, 3 mal 10 Tropfen. Zellaufbau II, Fa. Magnet-Activ, 3 mal 10 Tropfen vor dem Essen. Hametum comp., Fa. DHU. Der Patient muß Diät halten.

Als Abschluß der Farbpunktur kann man noch mit dem Aku-Impulser PM 2000 folgende Punkte stimulieren: Le 2 – Le 6 – GBL 40 – Di 10 – Dü 3 – Dü 9 pro Punkt rechts und links 10 Impulse. Dieselben Punkte kann der Patient am Abend mit 1 - 2 Tropfen St. Johanser Wildkräuteröl selbst einreiben.

Therapie 1 (Fortsetzung)

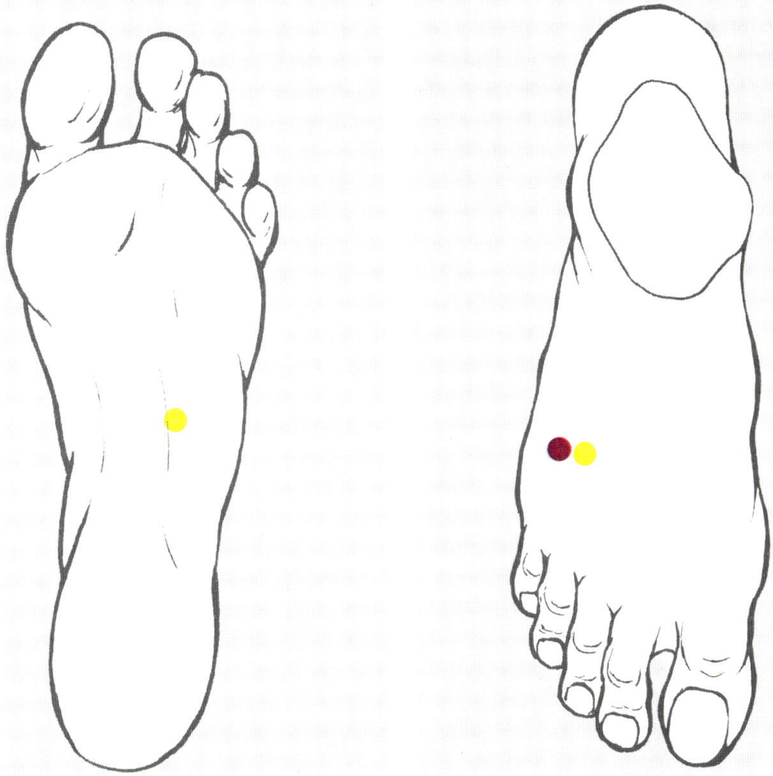

Gallenzonen der Fußreflexzonentherapie (nur am rechten Fuß), Farbe gelb/violett

Therapie 2

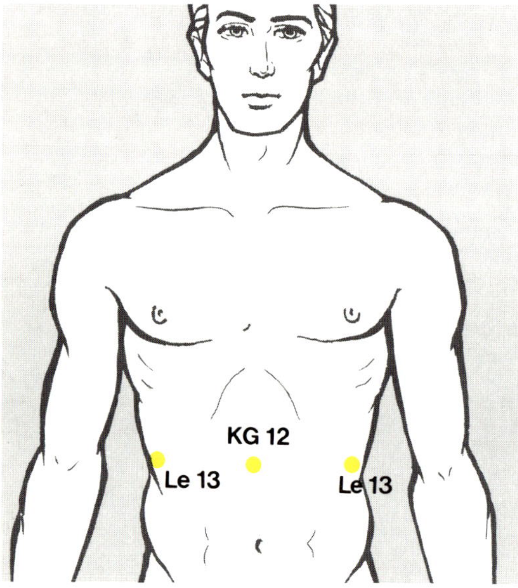

LE13 – KG12 – LE13, Farbe gelb

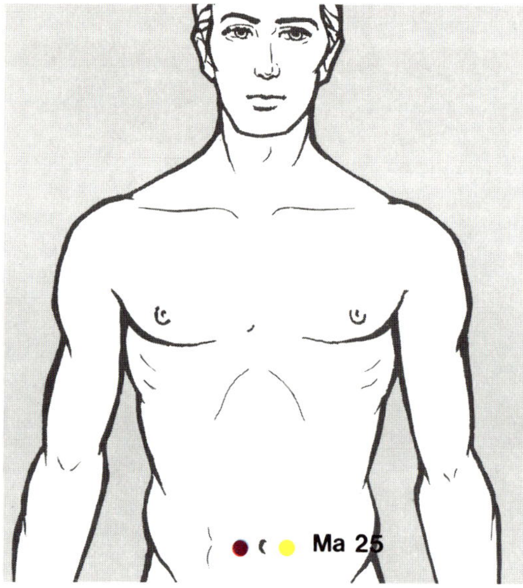

Magen 25, Farbe gelb/violett

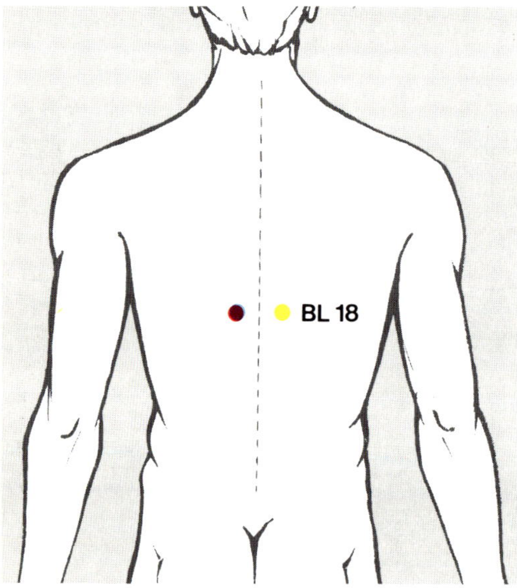

Zustimmungspunkt der Leber, Blase 18, Farbe gelb/violett

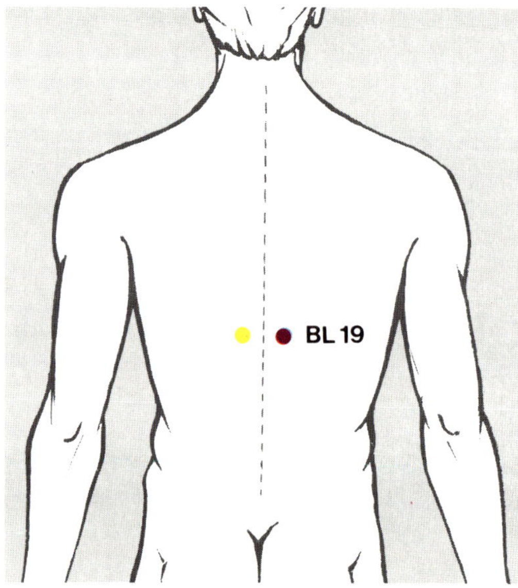

Zustimmungspunkt der Galle, Blase 19, Farbe gelb/violett

Therapie 3

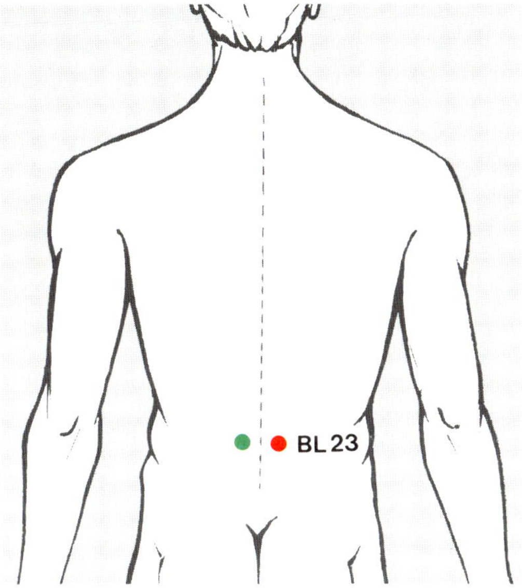

Zustimmungspunkt der Niere:
Blase 23, Farbe rot/grün

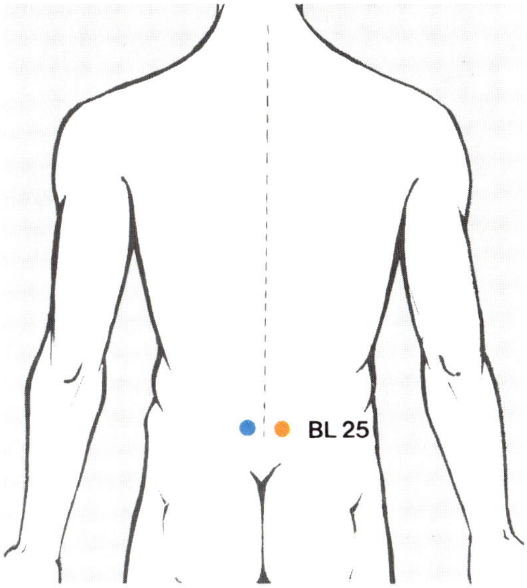

Zustimmungspunkt des Dickdarms:
Blase 25, Farbe blau/orange

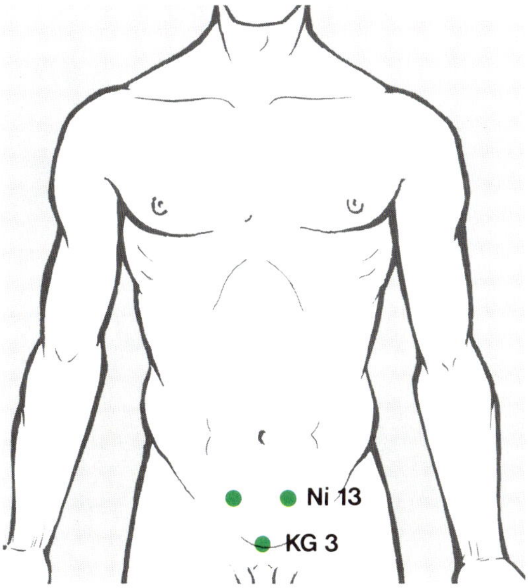

Bauchdreieck, Farbe grün

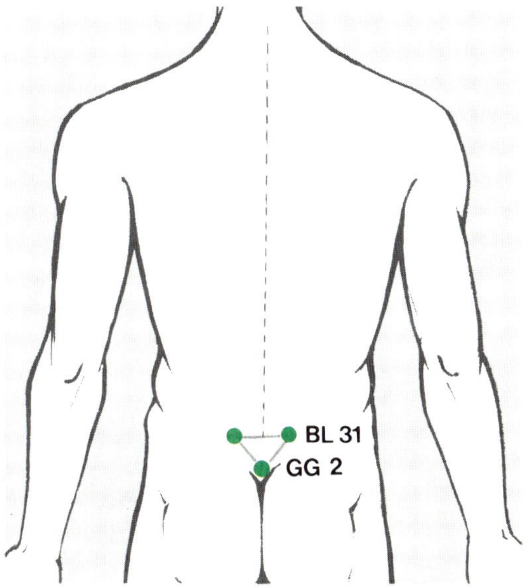

Beckendreieck, Farbe grün

Gastrointestinale Beschwerden II

Symptome: Brechdurchfall – Diarrhö

Farbpunktur: Hier kommen an erster Stelle die Zustimmungs- und Alarmpunkte in Betracht. Der Therapeut tastet alle Punkte von BL 13 bis BL 28 sowie alle Alarmpunkte ab und therapiert komplementär von oben nach unten. Weitere Möglichkeiten sind:

Therapie 1 zu den Zustimmungs- u. Alarmpunkten
1. Di 4, Farbe: rot/grün, Pyramidenfokus 3 Min., komplementäre Bestrahlung.
2. Ma 36, Farbe: gelb/violett, Flachfokus 10 Min., komplementäre Bestrahlung.

Therapie 2:
1. Aggressive Zonen, Farbe: grün, Flachfokus 10 Min.
2. Ma 36, Farbe: gelb/violett, Pyramidenfokus 3 Min., komplementäre Bestrahlung.
3. Ly 11 – KG 22, Farbe: gelb, Flachfokus 10 Min.
4. GBL 30, Farbe: rot/grün, Pyramidenfokus 3 Min., komplementäre Bestrahlung.

Therapie 3:
1. Lebensrhombus, oberer und unterer Rhombus, Farbe: grün, Flachfokus je 10 Min.
2. Beckendreieck, Farbe: grün, Pyramidenfokus 3 Min.
3. Bauchdreieck, Farbe: grün, Pyramidenfokus 3 Min.
4. BL 54 – BL 51 – Dü 9, Farbe: rot/grün, Pyramidenfokus, je Punktpaar 3 Min., komplementäre Bestrahlung.

Ergänzungstherapie: Orale Medikation
Magen-Darm Tropfen, Fa. Magnet-Activ, 3 mal 10 Tropfen vor dem Essen. Hewegastron Tabletten, Fa. Hevert, 4 mal 4 Tabletten in Wasser auflösen, schluckweise trinken. Diarrhö San, Fa. Loges, 3 mal 1 Eßlöffel. Gut bewährt hat sich zusätzlich das Wildkräuteröl von St. Johanser. Man nimmt 3 mal 5 Tropfen in heißem Wasser. Zusätzlich kann die Zone um den Nabel und der Punkt Di 4 mit 2 - 5 Tropfen eingerieben werden.

Therapie 1

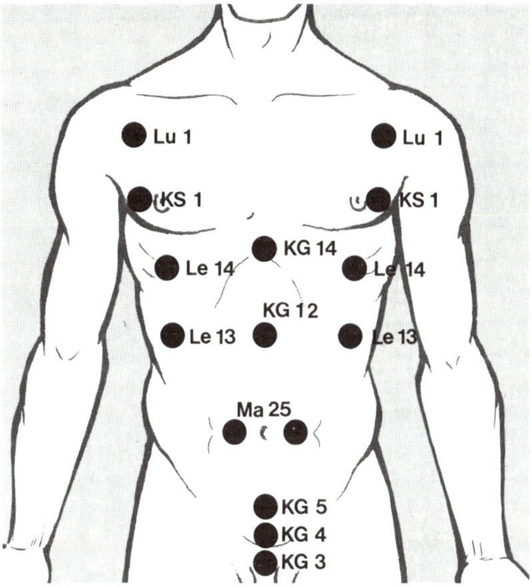

Alarmpunkte

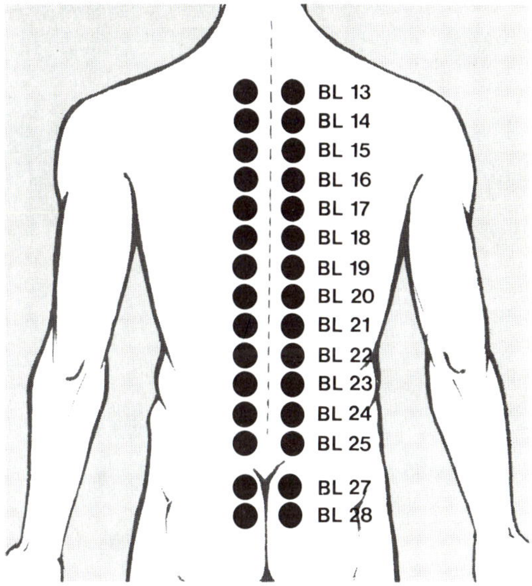

Zustimmungspunkte

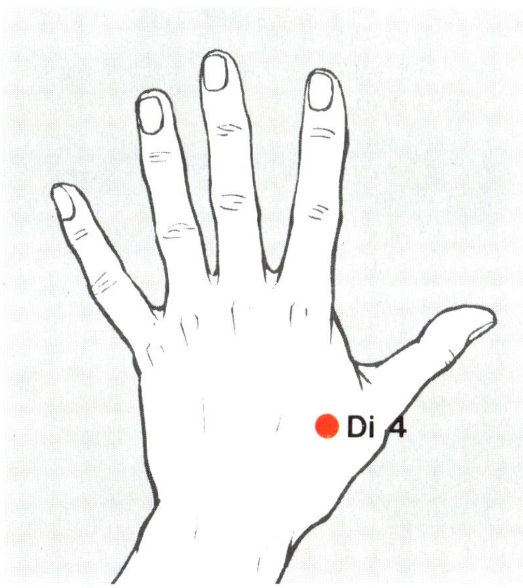

Dickdarm 4, Farbe rot/grün

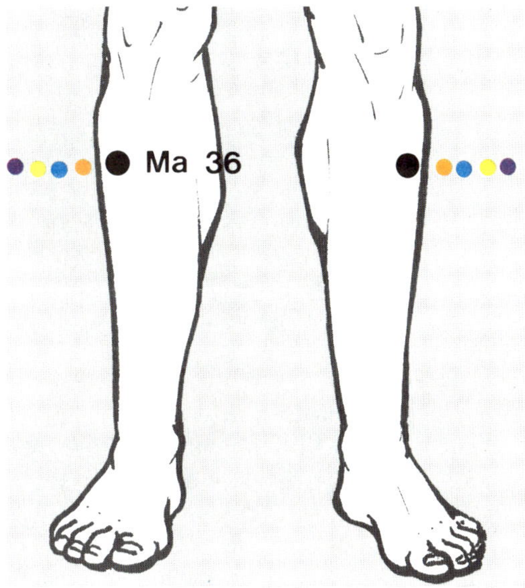

Magen 36, Farbe gelb/violett

Therapie 2

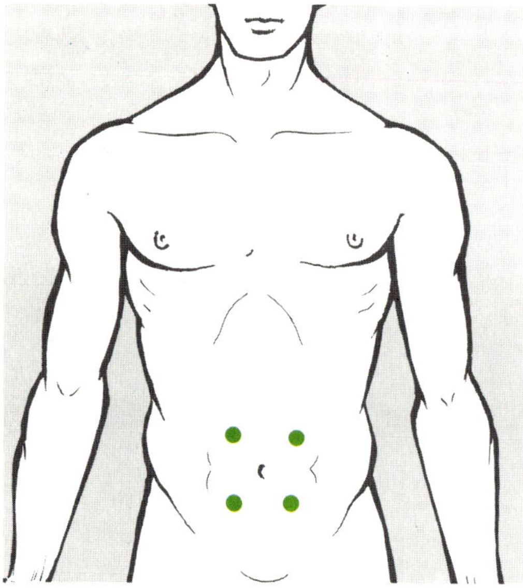

Aggressive Zonen, Farbe grün

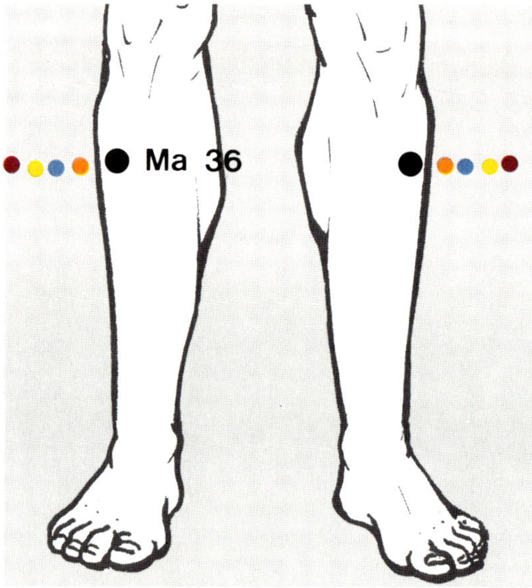

Magen 36, Farbe gelb/violett

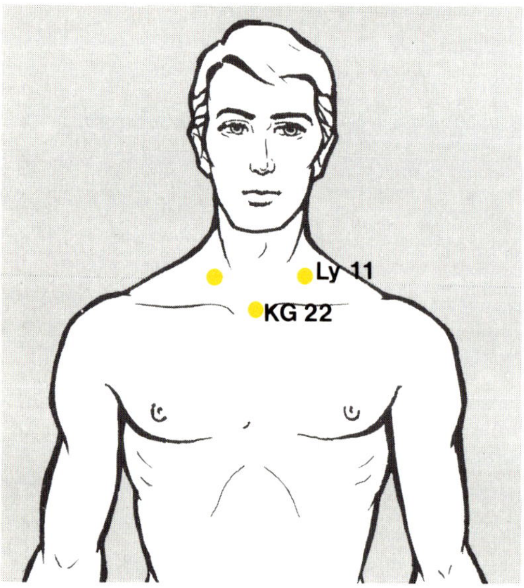

Lymphe 11 – KG 22, Farbe gelb

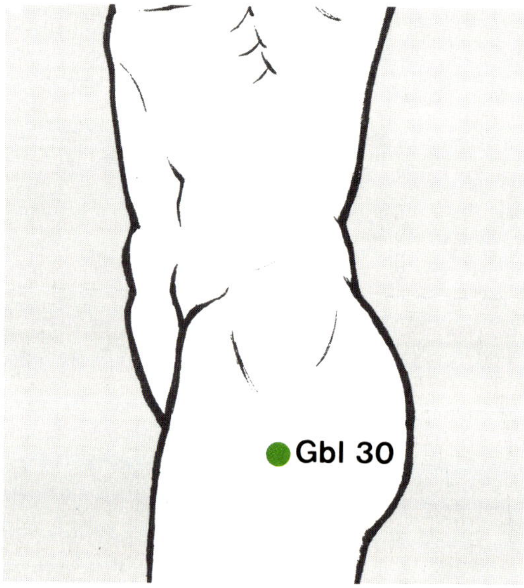

Gallenblase 30, Farbe rot/grün

Therapie 3

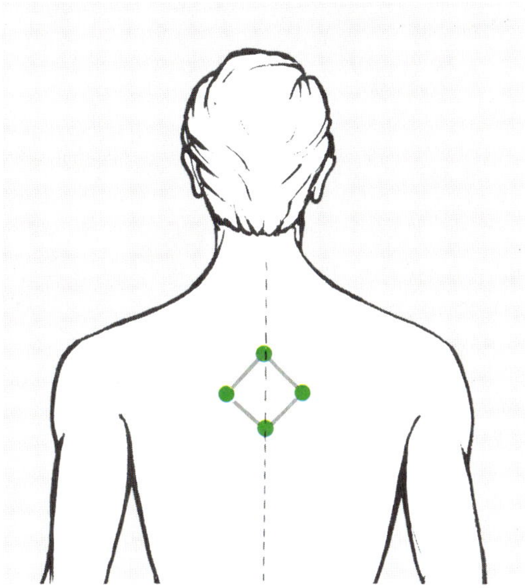

Lebensrhombus, oberes und unteres Dreieck, Farbe grün

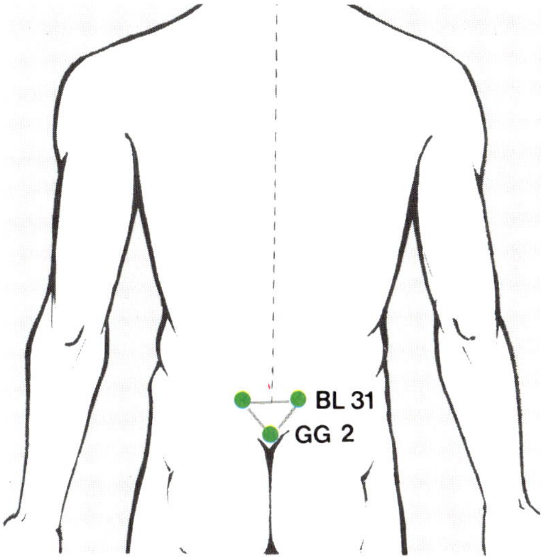

Beckendreieck, Farbe grün

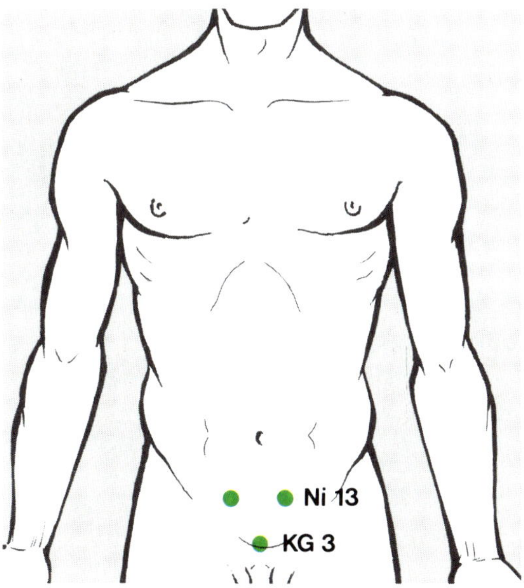

Bauchdreieck, Farbe grün

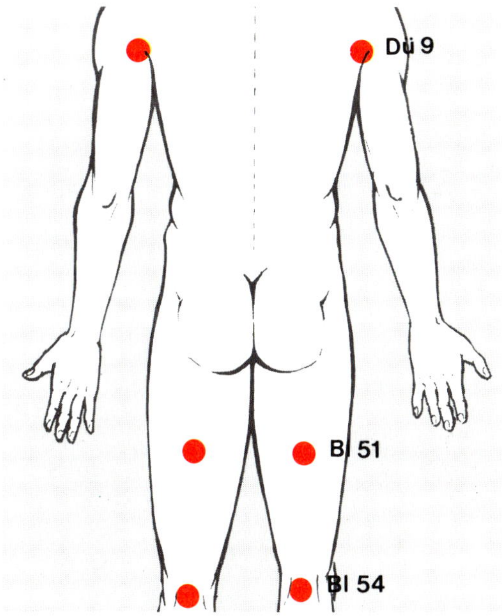

Blase 54 - Blase 51 - Dünndarm 9, Farbe rot/grün

Gastrointestinale Beschwerden III

Symptome: Blähungen, Druck im Oberbauch, Unverträglichkeit von Speisen, Herzbeklemmungen durch Zwerchfellhochstand, Verkrampfungen in der Magengrube, begleitende Cephalgien.

Farbpunktur: Hier eignen sich besonders die Farbpunkte der Zustimmungs- und Alarmpunkte, wie sie vorher beschrieben wurden.
Der Tastbefund zeigt dem Therapeuten die Yin- oder Yang-Qualität. Es müssen, gleichgültig welche Symptomatik im Vordergrund steht, die Zustimmungspunkte BL 13 bis BL 28 überprüft werden. Die Therapie beginnt dann von oben nach unten. Gerade bei dem Symptomenkomplex der gastrointestinalen Beschwerden kann die Farbpunktur Hervorragendes leisten. Folgende Möglichkeiten stehen außerdem zur Verfügung:

Therapie 1:
Bei endokrin-vegetativen Belastungen:
1. Ying-trang - KG 3, Farbe: blau, Ying-trang; Farbe: orange, KG 3; Flachfokus 10 Min.
Bei toxisch-aggressiver oder degenerativer Belastung:
2. Yin-trang - KG 3, Farbe: orange, Yin-trang; Farbe: blau, KG 3; Flachfokus 10 Min.
3. Le 13 - KG 15 - Le 13, Farbe: gelb, Flachfokus 10 Min.
4. Ma 25, Farbe: gelb/violett, Flachfokus 10 Min., komplementäre Bestrahlung.

Therapie 2:
1. Punkte Oberbauch rechts, Farbe: gelb, Flachfokus 10 Min.
2. Punkte Leber/Galle Segment, Farbe: gelb/violett, Flachfokus 10 Min., komplementäre Bestrahlung.
3. Ma 36, Farbe: gelb/violett, Pyramidenfokus, 3. Min. komplementäre Bestrahlung.
4. Ma 36, bei Verkrampfungen besonders in der Magengrube. Farbe: blau, Flachfokus 10 Min.

Therapie 3:
1. Beckendreieck, Farbe: grün, Pyramidenfokus 3 Min.
2. Bauchdreieck, Farbe: grün, Pyramidenfokus 3 Min.
3. grüne Schlingenpunkte, Vorder- und Rückseite.

Therapie 1

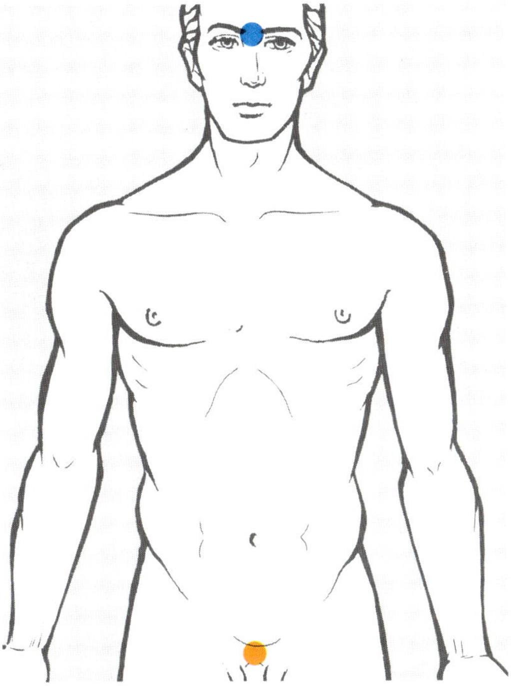

Yin-trang blau, KG 3 orange, bei endokrin-vegetativer Belastung

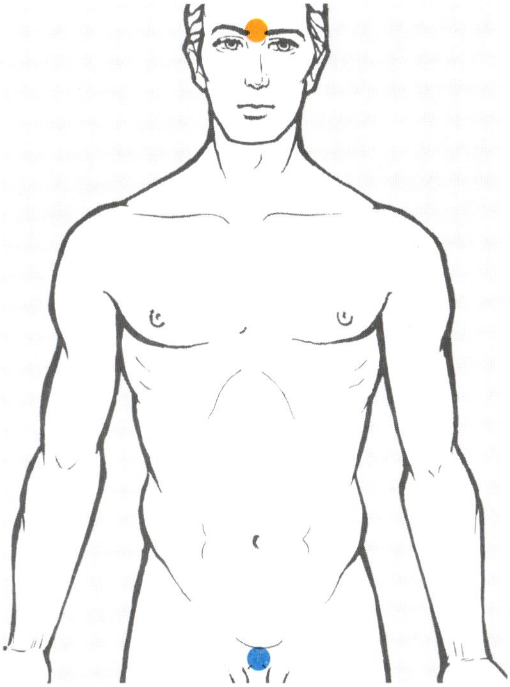

Yin-trang orange, KG 3 blau, bei toxisch-aggressiver oder degenerativer Belastung

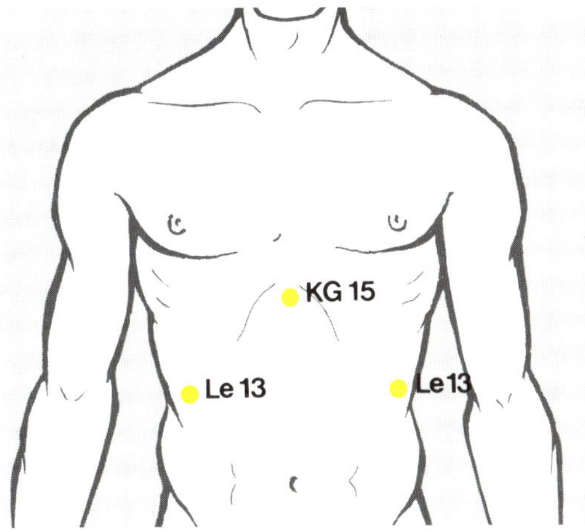

Le 13 - KG 15 - Le 13, Farbe gelb

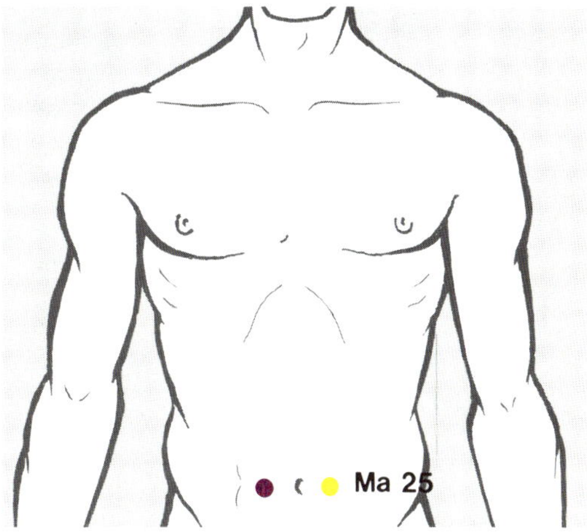

Magen 25, Farbe gelb/violett

Ergänzungstherapie: Orale Medikation.
Pankreaticum + Bomaleb forte + Heweberberol, Fa. Hevert, 3 mal 15 Tropfen nach dem Essen.
Magen-Darm Tropfen, Fa. Magnet-Activ, 3 mal 10 Tropfen vor dem Essen. Zellaufbau II, Fa. Magnet-Activ, 3 mal 10 Tropfen vor dem Essen.

Magen-Galle-Leber-Tee, Fa. Hevert, 1-2 Tassen täglich.
Eine hervorragende unterstützende Möglichkeit ist die Impulstherapie mit dem PM 2000. Die Akupunkturpunkte Le 2, Le 6, Galle 40, Di 10, Dü 3 und Dü 9 erhalten in angegebener Reihenfolge pro Punkt 10 Impulse.

Therapie 2

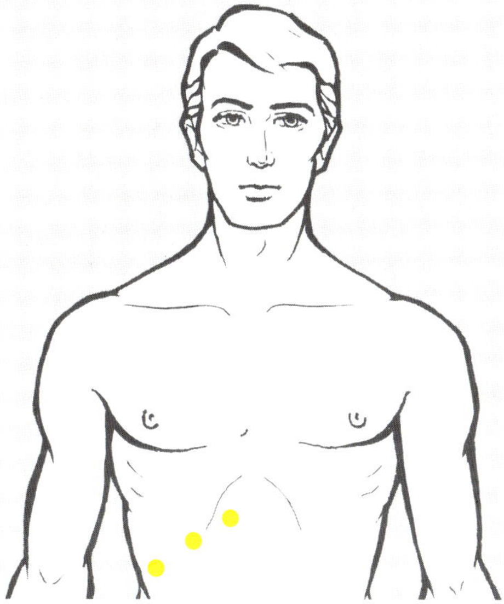

Punkte Oberbauch rechts, Farbe gelb

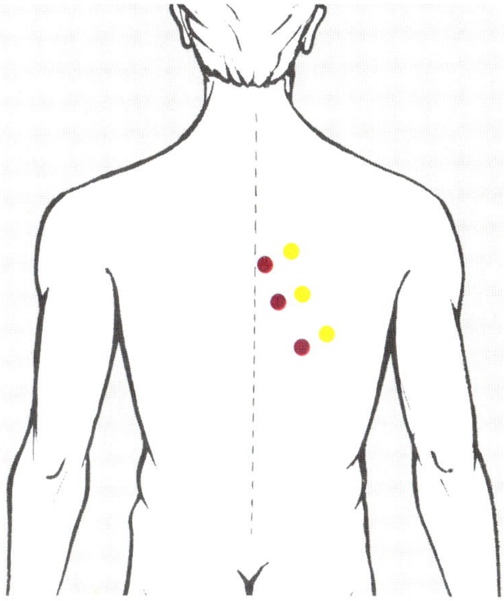

Leber-Galle-Segment, Farbe gelb/violett

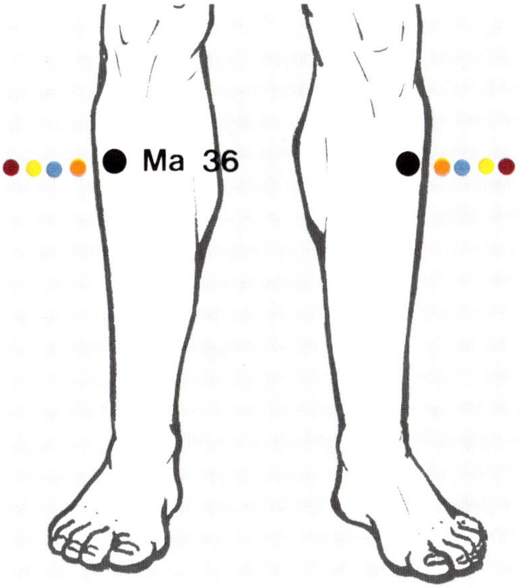

Magen 36, Farbe gelb/violett

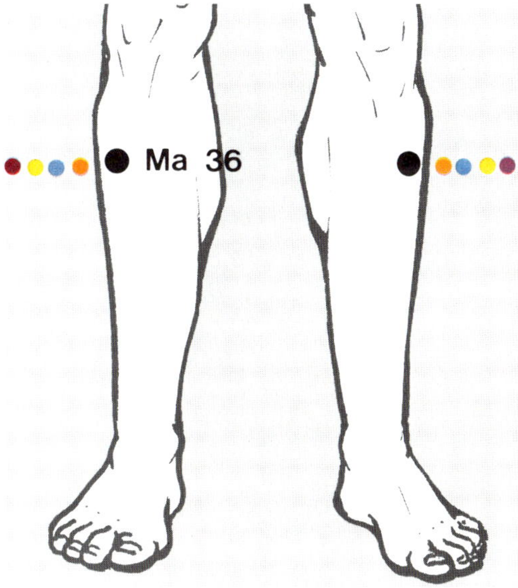

Magen 36, Farbe blau, bei Verkrampfungen

Therapie 3

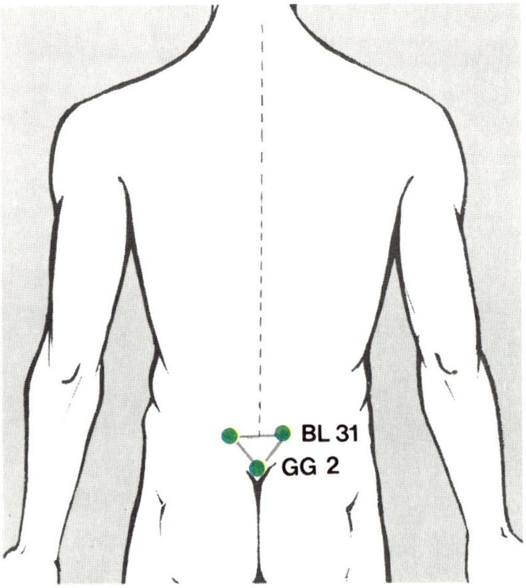

Beckendreieck, Farbe grün

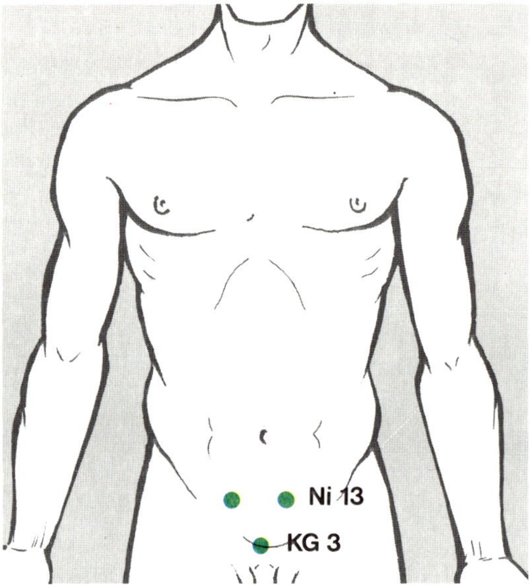

Bauchdreieck, Farbe grün

Therapie 3 (Fortsetzung)

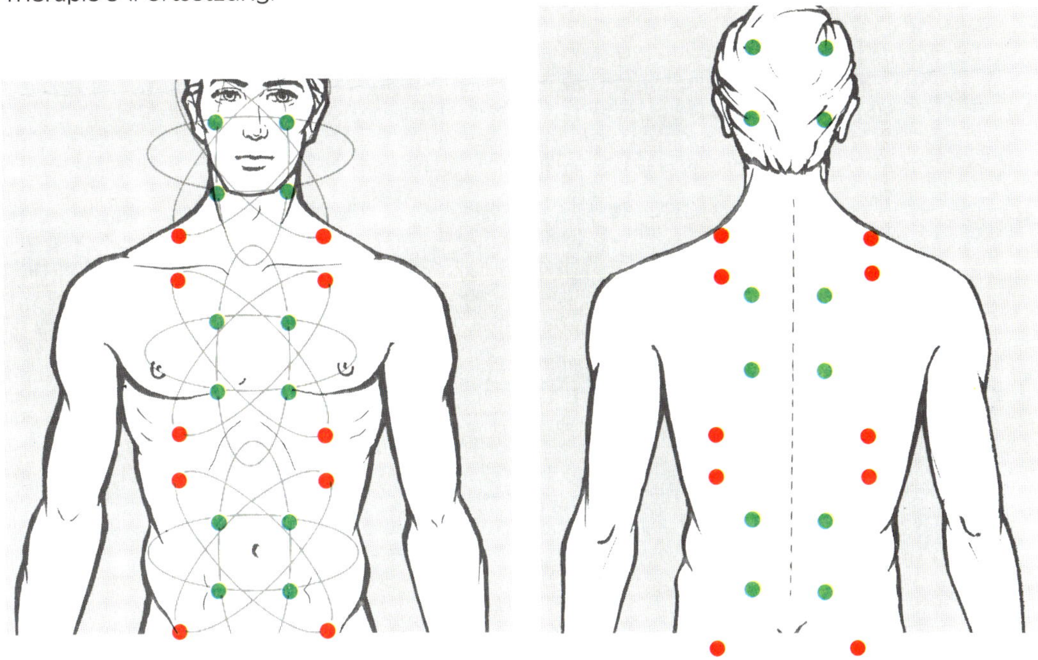

Grüne Schlingenpunkte, Vorder- und Rückseite

Herz – Kreislauf I

Symptome: Durchblutungsstörungen arteriell und peripher.

Farbpunktur: Als Zusatztherapeutikum kann die Farbpunktur Erstaunliches leisten. Je nachdem wo die Durchblutung besonders stark beeinträchtigt ist, werden aus der Vielzahl der Möglichkeiten die geeigneten Farbpunkturkombinationen ausgesucht. Man beginnt mit den Zustimmungs- und Alarmpunkten. Danach erfolgt der Ausgleich der Ebenen, um dann auf die spezifischen Möglichkeiten einzugehen. Bei den Durchblutungsstörungen dominiert die Farbe rot und orange. Die Zonen werden entsprechend ausgesucht. Als Einstiegstherapie haben sich folgende Kombinationen bewährt.

Therapie 1:
1. Beckendreieck, Farbe: rot, Flachfokus 10 Min.
2. Bauchdreieck, Farbe: rot, Flachfokus 10 Min.
3. Lebensrhombus, abwechselnd alle 4 Dreiecke, Farbe: rot, Pyramidenfokus 3 Min.
4. Kundalinilinie, Farbe: rot, Flachfokus 10 Min.

Therapie 2:
Nierenpol, Farbe: rot, Flachfokus 10 Min.
2. Ni 1, Farbe: rot, Flachfokus 10 Min.
3. Ni 13 – KG 3, Farbe: rot, Pyramidenfokus 5 Min.
4. KG 15 – KG 12 – KG 3, Farbe: orange, Pyramidenfokus 5 Min.

Therapie 3:
1. GG 13 – GG 10 – GG 4, Farbe: orange, Flachfokus 10 Min.
2. Hypophysenpunkt der Fußreflexzonentherapie, Farbe: orange/blau, Pyramidenfokus 5 Min., komplementäre Bestrahlung
3. Herzinsuffizienzlinie, Farbe: orange, Flachfokus 10 Min.
4. Grundzonen der Farben, Flachfokus 10 Min.

Ergänzungstherapie: Orale Medikation
Es stehen sehr viele gute Mittel für die Durchblutungsstörungen zur Verfügung. In meiner Praxis haben sich bewährt: Uwobletten, Fa. Hevert, 3 mal 2 Dragees. Heweskleran, Fa. Hevert, 3 mal 15 Tropfen. Entkalkungstropfen, Fa. Magnet-Activ, 3 mal 10 Tropfen vor dem Essen. Durchblutungstropfen, Fa. Magnet-Activ, 3 mal 10 Tropfen vor dem Essen. Zellaufbau II, Fa. Magnet-Activ, 3 mal 10 Tropfen vor dem Essen. Diese Mittel werden jeweils zusätzlich zu organspezifischen Medikamenten, die je nach Symptomatik dazu gegeben werden, ausgesucht.

Therapie 1

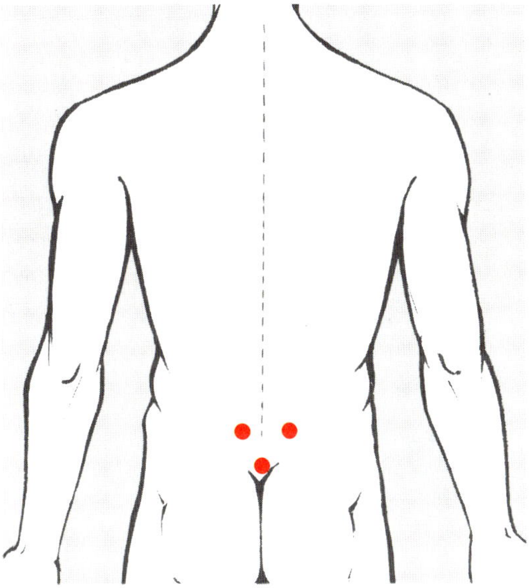

Beckendreieck, Farbe rot

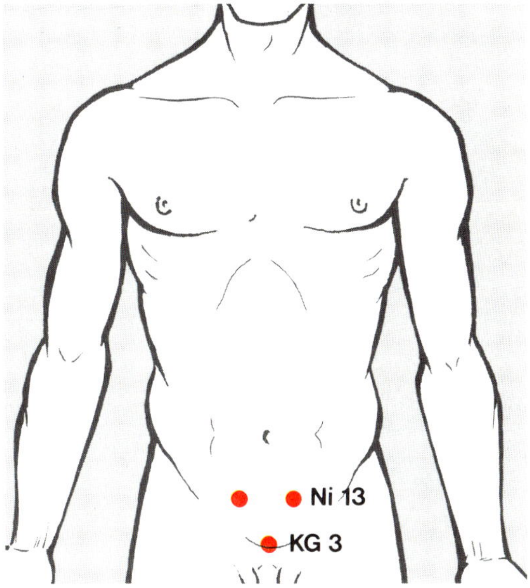

Bauchdreieck, Farbe rot

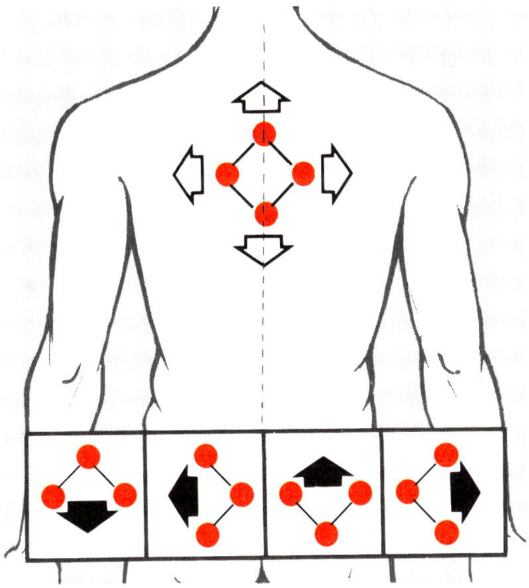

Lebensrhombus, abwechselnd alle 4 Dreiecke, Farbe rot

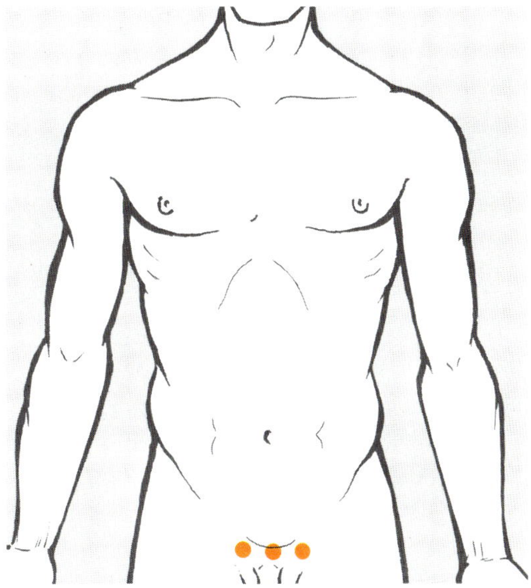

Kundalini-Linie, Farbe orange

Therapie 2

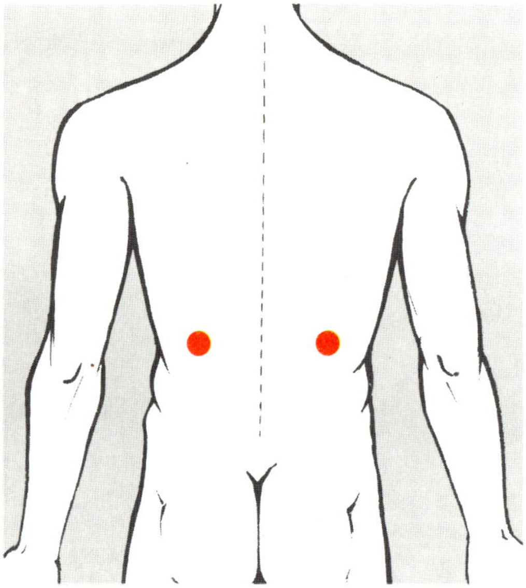

Nierenpol, Farbe rot

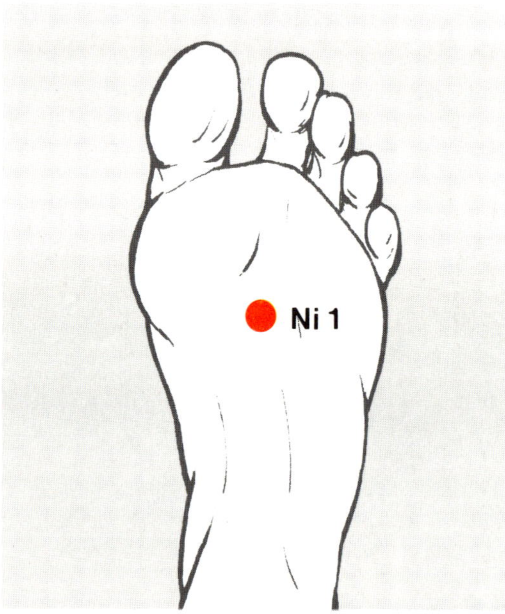

Niere 1, Farbe rot

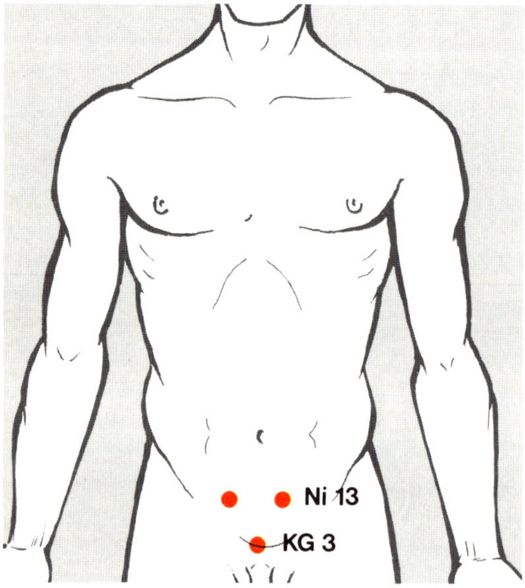

Niere 13 - KG 3, Farbe rot

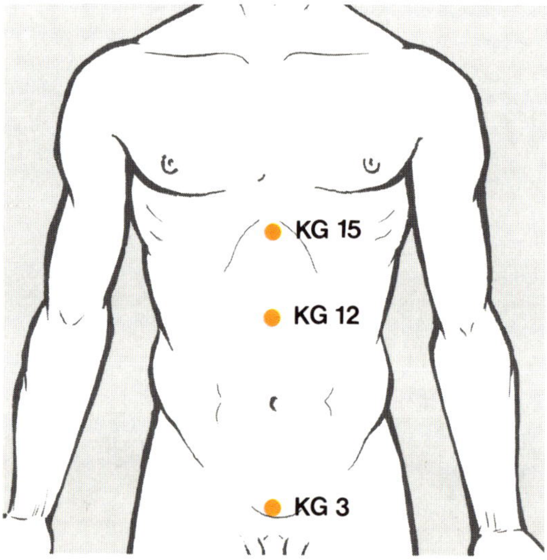

KG 15 - KG 12 - KG 3, Farbe orange

Therapie 3

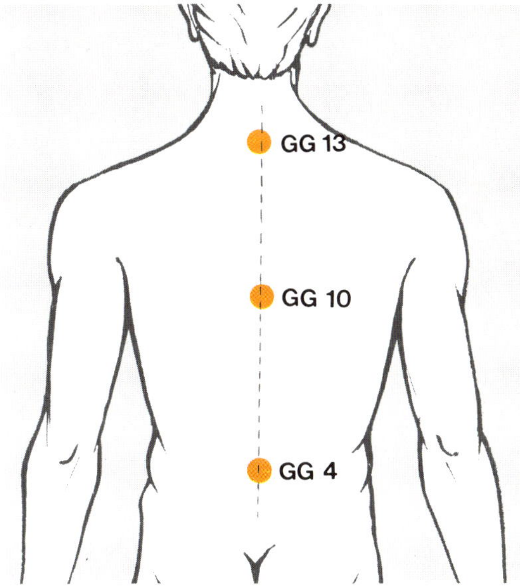

GG 13 - GG 10 - GG 4, Farbe orange

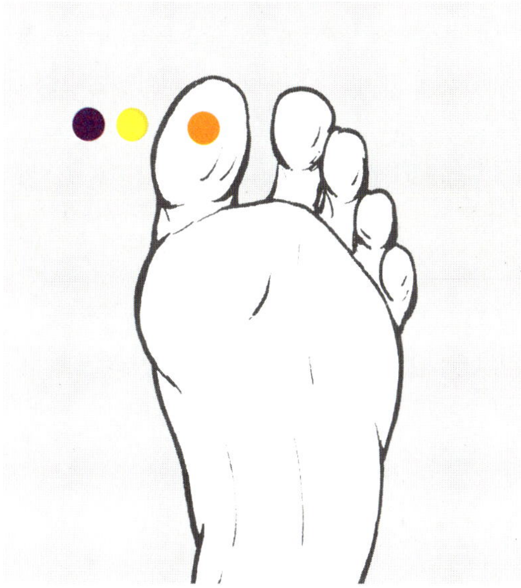

Hypophysenpunkt, Farbe orange

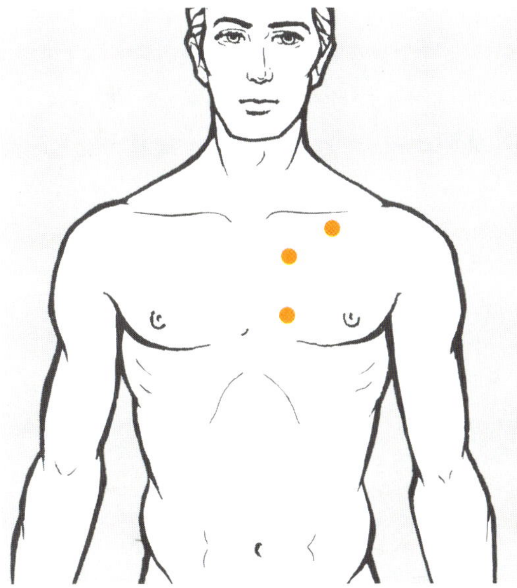

Herzinsuffizienzlinie, Farbe orange

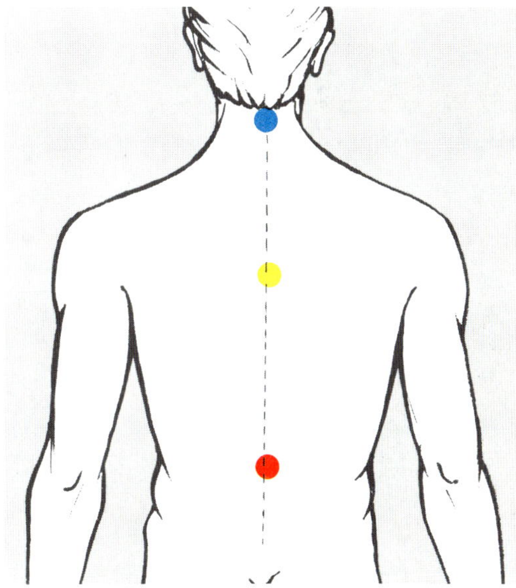

Grundzonen der Farben

Herz-Kreislauf II

Symptome: Durchblutungsstörungen verbunden mit Ohrgeräuschen, Ohrensausen, Otosklerose

Farbpunktur: Die schwer zu behandelnden Ohrgeräusche stellen in jeder Praxis ein Problem dar. Die Farbpunktur kann mit gutem Erfolg eingesetzt werden.
Zu den Zonen und Punkten sollte am Schluß der Behandlung die Gegend um das Mastoid ca. 15 Min. mit rot bestrahlt werden.

Therapie:
1. Hypophysenzone der Fußreflexzonentherapie, Farbe: orange, Flachfokus 15 Min.
2. Yin-trang - GG 20-GG19, Farbe: blau/orange, Pyramidenfokus, 3 Min., komplementäre Bestrahlung.
3. Kundalinilinie, Farbe: orange, Flachfokus 10 Min.
4. Ly 11 - KG 22, Farbe: gelb/violett, Pyramidenfokus, 3 Min., komplementäre Bestrahlung.

Ergänzungstherapie: Orale Medikation.
Uwobletten, Fa. Hevert, 3 mal 2 Dragees. Durchblutungstropfen, Fa. Magnet-Activ, 3 mal 10 Tropfen vor dem Essen. Zellaufbau II, Fa. Magnet-Activ, 3 mal 10 Tropfen vor dem Essen.

Der Patient sollte mehrmals täglich das Wildkräuteröl der Fa. St. Johanser hinter den Ohren einreiben.

Therapie

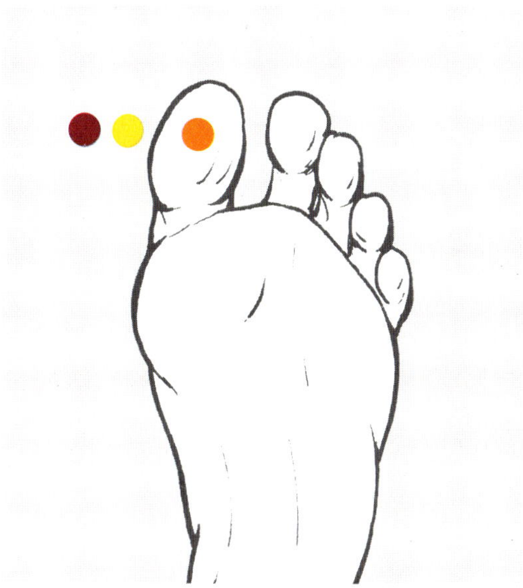

Hypophysenpunkt, Farbe orange

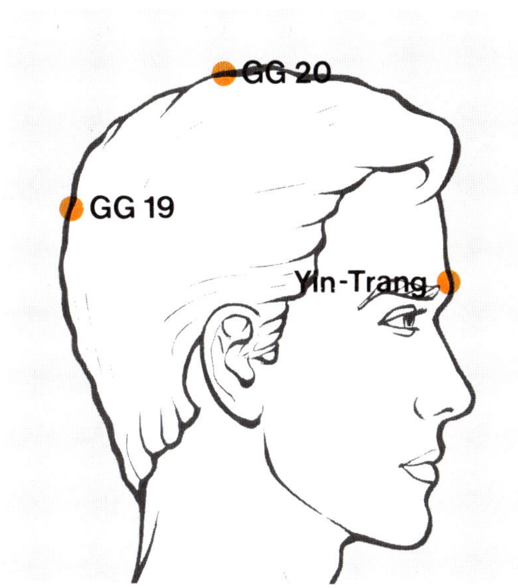

Yin-trang - GG 20 - GG 19, Farbe blau/orange

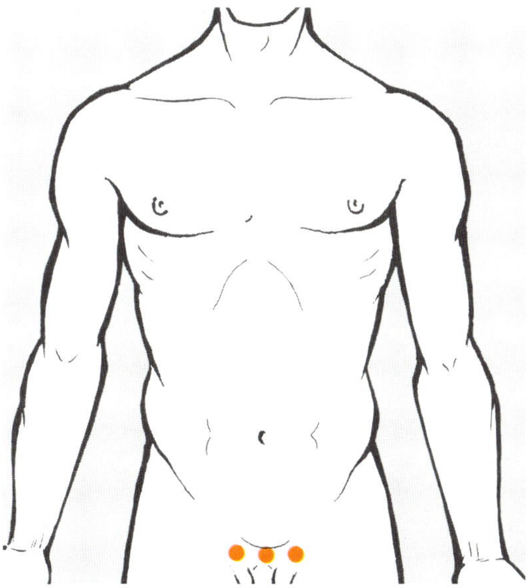

Kundalini-Linie, Farbe orange

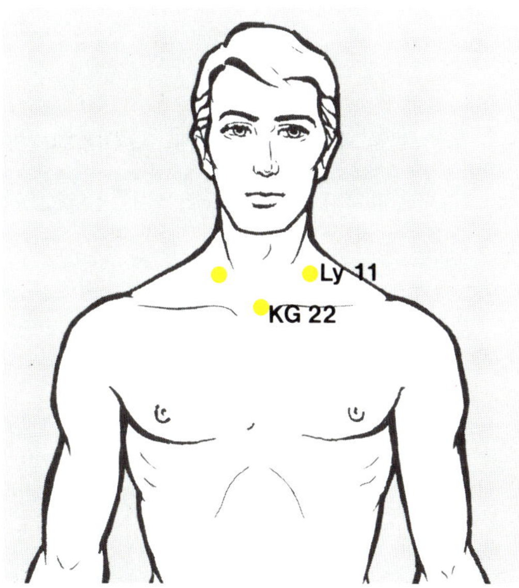

Lymphe 11 - KG 22, Farbe gelb/violett

Herz-Kreislauf III

Symptome: Hypertonie

Farbpunktur: Bei der Hypertonie versteht sich die Farbpunktur als Zusatztherapie. Es ist selbstverständlich, daß verordnete Antihypertonica zunächst nicht abgesetzt werden dürfen.

Therapie:
1. Hypertoniezone, Farbe: blau, Flachfokus bis 20 Min. unter Blutdruckkontrolle. Bei dieser Manipulation kann es während der Bestrahlung zur raschen Normalisierung des Blutdrucks kommen.
2. Ma 36, Farbe: blau/orange, Flachfokus 10 Min., komplementäre Bestrahlung.
3. Grundzonen der Farben, Flachfokus 10 Min.
4. KG 15 - KG 12 - KG 3, Farbe: blau, Flachfokus 10 Min.

Ergänzungstherapie: Orale Medikation.
Heweskleran Tropfen, Fa. Hevert, 3 mal 15 Tropfen.
Durchblutungstropfen, Fa. Magnet-Activ, 3 mal 10 Tropfen vor dem Essen.
Kreislauftabletten, Fa. Magnet-Activ, 3 mal 1 Tablette.
Lymphaden + Hevert-Tox + Heweberberol, Fa. Hevert, als Mischung 3 mal 15 Tropfen.
Pankreaticum und Bomaleb forte als Mischung 3 mal 15 Tropfen.
Stoffwechseltee, Fa. Hevert, 1-2 Tassen.

St. Johanser Wildkräuter Beruhigungsbad am Abend 15 Min., Wassertemperatur 36 Grad, St. Johanser Wildkräuteröl am Abend in die Hypertoniezonen rechts und links 2 Tropfen, Nierenpol rechts und links 2 Tropfen, sowie in die Punkte Ma 36 und BL 54 je 2 Tropfen rechts und links einreiben.

Therapie

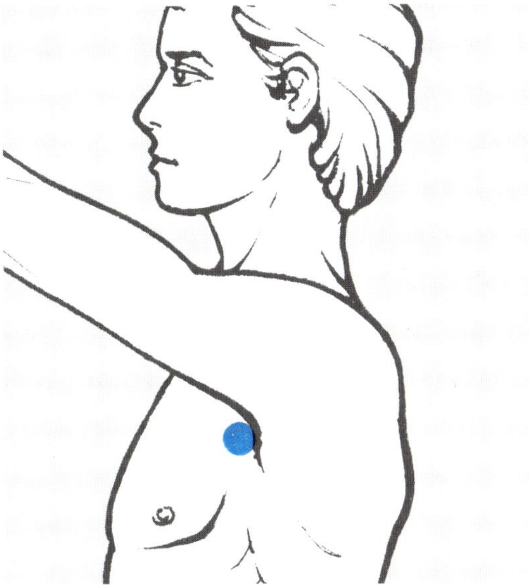

Hypertoniezone, Farbe blau

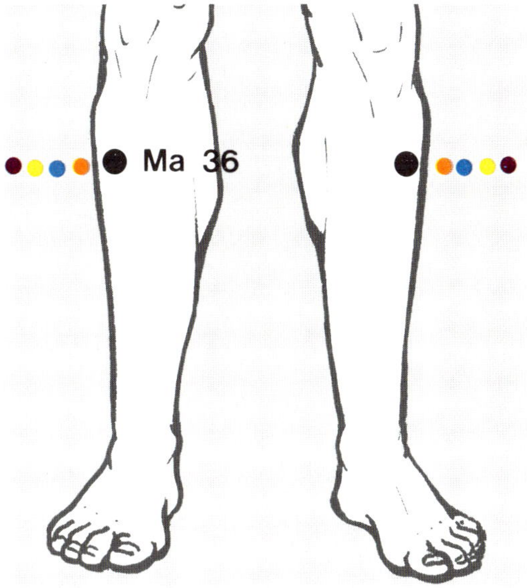

Magen 36, Farbe blau/orange

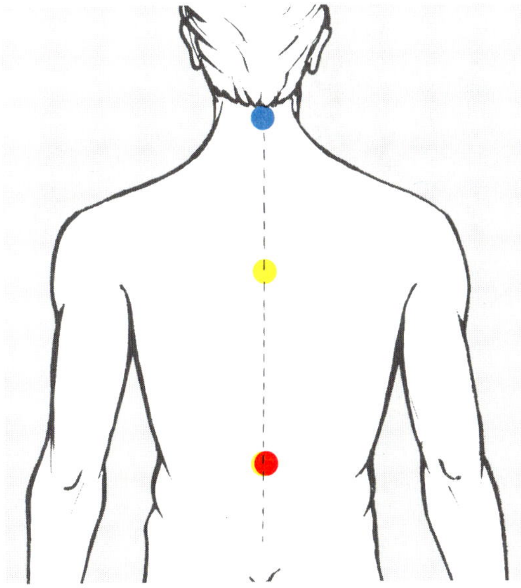

Grundzonen der Farben

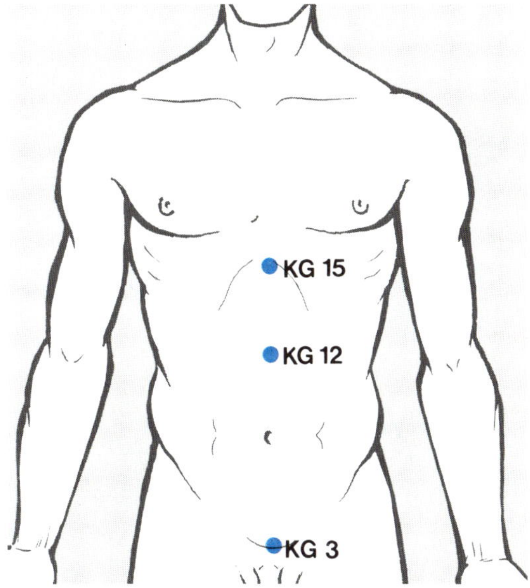

KG 15 - KG 12 - KG 3, Farbe blau

Herz - Kreislauf IV

Symptome: Hypotonie

Farbpunktur: Therapie:
1. Grundzonen der Farben Flachfokus 10 Min.
2. Ma 36, Farbe: blau/orange, Flachfokus 10 Min., komplementäre Bestrahlung
3. Hypotoniedreieck, Farbe: orange, Flachfokus bis 20 Min.
4. Kundalinilinie, Farbe: orange, Flachfokus 10 Min.

Ergänzungstherapie: Orale Medikation:
Durchblutungstropfen, Fa. Magnet-Activ, 3 mal 10 Tropfen vor dem Essen. Auroval, Fa. Hevert, 3 mal 10 Tropfen. Kreislauftabletten, Fa. Magnet-Activ, 3 mal 2 Tabletten
Herz- und Kreislauftee, Fa. Hevert, 2 -3 Tassen. Zellaufbau II, Fa. Magnet-Activ, 3 mal 10 Tropfen. Tonus comp., Fa. Hevert, morgens 2 Dragees, mittags 1 Dragee.

Bewährt hat sich die abendliche Einreibung mit St. Johanser Wildkräuteröl, besonders in die Punkte des Hypotoniedreiecks, ca. 6 Tropfen, und die morgendliche Einreibung des Radialispuls, rechts und links, sowie des Nackens mit insgesamt 6 Tropfen.

Therapie

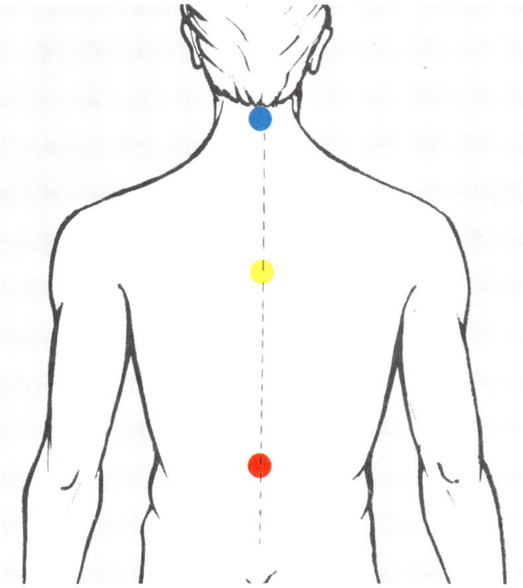

Grundzonen der Farben

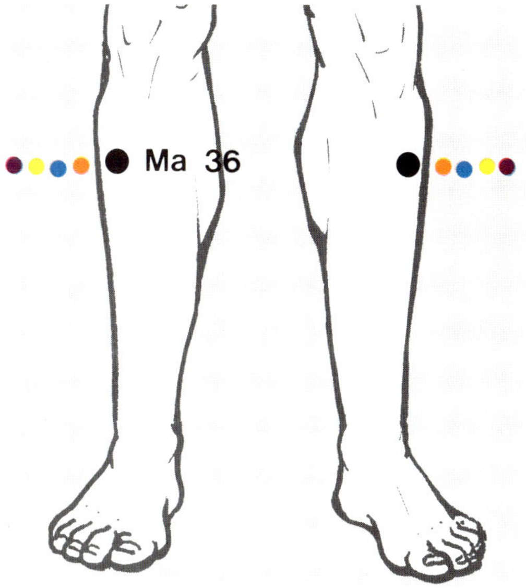

Magen 36, Farbe blau/orange

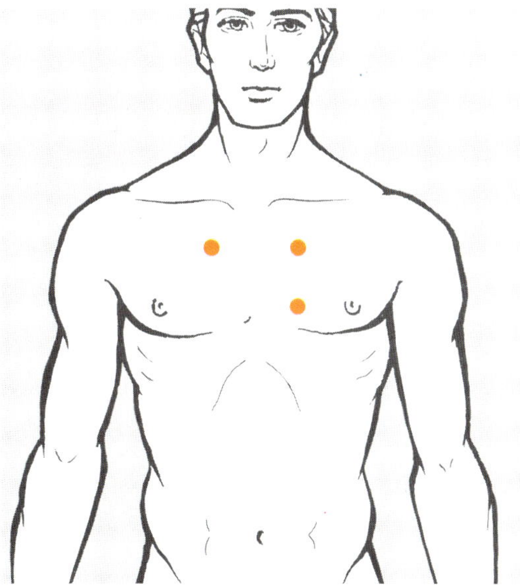

Hypotoniedreieck, Farbe orange

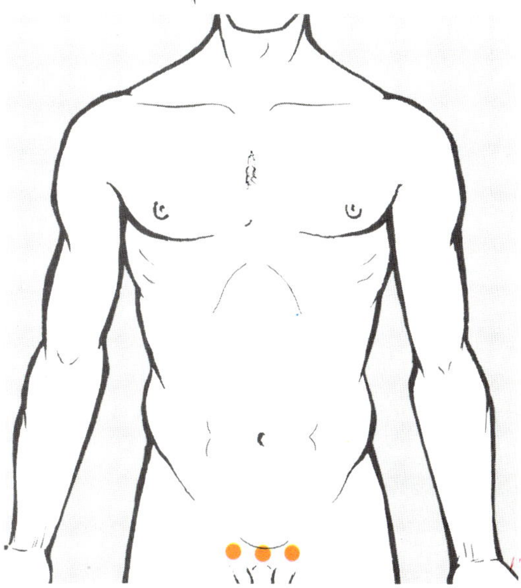

Kundalini-Linie, Farbe orange

Herz-Kreislauf V

Symptome: Herzinsuffizienz

Farbpunktur: Die Farbpunktur versteht sich nur als Zusatztherapeutikum, ist jedoch sehr oft in der Lage, die manchmal massive medikamentöse Therapie des Patienten langsam abzubauen.

Therapie: 1.
Herzzonen, Farbe: orange, Flachfokus 10 Min., Alarmpunkt des Herzens - KG 14, Yinqualität: Farbe orange, Yangqualität: Farbe blau, Pyramidenfokus 3 Min.
2. Zustimmungspunkt des Herzens - BL 15, Farbe: blau/orange, Pyramidenfokus 3 Min., komplementäre Bestrahlung.
3. Le 13 - KG 12 - Le 13, Farbe: gelb, Pyramidenfokus 3 Min.
4. Zustimmungspunkt des Zwerchfells - BL 17, Farbe: rot/grün, Flachfokus 10 Min., komplementäre Bestrahlung

Ergänzungstherapie: Evtl. med. Therapie: Bomacorin fortissimum Dragees, Fa. Hevert, 3 mal 2 - 3 Dragees (mittelschnelle Sättigung), Durchblutungstropfen, Fa. Magnet-Activ, 3 mal 10 Tropfen vor dem Essen.
G-Strophanthin D 4, Fa. Magnet-Activ, 3 mal 10 Tropfen vor dem Essen. Convallocor SL, Fa. Hevert, 3 - 4 mal 1 - 2 Dragees.
Herz-Kreislauftee, Fa. Hevert, 2 - 3 Tassen.
St. Johanser-Wildkräuteröl, mehrmals täglich 2 - 3 Tropfen in die Herzinsuffizienzlinie und den Alarmpunkt einreiben, weiterhin am Abend in die Segmente: 3 Tropfen - linke Schulter, 3 Tropfen - linkes Schulterblatt und Muskulatur, 2 Tropfen - linke Seite Halswirbelsäule.

Therapie

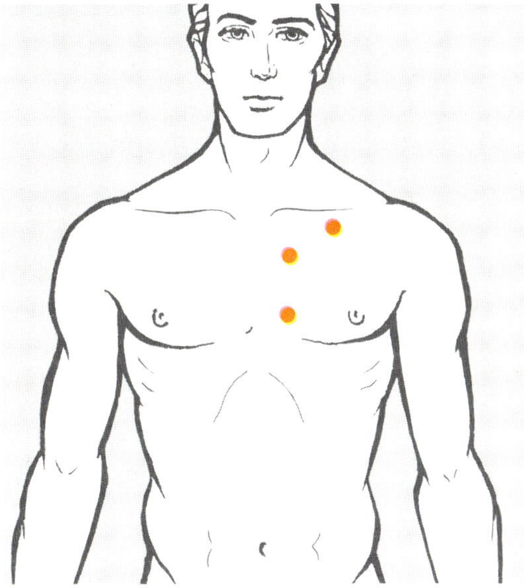

Herzinsuffizienz-Zonen, Farbe orange

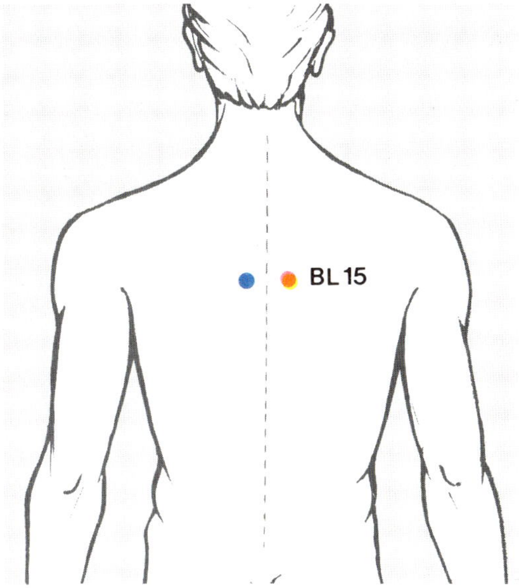

Zustimmungspunkt des Herzens: Blase 15, Farbe blau/orange

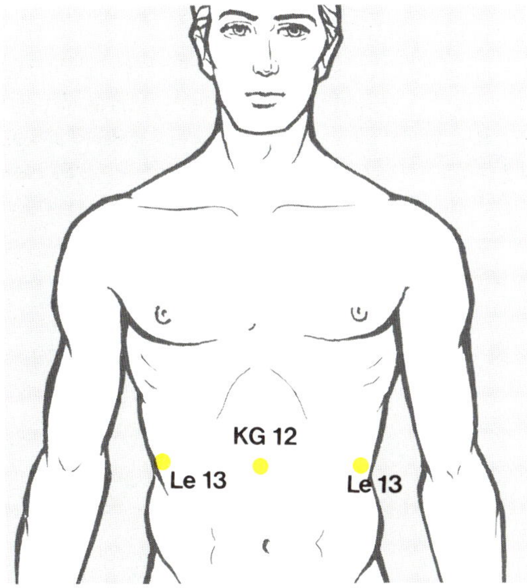

Le 13 - KG 12 - Le 13, Farbe gelb

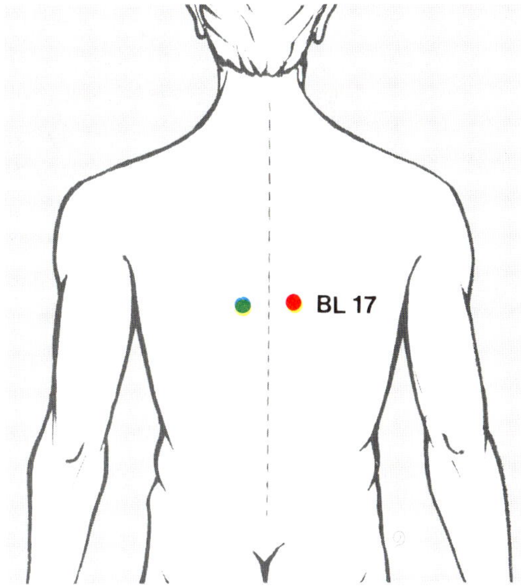

Zustimmungspunkt des Zwerchfells: Blase 17, Farbe rot/grün

Herz-Kreislauf VI

Symptome:

Angina pectoris: Plötzliche Verkrampfungen im Brust-Lungenraum. Stechen und Krampf im Sternalgebiet, Ausstrahlung in die linke Schulter und den linken Arm, begleitet von Atemnot.
Die Farbpunktur wird hierbei als Zusatztherapie verstanden. Zwei Formen werden unterschieden:
1. Anfälle durch Coronar Sklerosen oder Erkrankungen des Herzens oder anderer Organe.
2. Anfälle durch vegetative Spasmen (Angina vasomotorica).

Farbpunktur:

Therapie 1:
1. Angina pectoris Linie (Sklerose), Farbe: orange, Flachfokus 15 Min.
2. KG 15 - KG 12 - KG 3, Farbe: blau, Pyramidenfokus 5 Min.
3. Nierenpole, Farbe: rot, Pyramidenfokus 3 Min.
4. Zustimmungspunkt des Herzens - BL 15, Farbe: blau/orange, Flachfokus 10 Min., komplementäre Bestrahlung.

Therapie 2:
1. Angina pectoris Linie (vasomotorica), Farbe: blau, Flachfokus 10 Min.
2. Ma 36, Farbe: blau, Pyramidenfokus 3 Min.
3. Zustimmungspunkt des Zwerchfells - BL 17, Farbe: rot/grün, Flachfokus 10 Min., komplementäre Bestrahlung.
4. Zustimmungspunkt des Herzens - BL 15, Farbe: blau/orange, Flachfokus 10 Min., komplementäre Bestrahlung.

Therapie 3:
1. Alarmpunkt des Herzens - KG 14, Farbe: blau/orange, Flachfokus 10 Min., komplementäre Bestrahlung.
2. KG 22 - Ma 9, rechts u. links, Farbe: blau, Pyramidenfokus 3 Min.
3. KG 23 - Ma 10, rechts u. links, Farbe: blau, Pyramidenfokus 3 Min.
4. Kundalinilinie, Farbe: orange, Flachfokus 10 Min.
5. Le 13 - KG 12 - Le 13, Farbe: gelb/violett, Pyramidenfokus 3 Min., hier sollte komplementär bestrahlt werden.

Ergänzungstherapie:

Orale Medikation
G-Strophantin D 4, Fa. Magnet-Activ, 3 mal 10 Tropfen vor dem Essen und bei Bedarf. Emocrat forte, Fa. Hevert, 3 mal 20 Tropfen auf die Zunge. Uwobletten Dragees, Fa. Hevert, 3 mal 2 Dragees. Entkalkungstropfen, Fa. Magnet-Activ, 3 mal 10 Tropfen vor dem Essen.

Therapie 1

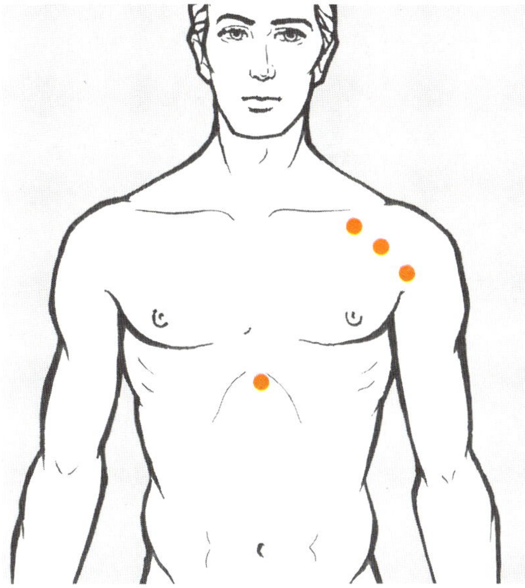

Angina-pectoris-Linie, Farbe orange

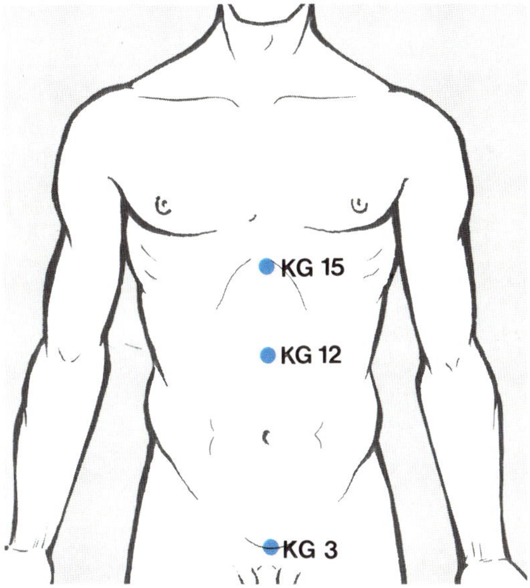

KG 15 - KG 12 - KG 3, Farbe blau

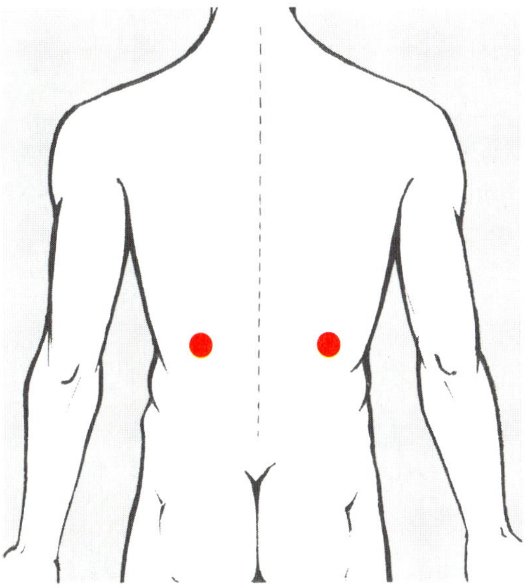

Nierenpole, Farbe rot

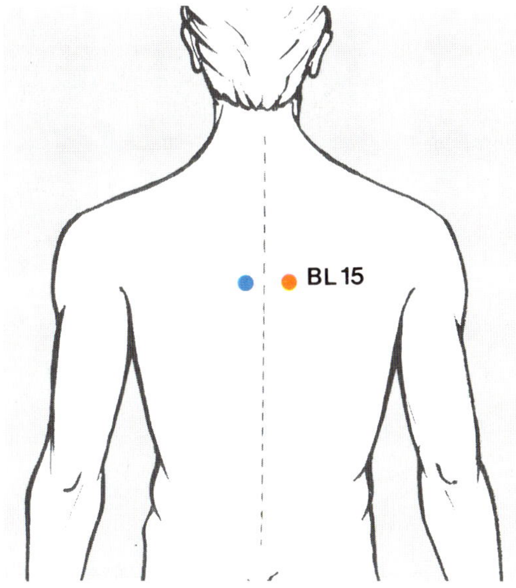

Zustimmungspunkt des Herzens: Blase 15, Farbe blau/ orange

Therapie 2

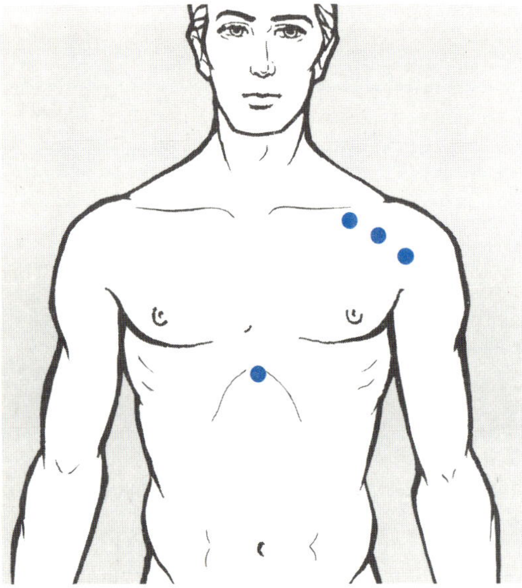

Angina-pectoris-Linie, Farbe blau (vasomotorica)

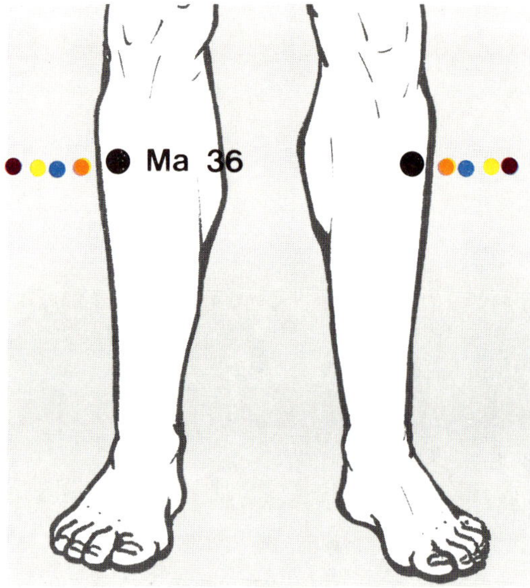

Magen 36, Farbe blau

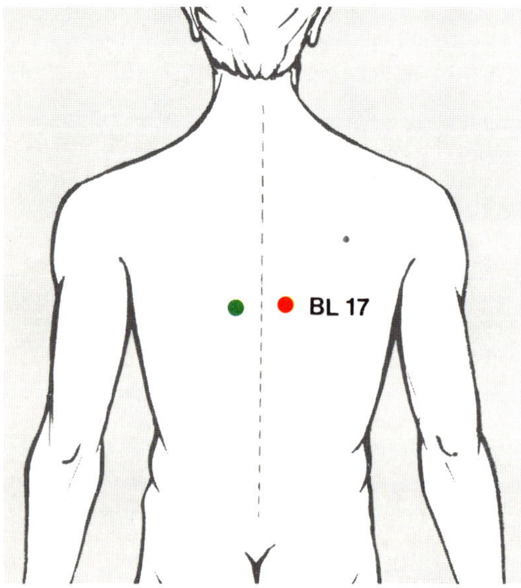

Zustimmungspunkt des Zwerchfells: Blase 17, Farbe rot/grün

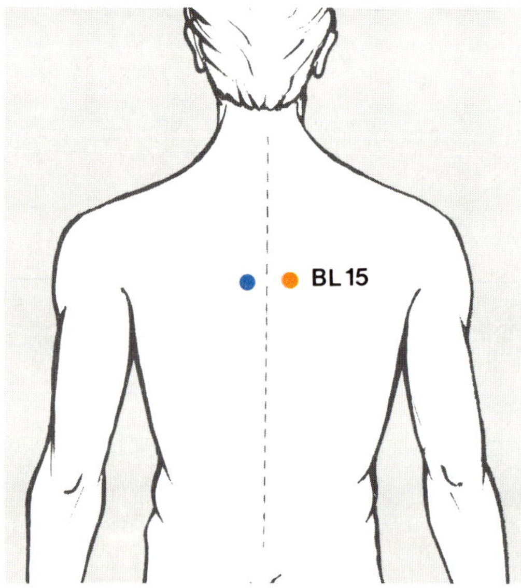

Zustimmungspunkt des Herzens: Blase 15, Farbe blau/orange

Therapie 3

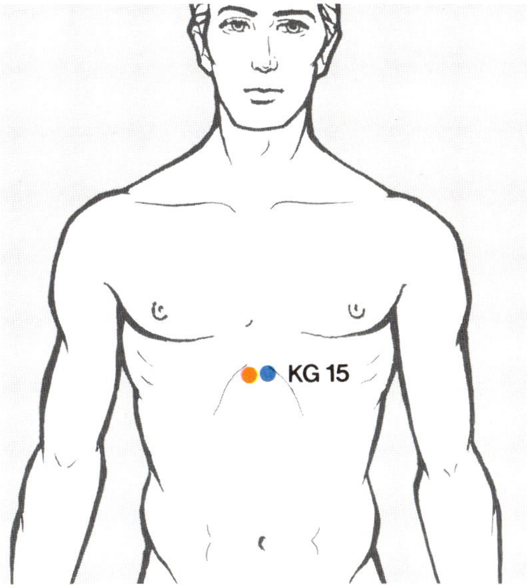

Alarmpunkt des Herzens: KG15 , Farbe blau/orange

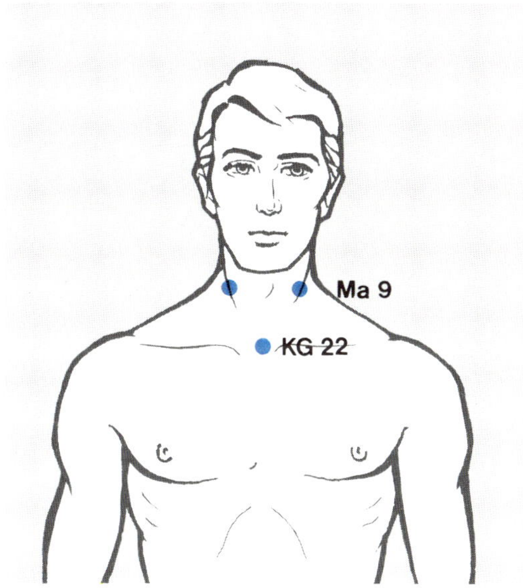

KG 22 - Magen 9, rechts und links, Farbe blau

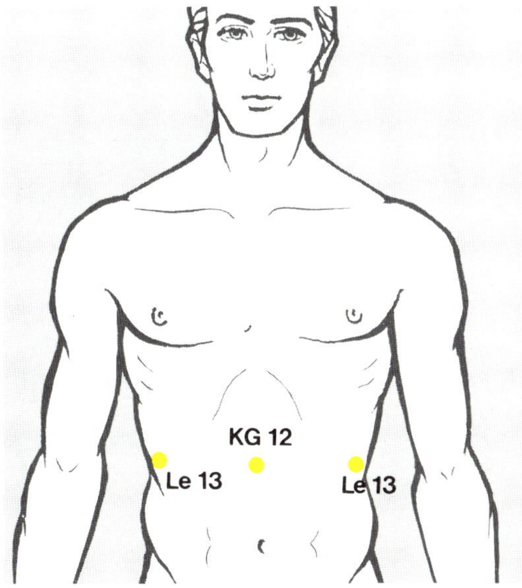

Le 13 - KG 12 - Le 13, Farbe gelb/violett

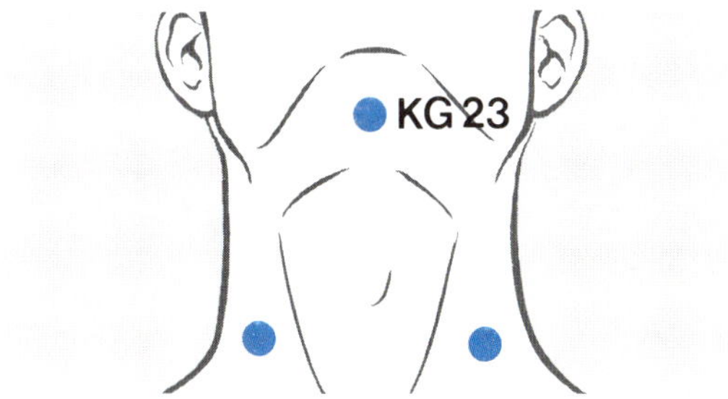

KG23 – Magen 10,rechts und links, Farbe blau

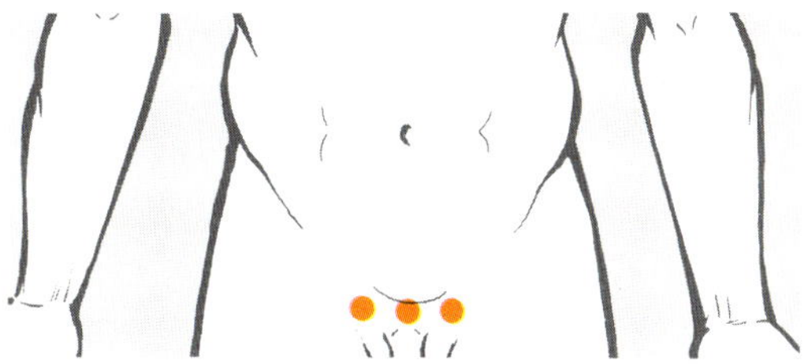

Kundalini-Linie, Farbe orange

Fokale Intoxikation I

Symptome:

Alle Bereiche der Fokalen Intoxikation wie vorher beschrieben. Bei den nachstehenden Hinweisen der Farbpunktur werden die Punkte und Zonen je nach Modalitäten ausgesucht. Es versteht sich von selbst, daß nicht alle hier gezeigten Möglichkeiten bei einer Sitzung angewandt werden. Vierundzwanzig mögliche Kombinationen bieten sich für die Farbpunktur an. Es gibt eine große Anzahl weiterer indizierter Zonen und Punkte, die der jeweilige Therapeut im Laufe der Zeit finden und einsetzen kann.

Farbpunktur:

Grundtherapie:
1. Ly 11 (nach Voll) rechts und links, Farbe: gelb, Flachfokus 10 Min.
2. KG 17 - Punkt neben der Brustwarze, Farbe: gelb, Flachfokus 10 Min.
3. Aggressive Zonen, Farbe: grün, Flachfokus 10 Min.
4. 3 E 15 - BL 41 - BL 42, Farbe: gelb, Pyramidenfokus 3 Min.

Therapie 1:
1. Ni 1 rechts und links, Farbe: rot, Pyramidenfokus 3 Min.
2. Nierenpole, Farbe: rot, Pyramidenfokus 3 Min.
3. Lymphzonen Fußrücken, Farbe: gelb, Pyramidenfokus 3 Min.
4. Lymphzonen der Fußreflexzonentherapie, Farbe: gelb, Pyramidenfokus 3 Min.

Therapie 2:
1. Lymphatischer Rachenring der Fußreflexzonentherapie, Farbe: rot, Pyramidenfokus 3 Min.
2. Beckendreieck, Farbe: grün, Flachfokus 10 Min.
3. Bauchdreieck, Farbe: grün, Flachfokus 10 Min.
4. BL 54 - BL 51 - Dü 9, Farbe: rot, Pyramidenfokus 3 Min.

Therapie 3:
1. Zustimmungspunkt Leber - BL 18, Farbe: gelb/violett, Flachfokus 10 Min., komplementäre Bestrahlung.
2. Zustimmungspunkt Niere - BL 23, Farbe: rot/grün, Flachfokus 10 Min., komplementäre Bestrahlung.
3. Zustimmungspunkt Dickdarm - BL 25, Farbe: blau/orange, Flachfokus 10 Min., komplementäre Bestrahlung
4. Zustimmungspunkt Dünndarm - BL 27, Farbe: rot/grün, Flachfokus 10 Min., komplementäre Bestrahlung.

Grundtherapie

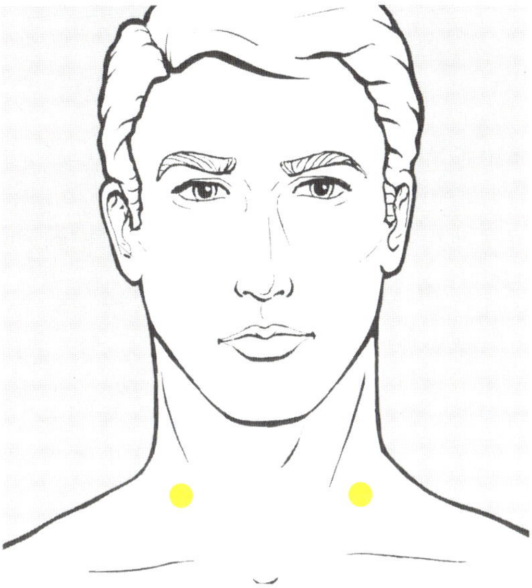

Lymphe 11 (nach Voll), Farbe gelb

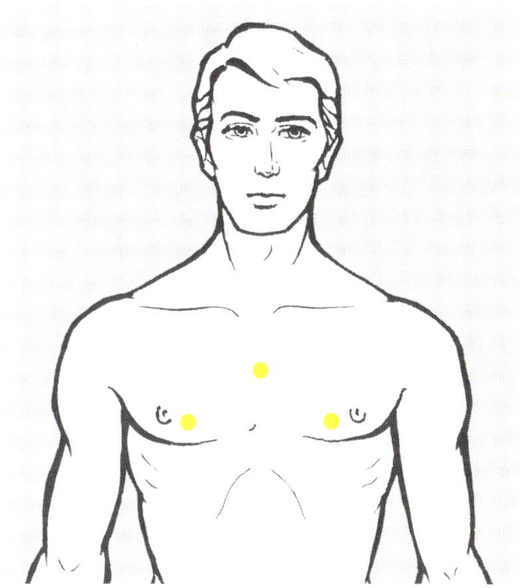

KG 17 – Punkt neben der Brustwarze, Farbe gelb

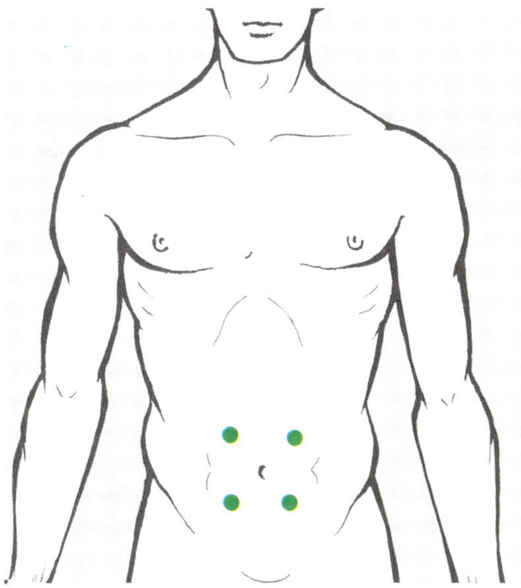

Aggressive Zonen, Farbe grün

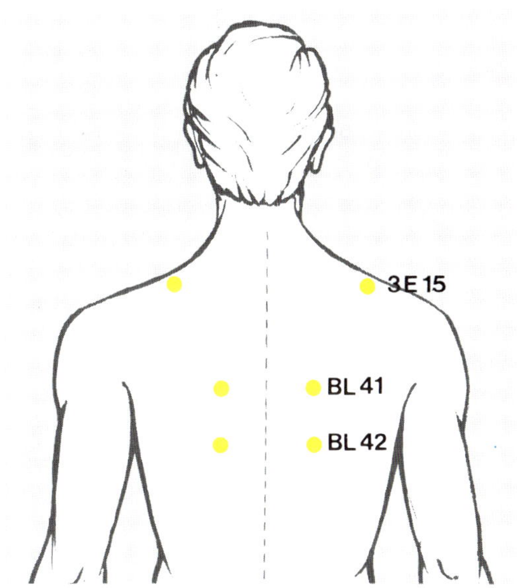

3E15 – Blase 41 – Blase 42, Farbe gelb

Therapie 4:
1. Zonen der Grundfarben, Flachfokus 10 Min.
2. Lymphrhombus oberes und unteres Dreieck, Farbe: gelb, Flachfokus 10 Min.
3. Di 4, Farbe: rot, Pyramidenfokus 3 Min.
4. Lu 7, Farbe: rot, Pyramidenfokus 3 Min.

Therapie 5:
1. Zustimmungspunkt Lunge - BL 13, Farbe: rot/grün, Flachfokus 10 Min., komplementäre Bestrahlung
2. Zustimmungspunkt 3 E - BL 20, Farbe: blau/orange, Flachfokus 10 Min., komplementäre Bestrahlung
3. Tonsillenpunkte akut, Farbe: blau, Flachfokus bis 20 Min.
4. Tonsillenpunkte chronisch, Farbe: rot, Flachfokus 10 Min.

Ergänzungstherapie: Gerade bei dem so wichtigen Feld fokaler Intoxikation kann auf eine medikamentöse Ergänzungstherapie nicht verzichtet werden. Die nachstehend vorgeschlagenen Mittel haben sich in der Praxis bewährt. Sie gelten als Grundrezept, das an die jeweilige Situation des Patienten angepaßt wird.
Zellaufbau I, Fa. Magnet-Activ, 3 mal 1 Tropfen langsam steigern bis 3 mal 10 Tropfen vor dem Essen.
Lymphaden, Hevert-Tox und Heweberberol, Fa. Hevert, je 1 OP mischen, 3 mal 25 Tropfen vor dem Essen. Spenglersan 9, bei Erwachsenen 3 mal 10 Tropfen in die Ellenbeuge einreiben, bei Kindern 3 mal 5 Tropfen.

Therapie 1

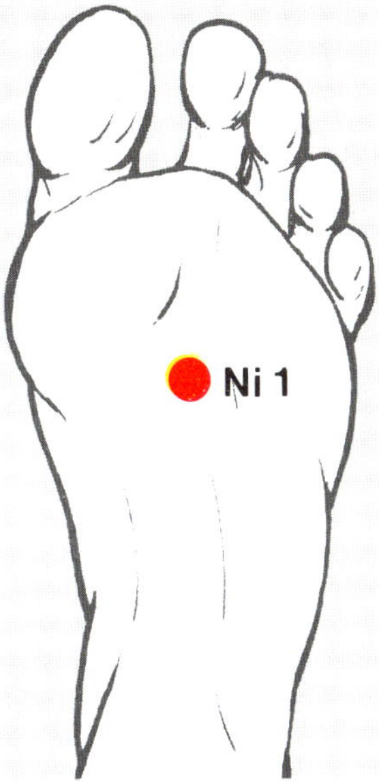

Niere 1 rechts und links,
Farbe rot

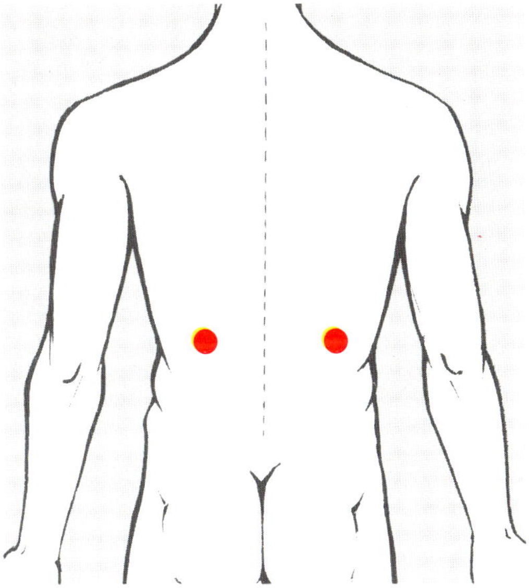

Nierenpole, Farbe rot

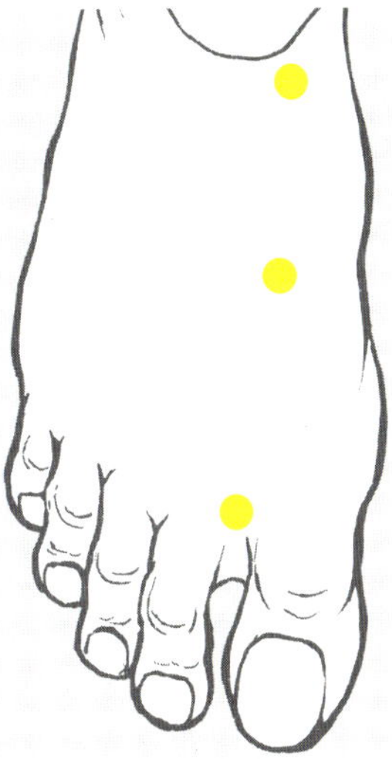

Lymphzonen Fußrücken, Farbe gelb

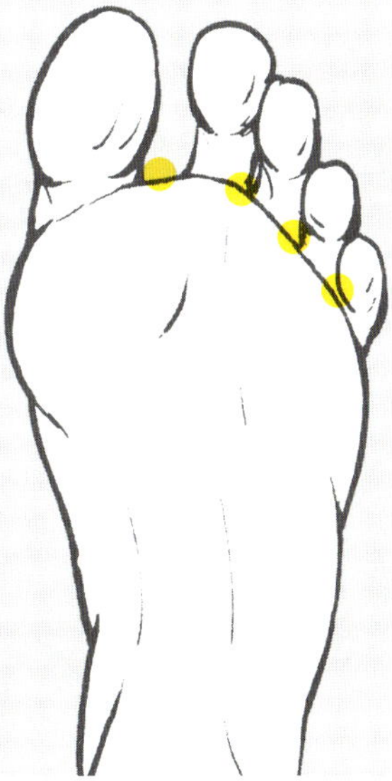

Lymphzonen, Farbe gelb

Therapie 2

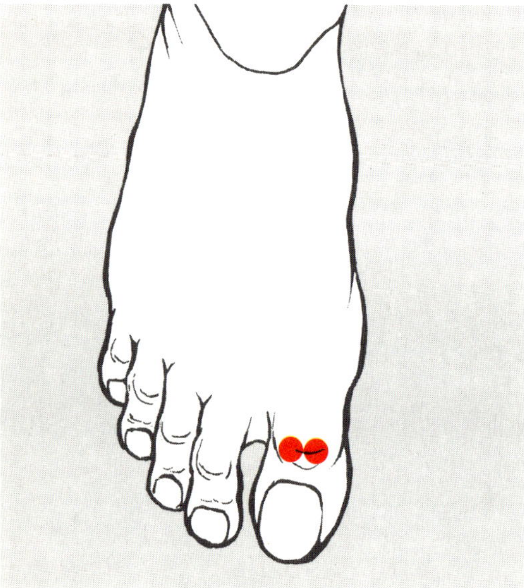

Zone des lymphatischen Rachenrings, Farbe rot

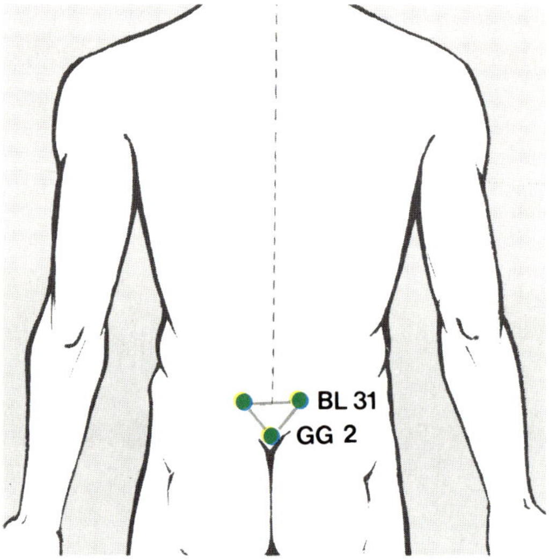

Beckendreieck, Farbe grün

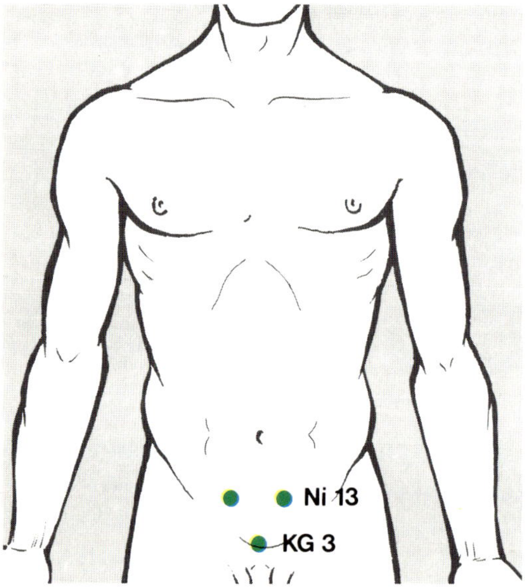

Bauchdreieck, Farbe grün

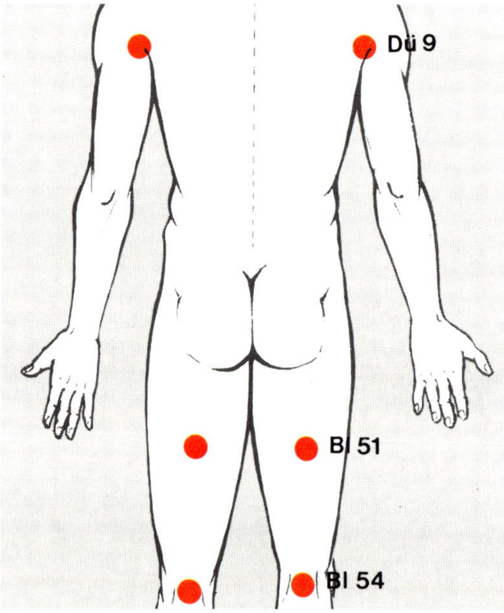

Blase 54 – Blase 51 – Dünndarm 9, Farbe rot

Therapie 3

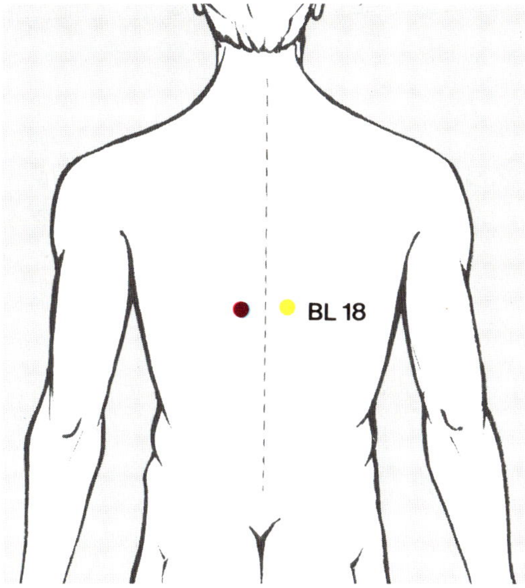

Blase 18, Farbe gelb/violett

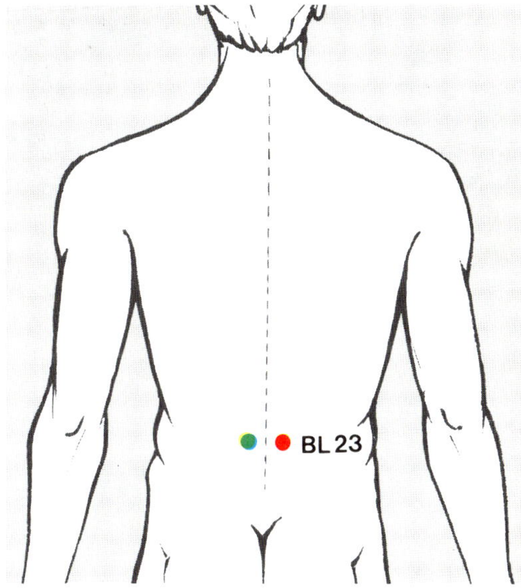

Blase 23, Farbe rot/grün

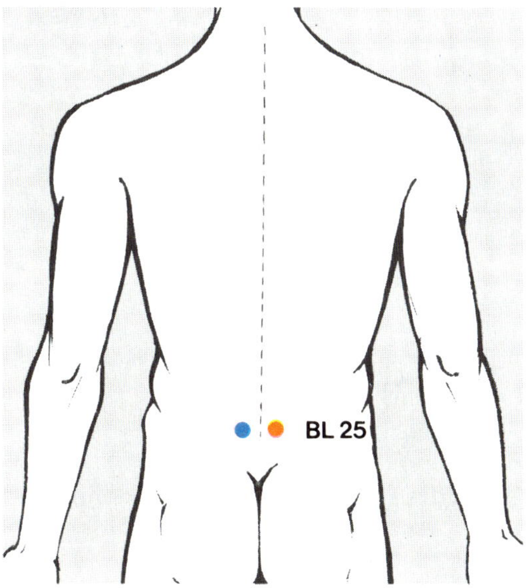

Blase 25, Farbe blau/orange

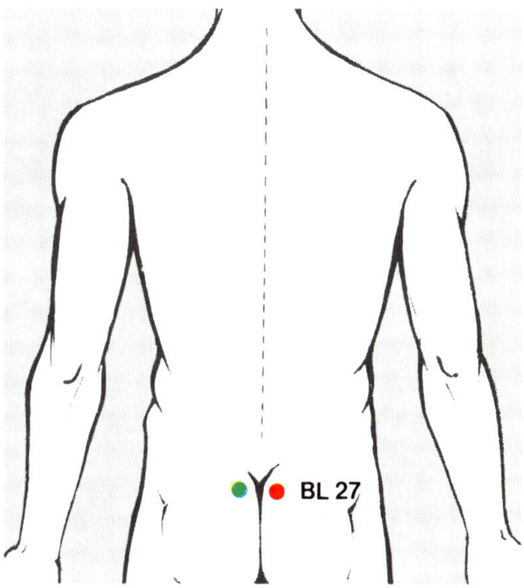

Blase 27, Farbe rot/grün

Therapie 4

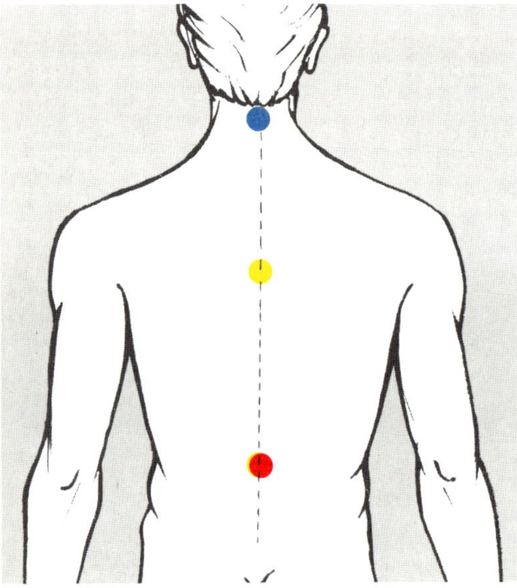

Zonen der Grundfarben

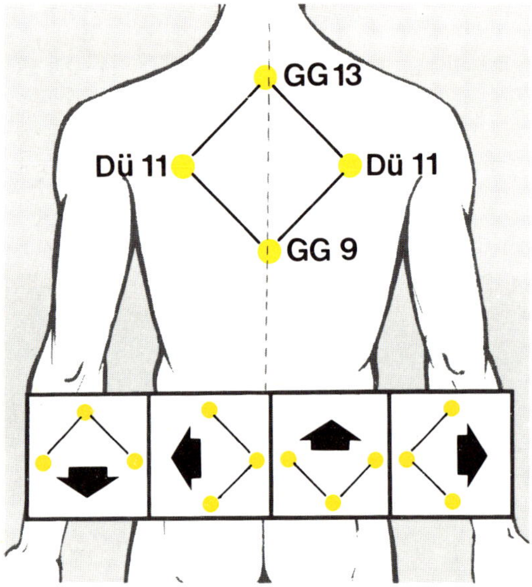

Lymphrhombus, oberes und unteres Dreieck, Farbe gelb

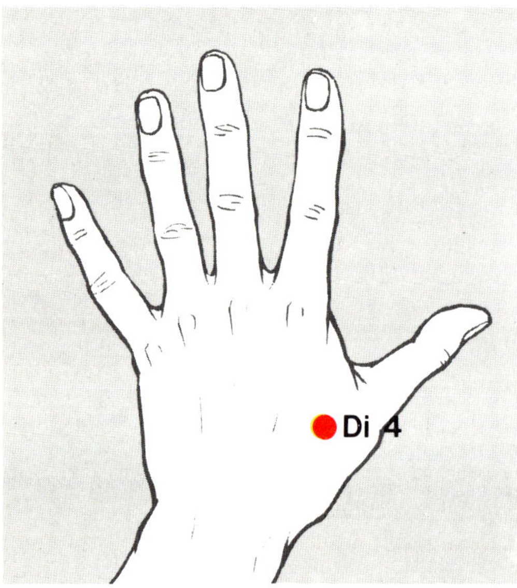

Dickdarm 4, Farbe rot

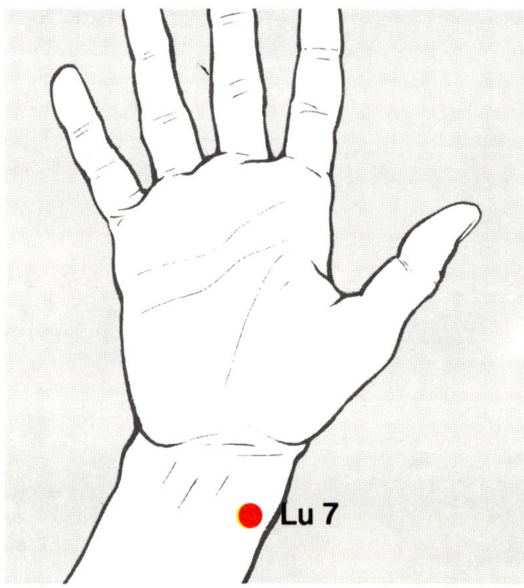

Lunge 7, Farbe rot

Therapie 5

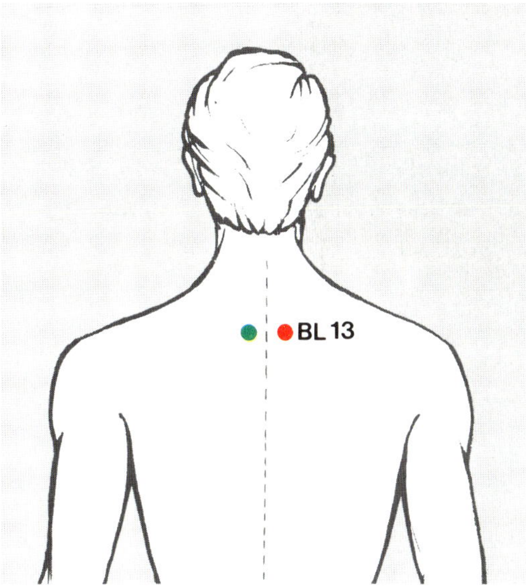

Blase 13, Farbe rot/grün

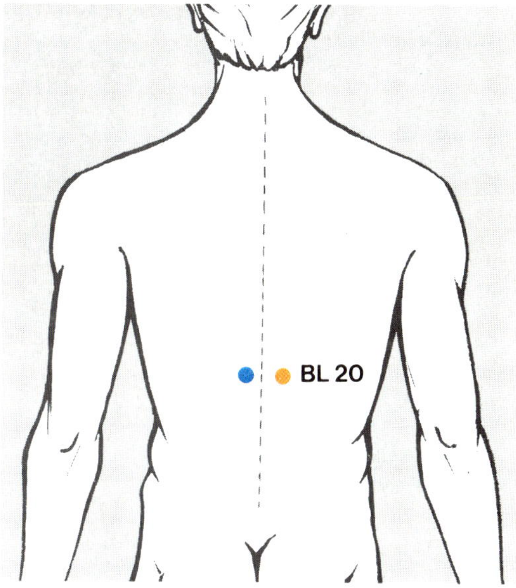

Blase 20, Farbe blau/orange

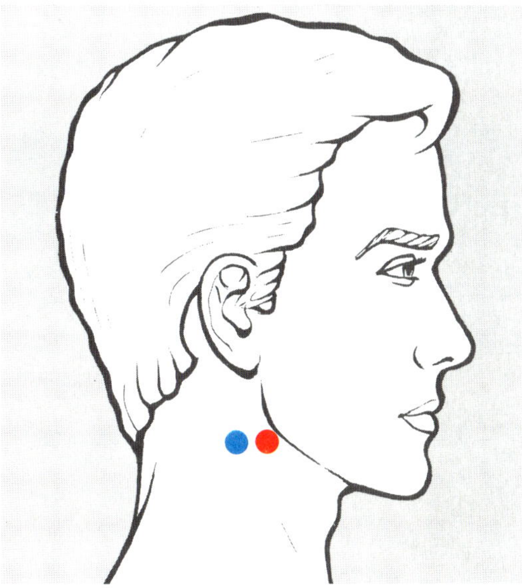

Tonsillenpunkte, Farbe blau (akut)

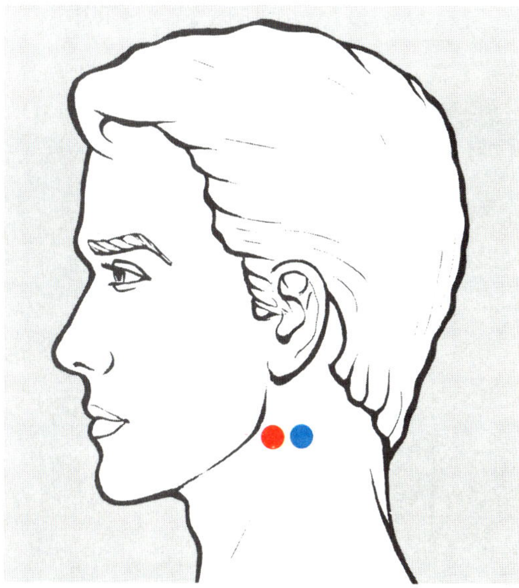

Tonsillenpunkte, Farbe rot (chronisch)

Fokale Intoxikation II

Symptome: Allgemeine Steigerung der Abwehr. Entzündungen

Farbpunktur: Hier stehen die Zustimmungs- und Alarmpunkte im Vordergrund der Therapie. Eine besondere Wirkung haben die Schlingenpunkte der Farbe orange. Sie werden mit einer Sonde abgetastet und festgelegt. Am wichtigsten sind die mittleren Schlingenpunkte. Die gefundenen Punkte werden mit dem Pyramidenfokus jeweils 2 Min. orange bestrahlt. Ergänzungspunkte werden aus den nachstehenden Angaben ausgesucht.

Therapie 1:
1. Di 4 rechts und links, Farbe: rot, Pyramidenfokus 3 Min.
2. Lu 7 rechts und links, Farbe: rot, Pyramidenfokus 3 Min.
3. Ni 1 rechts und links, Farbe: rot, Pyramidenfokus 3 Min.
4. Lebensrhombus oberes u. unteres Dreieck, Farbe: rot/grün, Flachfokus 10 Min., komplementäre Bestrahlung.

Therapie 2:
1. Beckendreieck, Farbe: grün, Flachfokus 10 Min.
2. Bauchdreieck, Farbe: rot, Flachfokus 10 Min.
3. Ly 11 – KG 22, Farbe: gelb, Pyramidenfokus 3. Min.
4. Aggressive Zonen, Farbe: grün, Flachfokus 10 Min.

Ergänzungstherapie: Orale Medikation
Mato-Tropfen und Echinacea-Hevert und Lymphaden, Fa. Hevert, 3 mal 30 Tropfen mischen. Zellaufbau I, Fa. Magnet-Activ, 3 mal 1 Tropfen langsam steigern bis 3 mal 10 Tropfen vor dem Essen. Hewederm-Salbe, Fa. Hevert, Hals, Brust und um den Nabel am Abend einreiben. Wildkräuteröl, Fa. St. Johanser, innerlich 1 - 2 mal täglich 5 Tropfen in heißem Wasser. Aktivierungs-Wildkräuterbad, Fa. St. Johanser, Gauting, 2 - 3 mal wöchentlich morgens 15 Min., Wassertemperatur 36 Grad. Weiterhin Behandlung mit Spuylesan Lymphtee, Fa. Gerner. Blutreinigungstee, Fa. Hevert.

Therapie 1

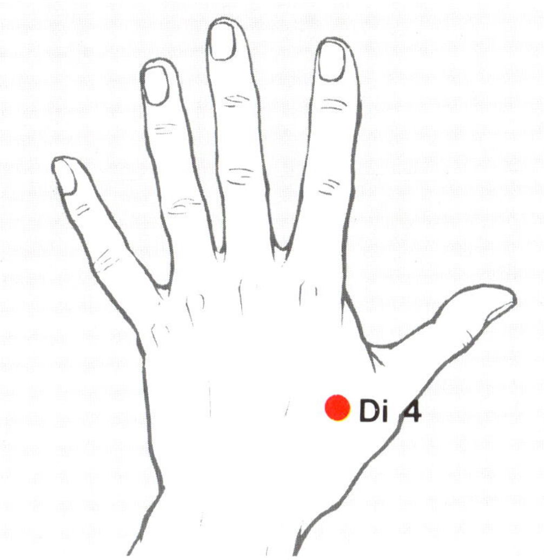

Dickdarm 4 rechts und links,
Farbe rot

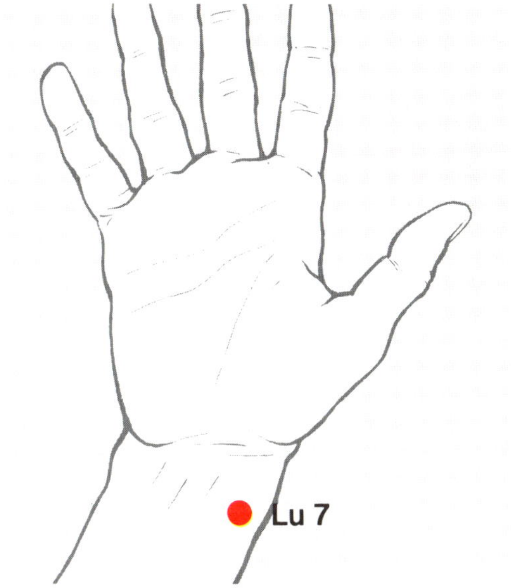

Lunge 7, rechts und links,
Farbe rot

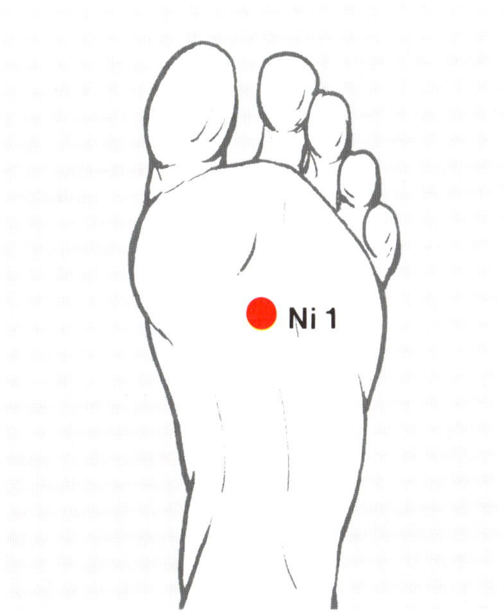

Niere 1, rechts und links,
Farbe rot

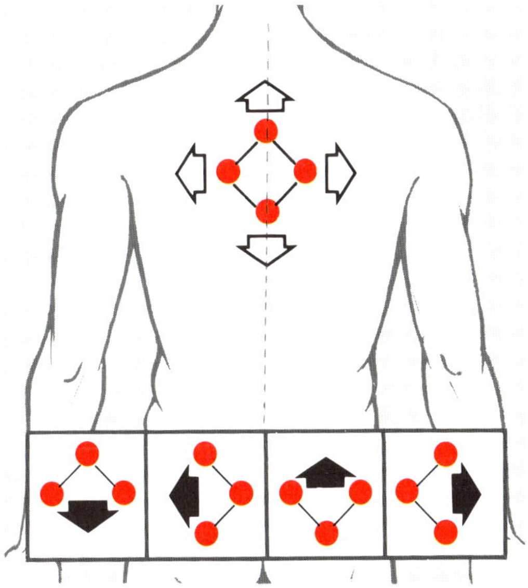

Lebensrhombus, oberes und unteres Dreieck, Farbe rot/grün

Therapie 2

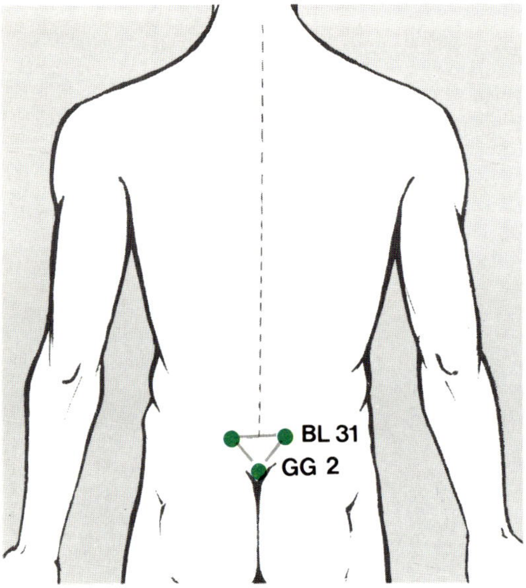

Beckendreieck, Farbe grün

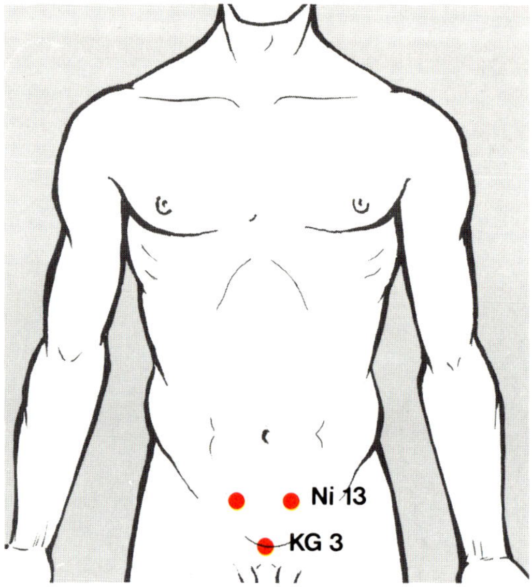

Bauchdreieck, Farbe rot

Therapie 2 (Fortsetzung)

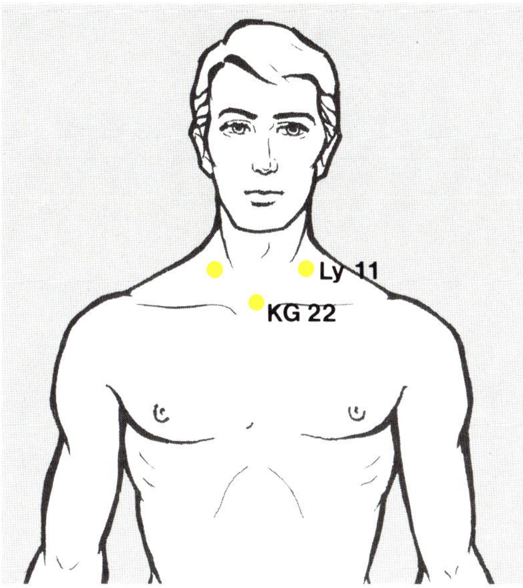

Lymphe 11 - KG 22, Farbe gelb

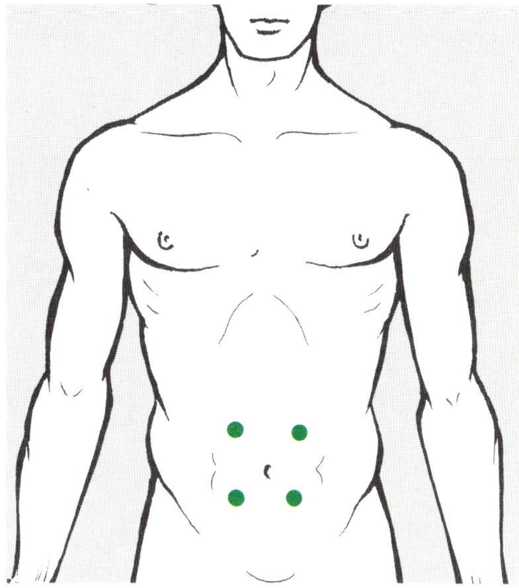

Aggressive Zonen, Farbe grün

Fokale Intoxination III

Symptome: Akute und chronische Erkrankungen der Höhlen des Kopfes.

Farbpunktur:

Therapie 1:
1. Lebensrhombus oberes Dreieck, Farbe: grün, Pyramidenfokus je 3 Min. Lebensrhombus unteres Dreieck, Farbe: rot, Pyramidenfokus je 3 Min.
2. Agressive Zonen, Farbe: grün, Flachfokus 10 Min.
3. Dü 18 – Yin-trang, Farbe: rot, Pyramidenfokus 10 Min.
4. Lymphe 11 (nach Voll) – KG 22, Farbe: gelb, Pyramidenfokus 3 Min.

Therapie 2:
1. Di 4 rechts und links, Farbe: rot, Pyramidenfokus 3 Min.
2. 3 E 15 – BL 41 – BL 42, Farbe: gelb, Pyramidenfokus 3 Min.
3. Lymphrhombus oberes und unteres Dreieck. Farbe: gelb, Pyramidenfokus 3 Min.
4. BL 54 – BL 51 – Dü 9, Farbe: rot, Pyramidenfokus 3 Min.

Therapie 3:
1. Beckendreieck, Farbe: grün, Pyramidenfokus 3 Min.
2. Bauchdreieck, Farbe: rot, Pyramidenfokus 3 Min.
3. Lymphzone auf dem Fußrücken, Farbe: gelb, Pyramidenfokus 3 Min. je Punktpaar.
4. Lymphzone der Fußreflexzonentherapie, Farbe: gelb, Pyramidenfokus 3 Min.

Therapie 4:
1. Di 4, Farbe: rot, Pyramidenfokus 3 Min.
2. Lu 7, Farbe: rot, Pyramidenfokus 3 Min.
3. Niere 1, Farbe: rot, Flachfokus 10 Min.
4. Nierenpol, Farbe: rot, Flachfokus 10 Min.

Therapie 5:
1. Ly 11 (nach Voll), Farbe: gelb, Pyramidenfokus 3 Min.
2. KG 17 – Punkt neben der Brustwarze, Farbe: gelb, Pyramidenfokus 3 Min.
3. Lymphatischer Rachenring der Fußreflexzonentherapie, Farbe: rot, Pyramidenfokus 3 Min.
4. Agressive Zonen, Farbe: grün, Pyramidenfokus 3 Min.

Therapie 1

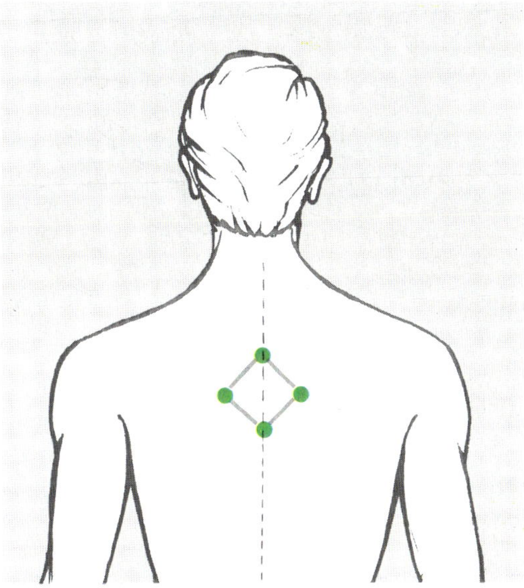

Lebensrhombus, oberes Dreieck,
Farbe grün

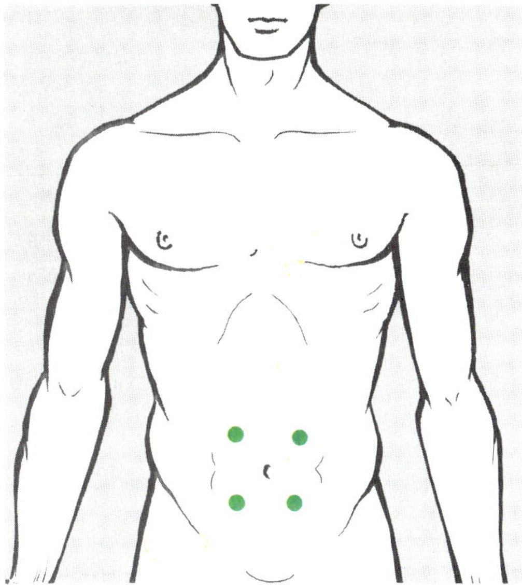

Aggressive Zonen, Farbe grün

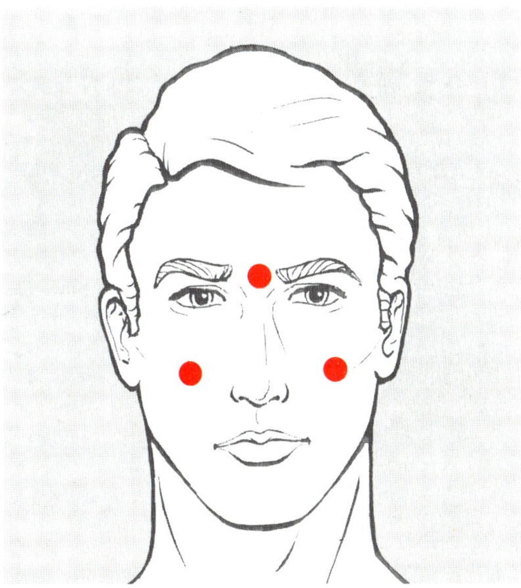

Dünndarm 18 -Yin-trang, Farbe rot

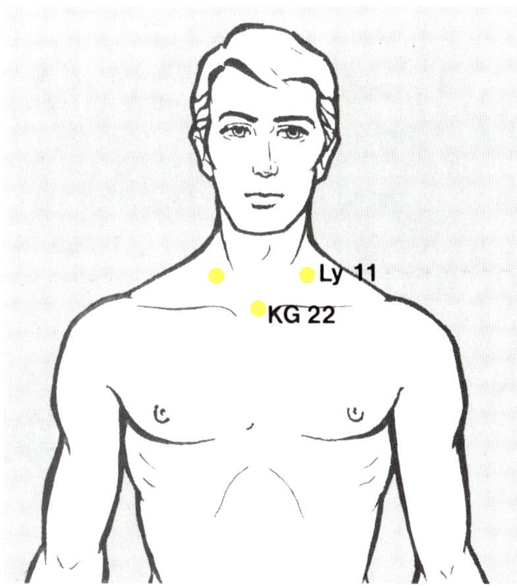

Lymphe 11 (nach Voll) - KG 22, Farbe gelb

Ergänzungstherapie: Orale Medikation:
Mato-Tropfen + Echinacea-Hevert-Tropfen, Fa. Hevert, als Mischung 3 mal 15-30 Tropfen. Zellaufbau I, Fa. Magnet-Activ, 3 mal 1 Tropfen, langsam steigern bis 3 mal 10 Tropfen vor dem Essen. Sinusitis-Komplex Tabletten, Fa. Hevert, akut halbstündlich, sonst viermal täglich 2 Tabletten im Mund zergehen lassen. Hewelymphon Tabletten, Fa. Hevert, 6 mal 1 Tablette lutschen. Lymphtee, Fa. Gerner, 2-3 Tassen täglich.

Bewährt hat sich auch das Inhalieren mit Wildkräuteröl der Fa. St. Johanser oder innerlich dessen Einnahme von 2-3 mal täglich 5 Tropfen in heißem Wasser.

Therapie 2

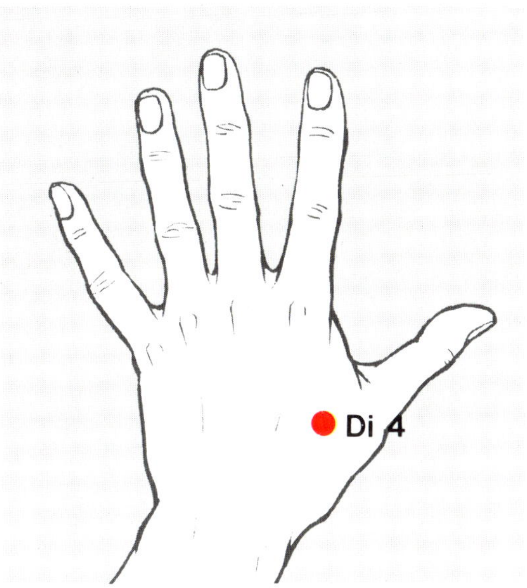

Dickdarm 4 rechts und links, Farbe rot

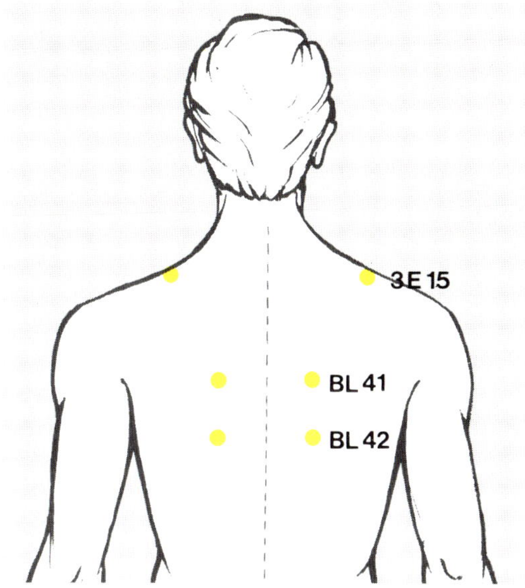

3 E 15 - Blase 41 - Blase 42, Farbe gelb

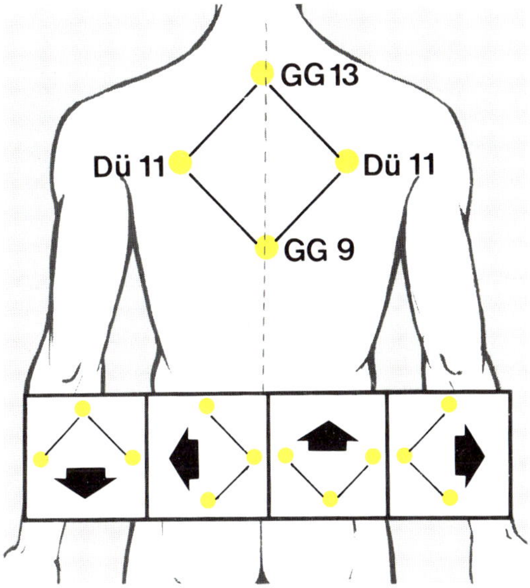

Lymphrhombus, oberes und unteres Dreieck, Farbe gelb

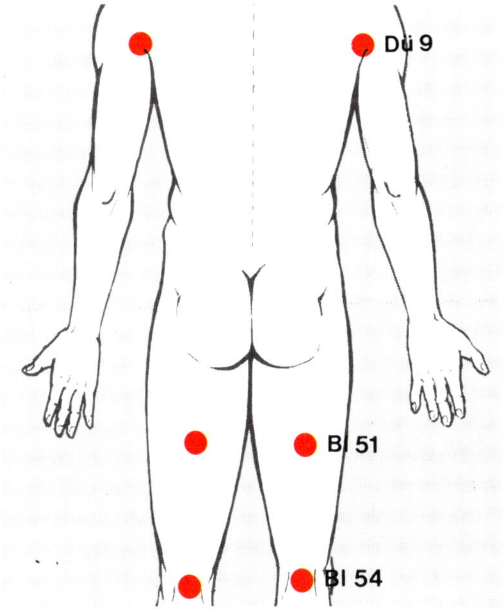

Blase 54 - Blase 51 - Dünndarm 9, Farbe rot

Therapie 3

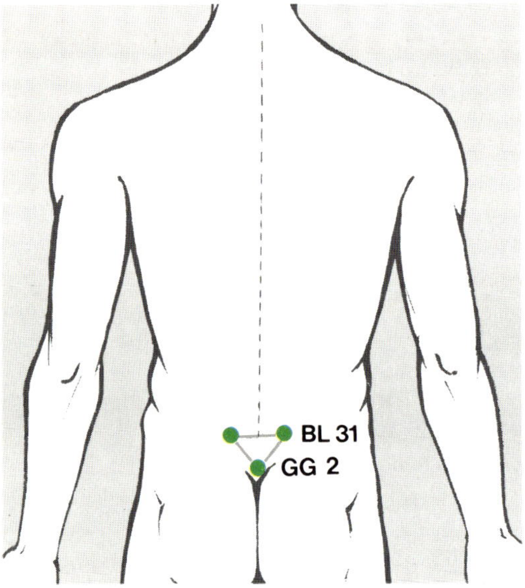

Beckendreieck, Farbe grün

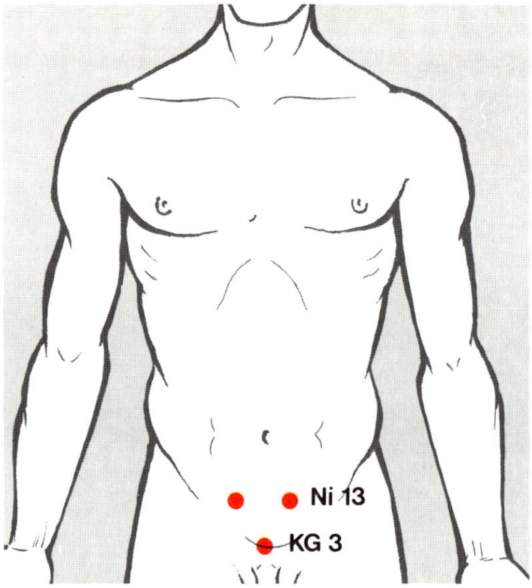

Bauchdreieck, Farbe rot

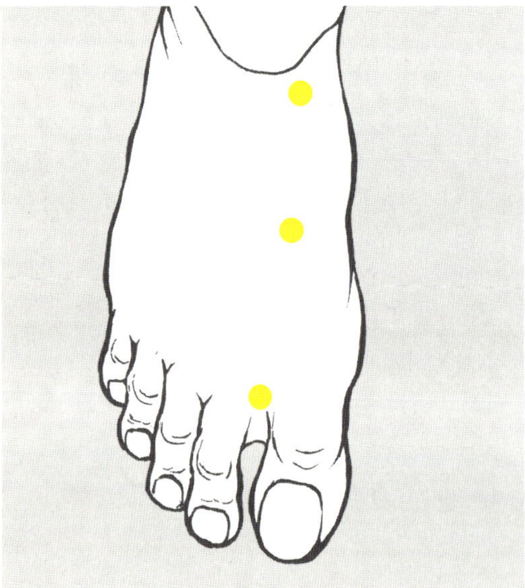

Lymphzone auf dem Fußrücken, Farbe gelb

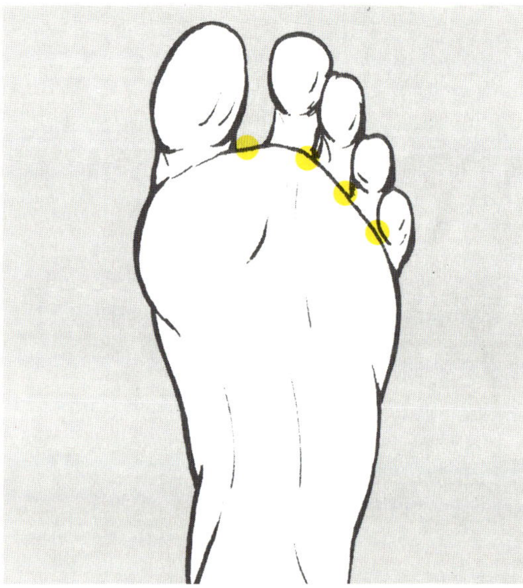

Lymphzone, Farbe gelb

Therapie 4

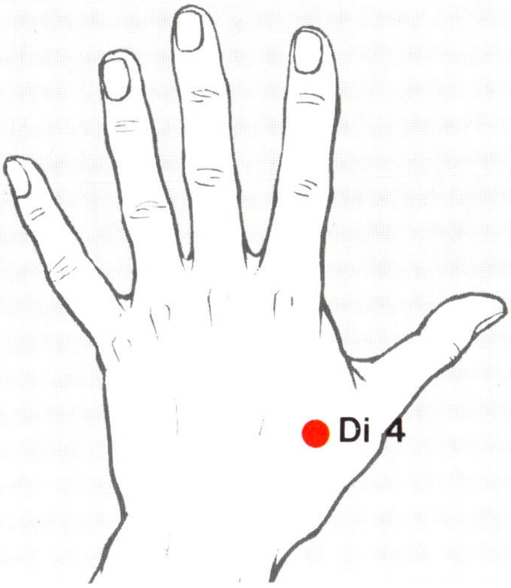

Dickdarm 4, Farbe rot

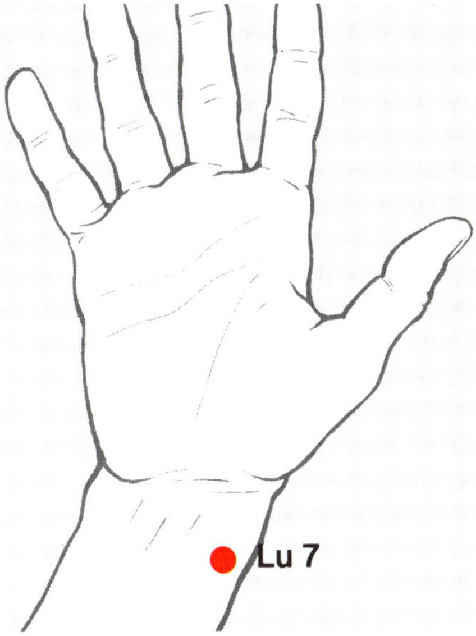

Lunge 7, Farbe rot

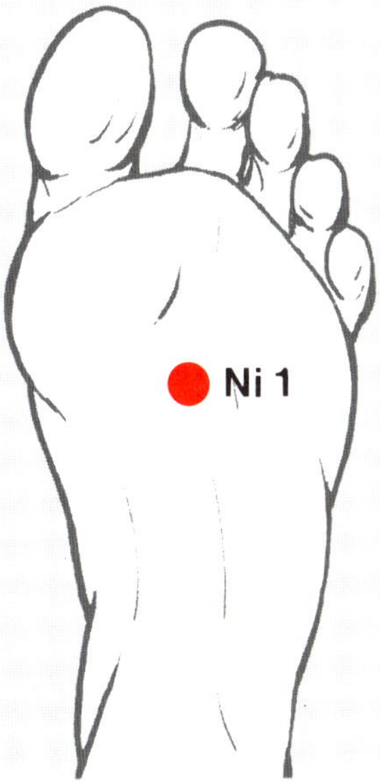

Niere 1, Farbe rot

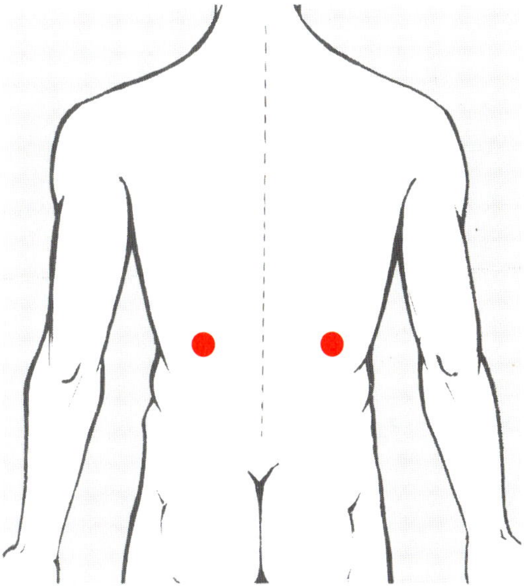

Nierenpol, Farbe rot

Therapie 5

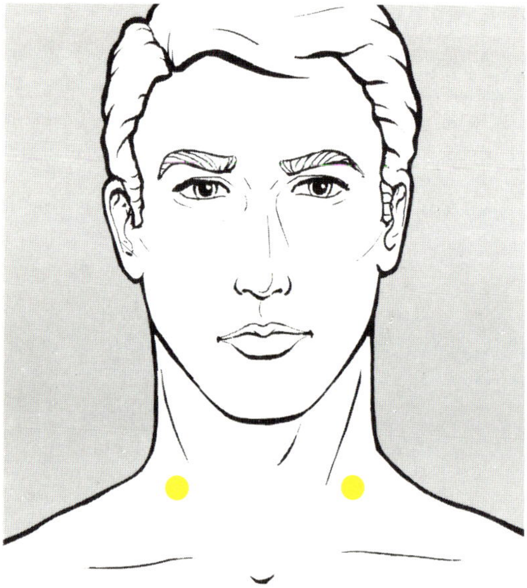

Lymphe 11 (nach Voll), Farbe gelb

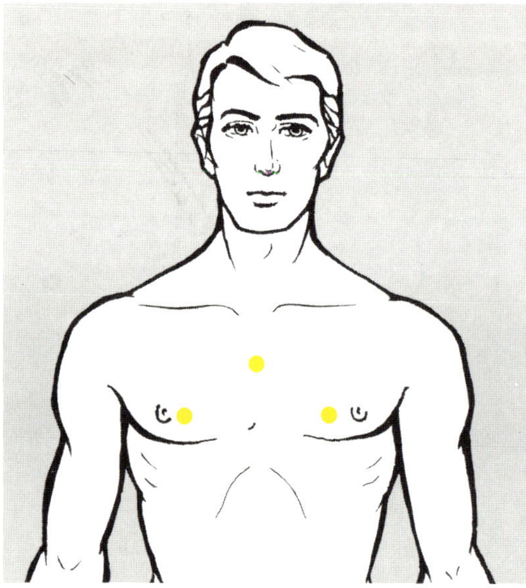

KG 17 – Punkt neben der Brustwarze, Farbe gelb

Therapie 5

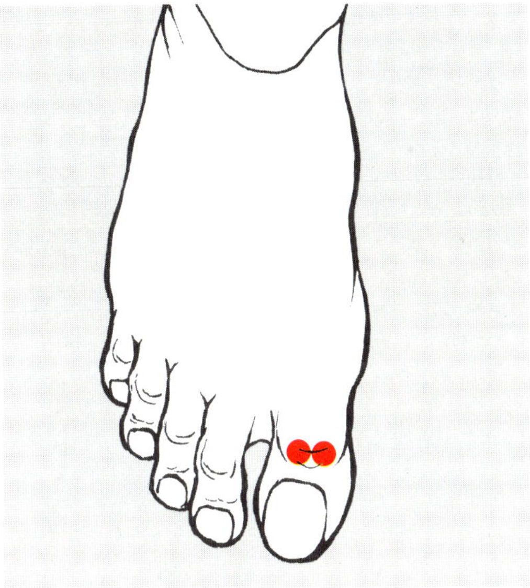

Zone des lymphatischen Rachenrings, Farbe rot

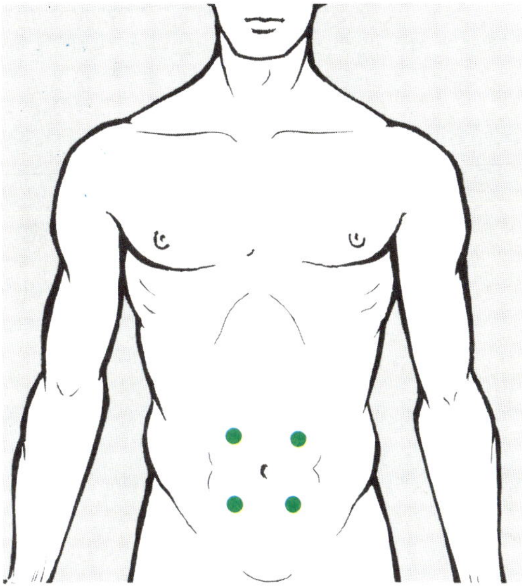

Aggressive Zonen, Farbe grün

Fokale Intoxikation IV

Symptome: Erkrankungen des Bronchial-Lungenraumes mit Husten, Verschleimung, Erkältungen, Grippe, Infekte

Farbpunktur: Zunächst sollte man die für das Symptomenbild wichtigen Zustimmungs- und Alarmpunkte überprüfen und therapieren.

Therapie 1:
1. BL 13 - Zustimmungspunkt der Lunge, Farbe: rot/grün, Pyramidenfokus 3 Min., komplementäre Bestrahlung
2. BL 14 - Zustimmungspunkt des kleinen Yin. Farbe: blau/orange, Pyramidenfokus 3 Min., komplementäre Bestrahlung.
3. BL 15 - Zustimmungspunkt des Herzens, Farbe: blau/orange, Pyramidenfokus 3 Min., komplementäre Bestrahlung.
4. BL 18 - Zustimmungspunkt der Leber, Farbe: gelb/violett, Pyramidenfokus 3 Min., komplementäre Bestrahlung

Therapie 2:
1. Ni 26 - Ni 27, Farbe: rot/grün, Pyramidenfokus 3 Min., komplementäre Bestrahlung
2. Ly 11 (nach Voll) - KG 22, Farbe: gelb, Flachfokus 10 Min.
3. Aggressive Zonen, Farbe: grün, Flachfokus 10 Min.
4. Le 13 - KG 15 - Le 13, Farbe: gelb, Pyramidenfokus 3 Min.

Therapie 3:
1. Di 4, Farbe: rot, Pyramidenfokus 3 Min.
2. Lu 7, Farbe: rot, Pyramidenfokus 3 Min.
3. Ly 11 (nach Voll), Farbe: gelb, Pyramidenfokus 3 Min.
4. Lymphrhombus oberes und unteres Dreieck, Farbe: gelb/violett, komplementäre Bestrahlung, oberes Dreieck, Dü 11 - gelb, GG 13 - violett, unteres Dreieck, Dü 11 - violett, GG 9 - gelb

Ergänzungstherapie: Orale Medikation

Asthma u. Bronchialtabletten, Fa. Magnet-Activ, 3 mal 2 Tabletten. Mato-Tropfen, Fa. Hevert, und eine Mischung aus Bomapect forte Tropfen und Echinacea-Hevert-Tropfen, Fa. Hevert, 5 mal 30 Tropfen in Wasser. Lymphaden und Heweberberol, Fa. Hevert, als Mischung 3 mal 30 Tropfen. St. Johanser Wildkräuteröl, je 1 Tropfen in die Intercostalräume einreiben. Inhalationen mit St. Johanser Wildkräuteröl. 2 - 3 mal täglich 2 - 5 Tropfen St. Johanser Wildkräuteröl mit heißem Wasser einnehmen. Brust- und Hustentee, Fa. Hevert, 3 Tassen täglich.

Therapie 1

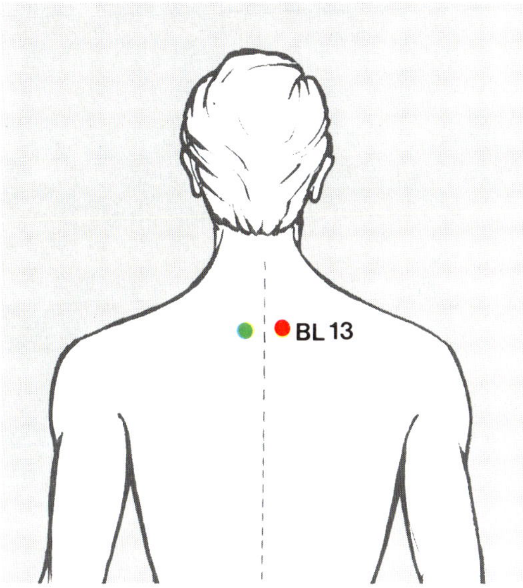

Blase 13, Farbe rot/grün

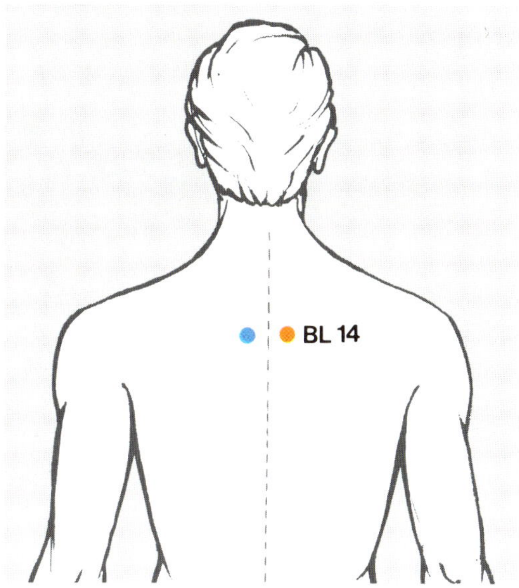

Blase 14, Farbe blau/orange

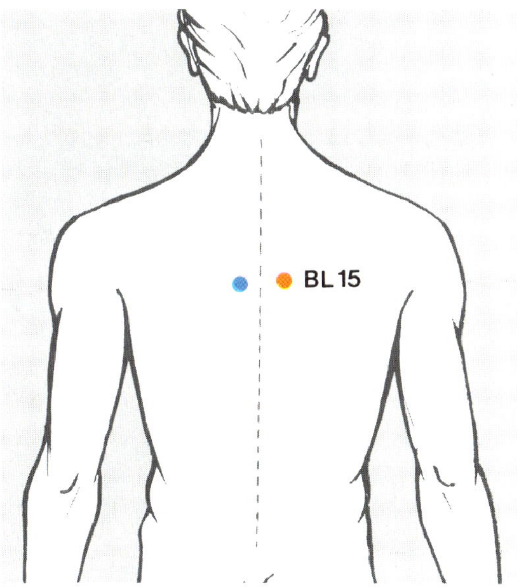

Blase 15, Farbe blau/orange

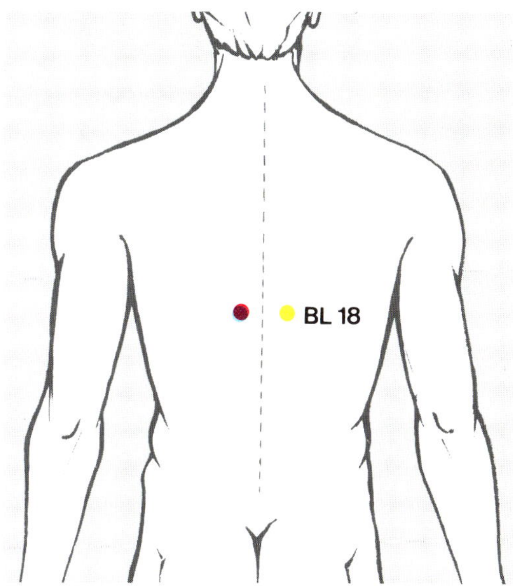

Blase 18, Farbe gelb/violett

Therapie 2

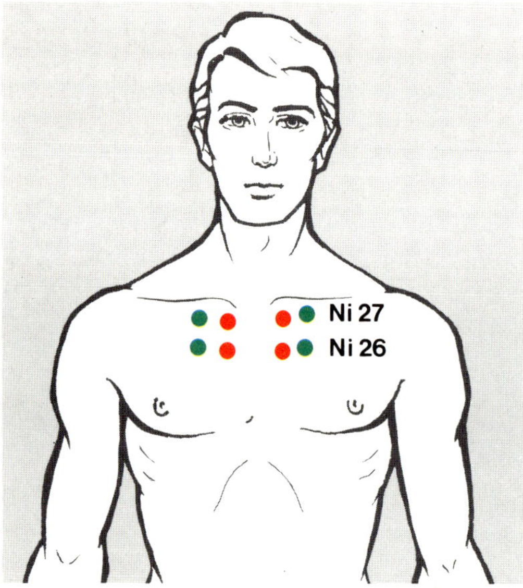

Niere 26 und 27, Farbe rot/grün

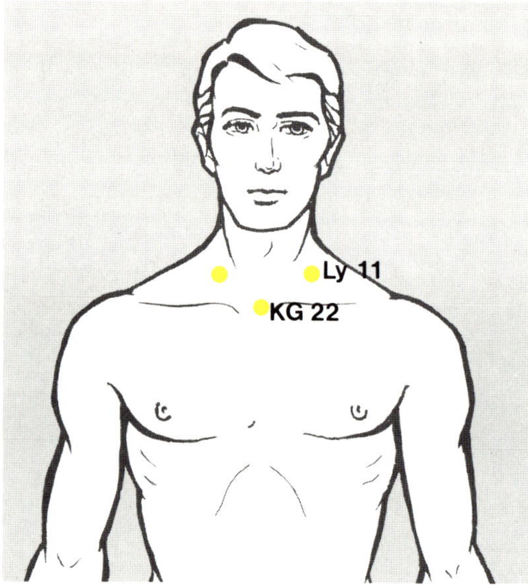

Lymphe 11 (nach Voll) – KG 22, Farbe gelb

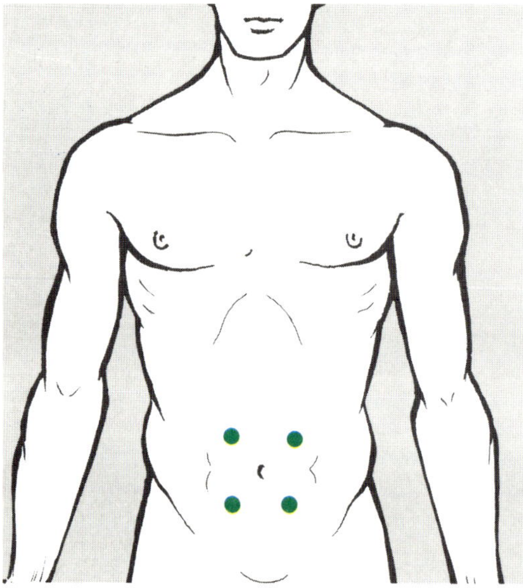

Aggressive Zonen, Farbe grün

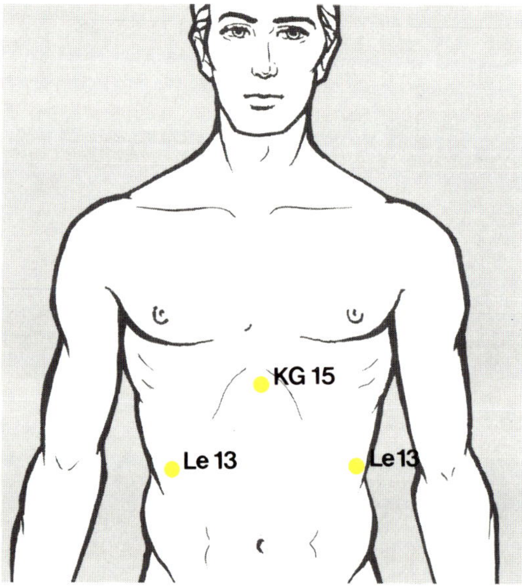

Leber 13 – KG 15 – Leber 13, Farbe gelb

Therapie 3

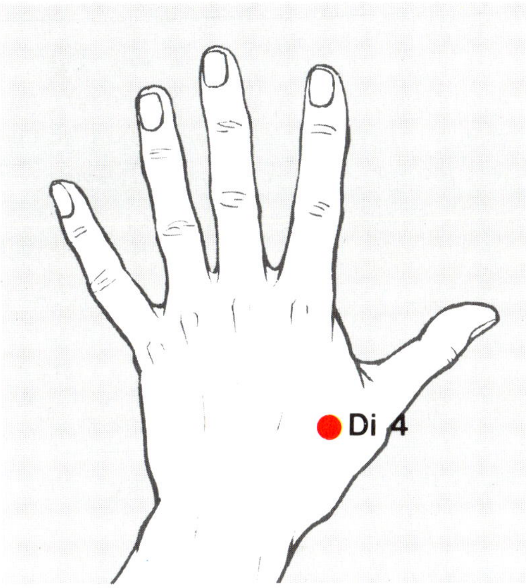

Dickdarm 4, Farbe rot

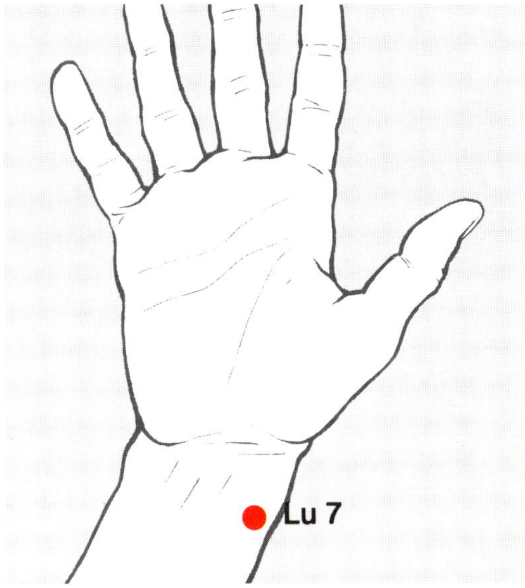

Lunge 7, Farbe rot

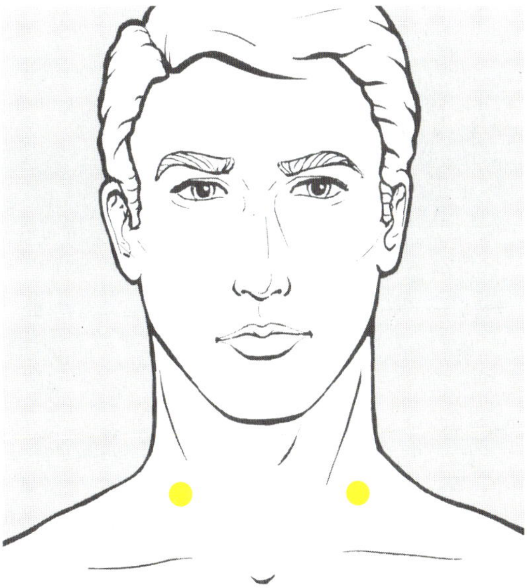

Lymphe 11 (nach Voll), Farbe gelb

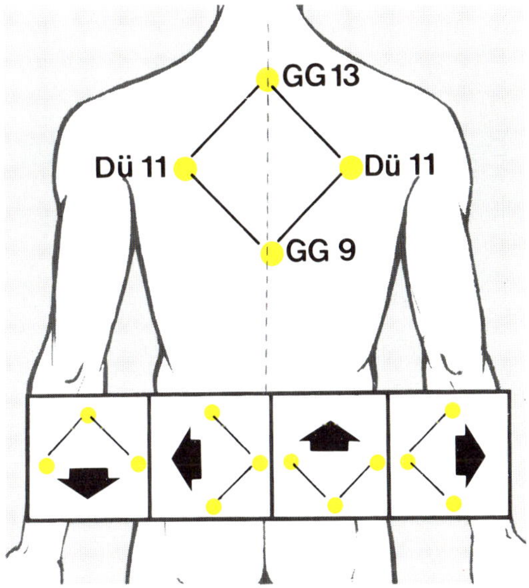

Lymphrhombus, oberes und unteres Dreieck,
Farbe gelb/violett

Migräne

Symptome: Kopfschmerzen, Migräne

Farbpunktur:

Therapie 1:
1. + 2. Alle Zustimmungs- und Alarmpunkte müssen zu Beginn einer Therapie untermischt werden. Die gestörten Punktpaare werden von oben nach unten behandelt. Danach
3. Hypophysenpunkt der Fußreflexzonentherapie, Farbe: gelb/violett, Flachfokus 10 Min.
4. Nierenpol, Farbe: rot, Flachfokus 10 Min.

Therapie 2:
1. Beckendreieck, Farbe: rot, Flachfokus 10 Min.
2. Bauchdreieck, Farbe: rot, Flachfokus 10 Min.
3. Cholerische Temperamentzone, Farbe: rot, Pyramidenfokus 5 Min.
4. GG 13 - GG 10 - GG 4, Farbe: orange, Flachfokus 10 Min.

Therapie 3:
1. Grundzonen der Farben, Flachfokus 10 Min.
2. Kundalinilinie, Farbe: orange, Flachfokus 10 Min.
3. KG 15 - KG 12 - KG 3, Farbe: orange, Flachfokus 10 Min.
4. Lebensrhombus, oberes und unteres Dreieck, Farbe: rot, Pyramidenfokus, je Dreieck 3 Min.

Therapie 1

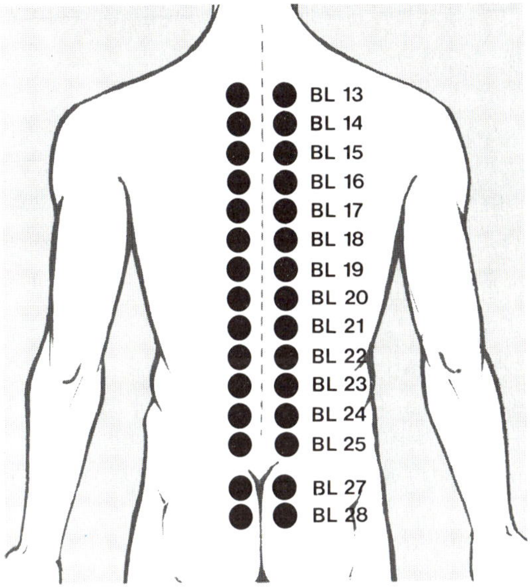

Zustimmungspunkte

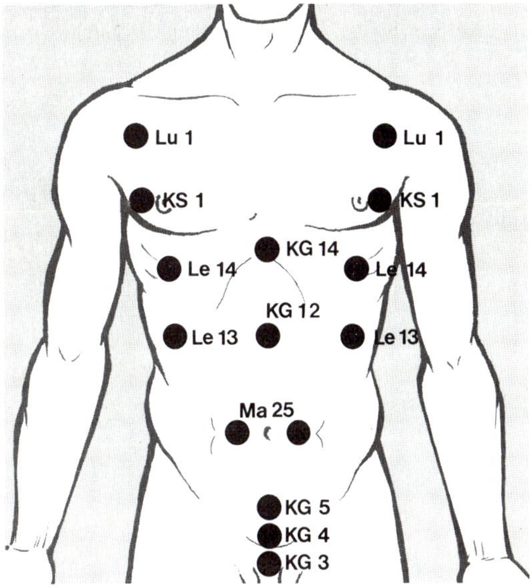

Alarmpunkte

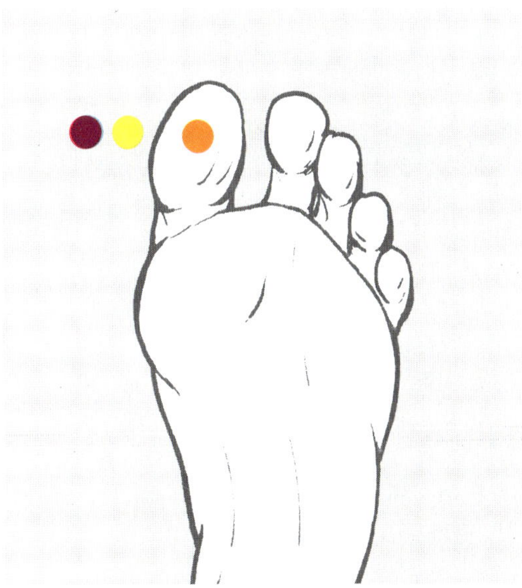

Hypophysenpunkt, Farbe gelb/violett

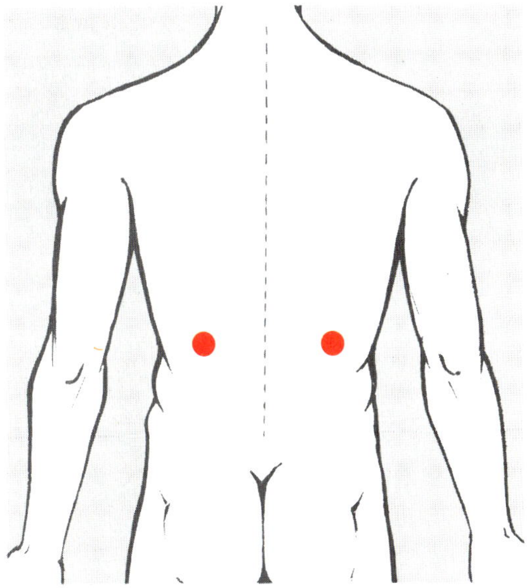

Nierenpole, Farbe rot

Ergänzungstherapie: Sehr gut haben sich auch piezo-elektrische Impulse mit dem PM 2000 im Anschluß an die Farbpunktur bewährt. Man nimmt folgende Grundpunkte: BL 18, BL 23, BL 31, Le 13, Ma 12, Lymphpunkte am Fußrücken, Ly 11, KG 18 Punkt gegenüber KG 18 auf dem GG-Meridian, Di 4, Lu 7, und gibt pro Punkt 10 Impulse.
Auch die abendliche Einreibung der angegebenen Punkte mit St. Johanser Wildkräuteröl bringt gute Erfolge. Der Patient reibt pro Punkt 1-2 Tropfen ein.

Gekoppelt mit cerebralen Durchblutungsstörungen:
Uwobletten, Fa. Hevert, 3 mal 2 Dragees. Entkalkungstropfen, Fa. Magnet-Activ, 3 mal 10 Tropfen vor dem Essen.

Gekoppelt mit Nierenstauungen:
Lymphaden + Hevert-Tox + Heweberberol, Fa. Hevert, als Mischung, 3 mal 25 Tropfen vor dem Essen.

Gekoppelt mit Menstruationsbeschwerden:
Schwöneural + Hevertoplex 169 + Hevert-Migräne N Tropfen, Fa. Hevert, 3 mal 25 Tropfen und bei Bedarf alle 10 Minuten 5 Tropfen.
Drüsen-Stoffwechseltabletten, Fa. Magnet-Activ, 3 mal 1 Tablette.
Reyto Hypophysan C, 3 mal 20 Tropfen, steigern bis 3 mal 1 Teelöffel.

Gekoppelt mit lymphatischen Störungen:
Zellaufbau I, Fa. Magnet-Activ, 3 mal 1 Tropfen langsam steigern bis 3 mal 15 Tropfen vor dem Essen.
Lymphaden, Hevert Tox, Heweberberol, Fa. Hevert, Magnesiumpräparate als Mischung 3 mal 25 Tropfen vor dem Essen.

Gekoppelt mit gastro-intestinalen Beschwerden:
Pankreaticum + Bomaleb forte, Fa. Hevert, als Mischung, 3 mal 15 Tropfen.
Magen-Darm-Tropfen, Fa. Magnet-Activ, 3 mal 10 - 15 Tropfen vor dem Essen.
Mittel zur Darmsanierung

Therapie 2

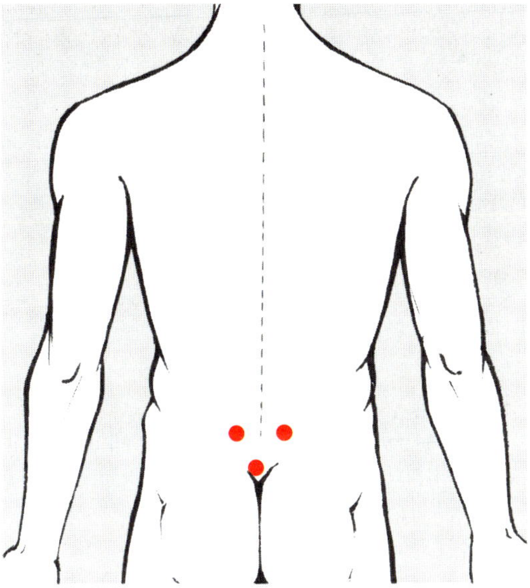

Beckendreieck, Farbe rot

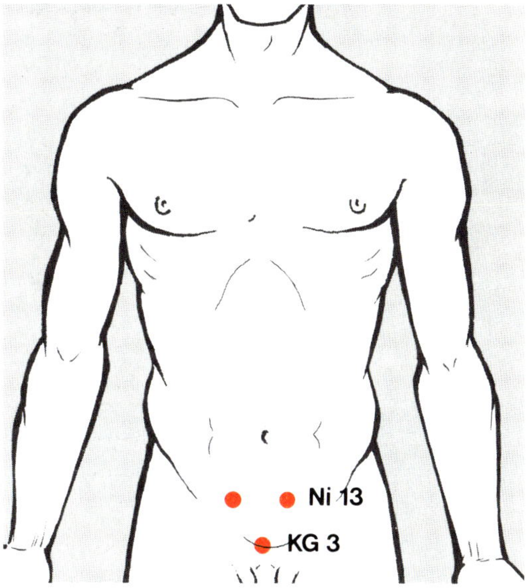

Bauchdreieck, Farbe rot

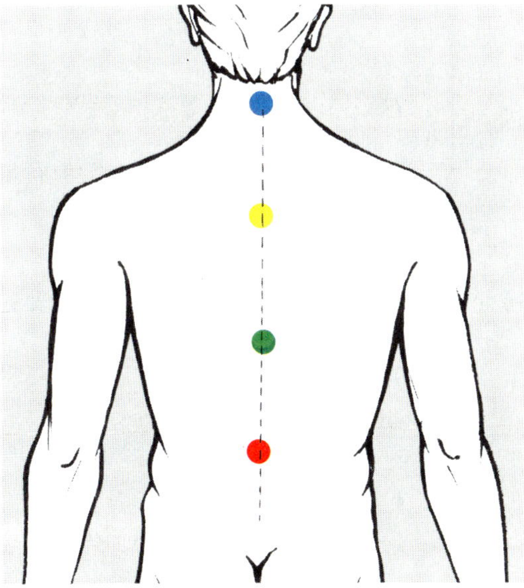

Cholerische Temperamentzone, Farbe rot

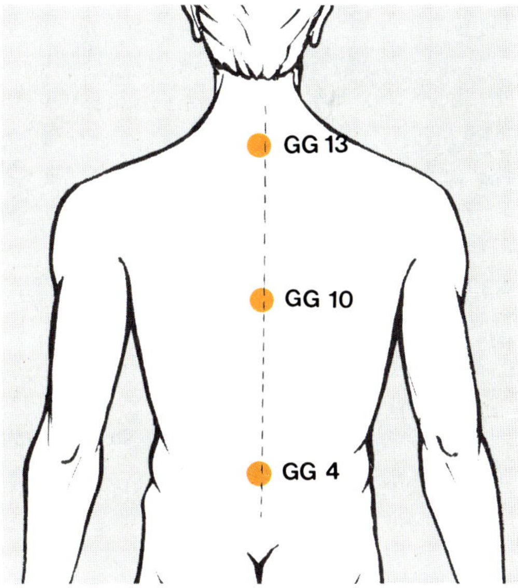

GG 13 - GG 10 - GG 4, Farbe orange

Gekoppelt mit endokrin-neurovegetativen Störungen;
Drüsen-Stoffwechseltabletten, Fa. Magnet-Activ, 3 mal 1 Tablette.
Hevert Nerv, Fa. Hevert, 3 mal 2 Dragees. Hevertoplex 19, Fa. Hevert, 3 mal 15 Tropfen vor dem Essen.
Nerven- u. Beruhigungstee, Fa. Hevert. Hevert-Val, Fa. Hevert, 3 mal 25 Tropfen.

Gekoppelt mit Depressionen:
NB 59, Fa. Hevert, 2 mal täglich 1 Eßlöffel.
Kreislauftabletten, Fa. Magnet-Activ, 3 mal 2 Tabletten.
Zellaufbau II, Fa. Magnet-Activ, 3 mal 10 - 15 Tropfen vor dem Essen.

Kindliche Migräne:
Hevertoplex 151, Fa. Hevert, in an- und absteigender Dosierung. 1 Tropfen auf 1 Glas Wasser, tagsüber schluckweise trinken. Täglich um 1 Tropfen steigern bis Zahl der Lebensjahre und wieder zurück zu einem Tropfen. Diese Vorgehensweise sollte ca. 1 Jahr durchgeführt werden, auch wenn die kindlichen Migränen nicht mehr vorhanden sind.

Therapie 3

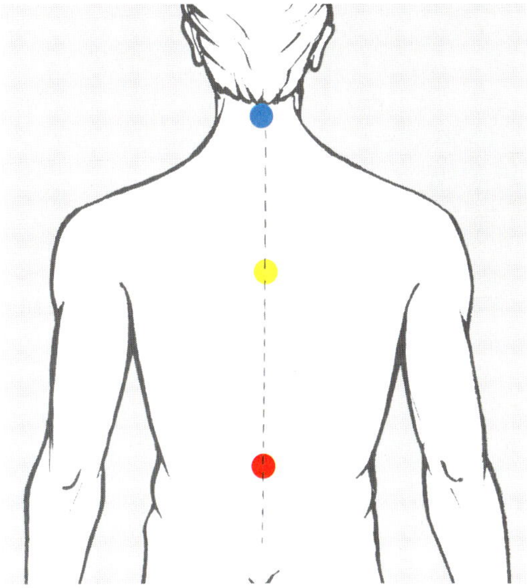

Zonen der Grundfarben

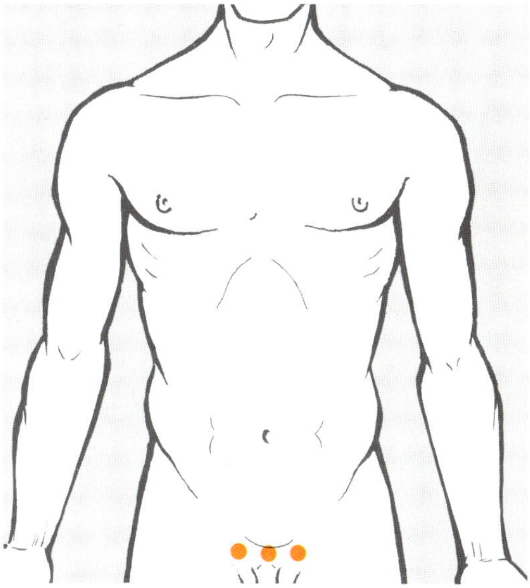

Kundalini-Linie, Farbe orange

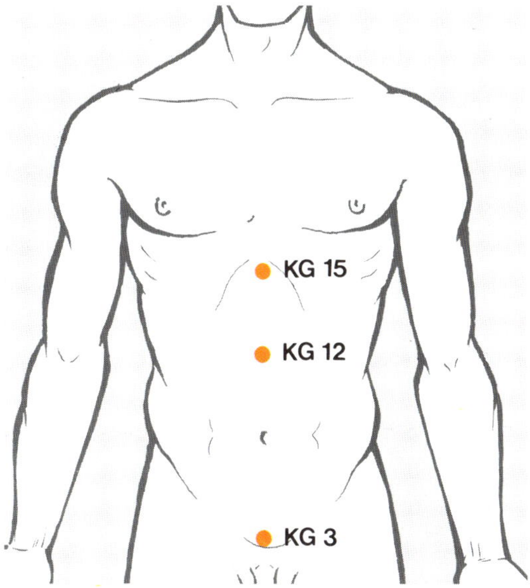

KG 15 - KG 12 - KG 3, Farbe orange

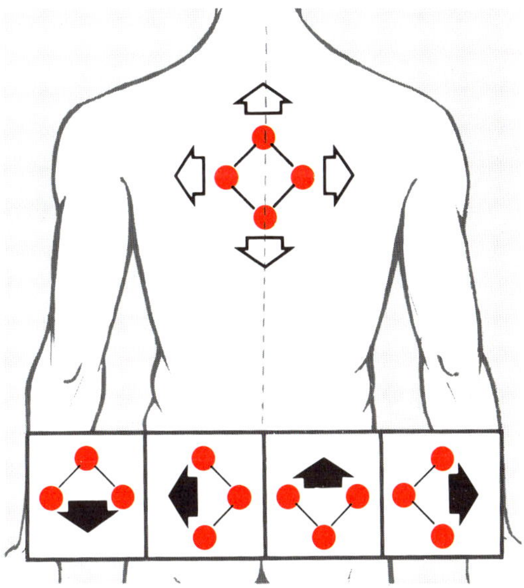

Lebensrhombus, oberes und unteres
Dreieck, Farbe rot

Kopfschmerzen

Kopfschmerzen werden durch die Farbpunktur besonders gut beeinflußt. An erster Stelle der Ursachenfindung muß stehen, ob es sich um einfache Cephalgien oder migräneartige Zustände handelt. Es stehen Farbpunktkombinationen zur Verfügung, die das bioenergetische System harmonisieren können.
Pro Farbpunktursitzung sollten 4 Farbpunktkombinationen nicht überschritten werden. Die nachstehenden Möglichkeiten können untereinander ausgetauscht und ergänzt werden.
Wichtig erscheint mir auch der Hinweis, daß Migränen sehr oft maskierte Allergien sind. Dies konnten wir in der Praxis immer wieder sehen und durch entsprechende therapeutische Maßnahmen beseitigen. Bei der Behandlung von Kopfschmerzen und Migränen spielt die Entgiftungstherapie der Farbpunktur eine wesentliche Rolle.
Man beginnt immer mit der Behandlung der Grundzonen der Farben. Danach überprüft man die Zustimmungspunkte der Alarmpunkte und therapiert komplementär.
Dann erst behandelt man spezifisch und beginnt mit dem Ausgleich der energetischen Ebenen.
Der Vertikale Ausgleich steht in den meisten Fällen im Vordergrund. Danach werden spezifische Farbpunktzonen zur Therapie herangezogen.
In den meisten Fällen stellt sich der Erfolg nach 6 - 8 maliger Behandlung ein , so daß Kopfschmerzen und Migräne als Musterbeispiel für die Wirkung der Farbpunktur gelten können.

Symptome:

Die am häufigsten geklagten Schmerzen sind:
1. von hinten aufsteigende Kopfschmerzen und Migränen
2. Schmerzen im Scheitelbereich
3. Schmerzen in den Schläfen- und Augensektoren
4. Kopfschmerzen mit Erbrechen

Therapie 1

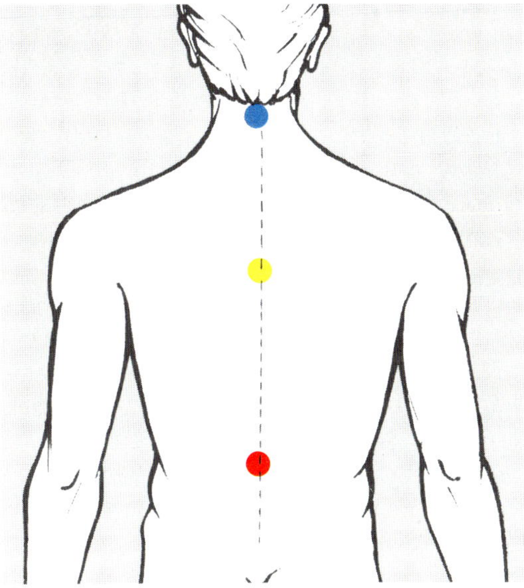

Zonen der Grundfarben

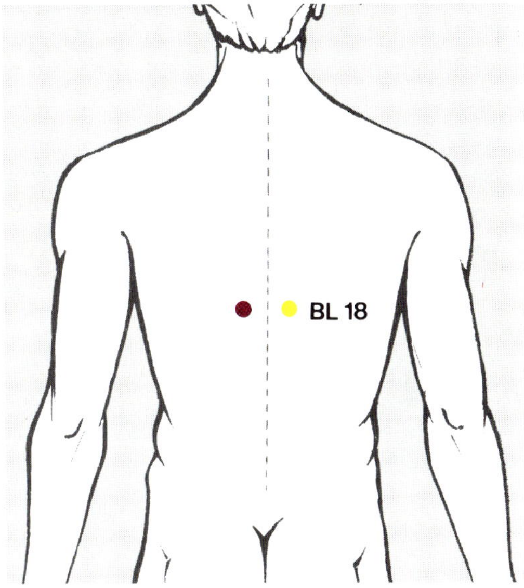

Blase 18, Farbe gelb/violett

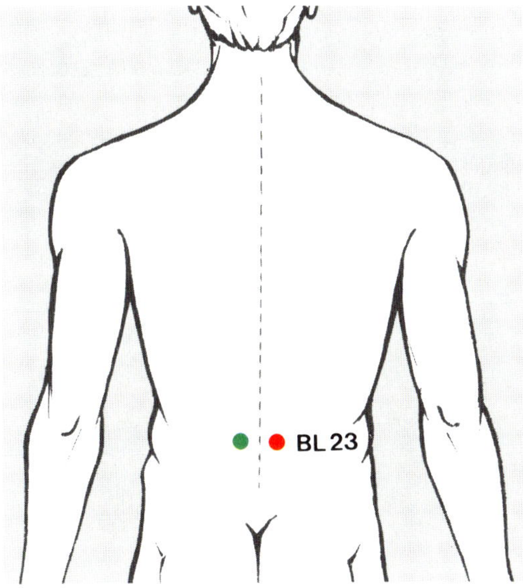

Blase 23, Farbe rot/grün

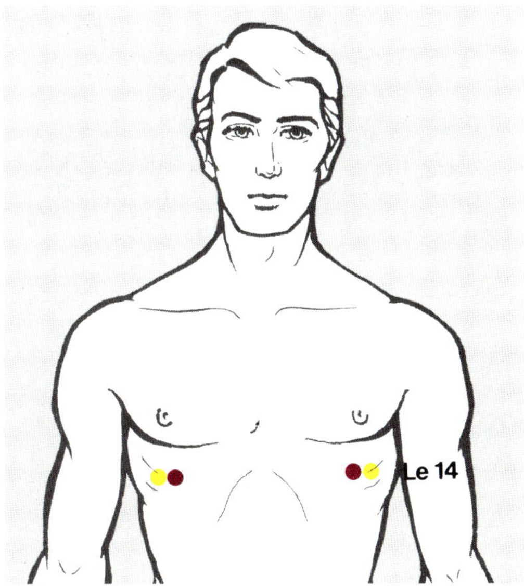

Leber 14, Farbe gelb/violett

Farbpunktur:

Therapie 1:
1. Grundzonen der Farben, Flachfokus 10 Min.
2. Zustimmungspunkt der Leber - BL 18, Farbe: gelb/violett, Pyramidenfokus 5 Min., komplementäre Bestrahlung.
3. Zustimmungspunkt der Niere - BL 23, Farbe: rot/grün, Pyramidenfokus 5 Min., komplementäre Bestrahlung.
4. Alarmpunkt der Leber - Le 14, Farbe: gelb/violett, Pyramidenfokus 3 Min., komplementäre Bestrahlung.

Therapie 2:
1. Alarmpunkt der Niere - GBL 25, Farbe: rot/grün, Pyramidenfokus 3 Min., komplementäre Bestrahlung.
2. Le 13 - KG 12 - Le 13, Farbe: gelb, Flachfokus 10 Min.
3. Ma 36, Farbe: blau/orange, Pyramidenfokus 3 Min., komplementäre Bestrahlung.
4. Beckendreieck, Farbe: rot, Flachfokus 10 Min.

Therapie 3:
1. Nierenpol, Farbe: rot/grün, Flachfokus 10 Min., komplementäre Bestrahlung.
2. Ni 1, Farbe: rot/grün, Pyramidenfokus 3 Min., komplementäre Bestrahlung.
3. MP 4, Farbe: rot/grün, Pyramidenfokus 3 Min., komplementäre Bestrahlung.
4. Lebensrhombus - Spitze nach unten, Farbe: grün, Flachfokus 10 Min.

Therapie 4:
1. Bauchdreieck, Farbe: rot, Flachfokus 10 Min.
2. Genitalzonen der Fußreflexzonentherapie, Farbe: rot/grün, Pyramidenfokus 3 Min., komplementäre Bestrahlung.
3. BL 60, Farbe: blau, Flachfokus 10 Min.
4. Hypophysenpunkte der Fußreflexzonentherapie, Farbe: gelb/violett, Pyramidenfokus 3 Min., komplementäre Bestrahlung.

Therapie 2

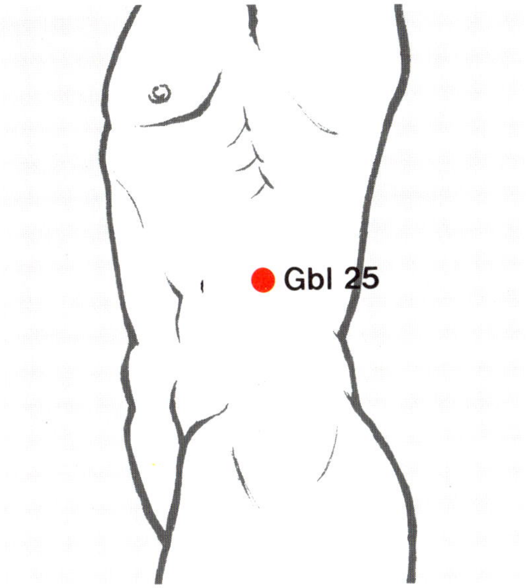

Gallenblase 25, Farbe rot/grün

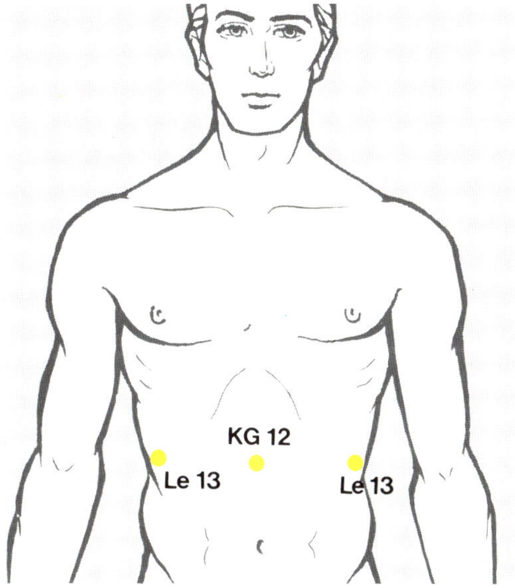

Leber 13 - KG 12 - Leber 13, Farbe gelb

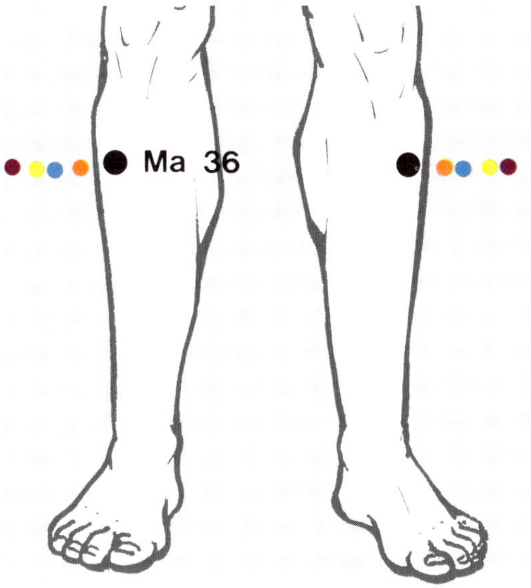

Magen 36, Farbe blau/orange

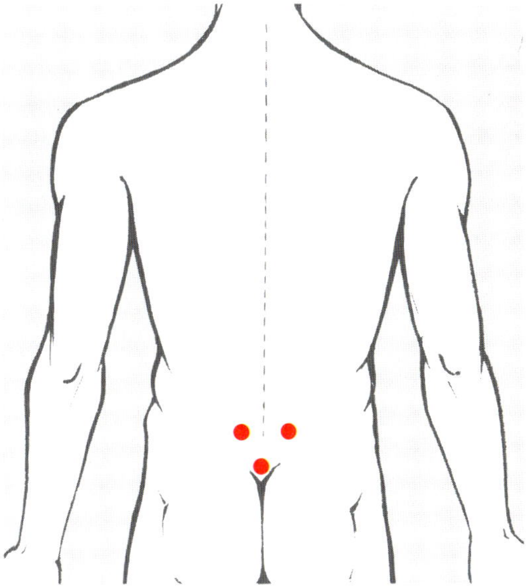

Beckendreieck, Farbe rot

Therapie 5:
1. Lymphrhombus unteres Dreieck, Farbe: gelb, Flachfokus 10 Min.
2. Entstauungszone Kopf, Farbe: rot/grün, Pyramidenfokus 3 Min., komplementäre Bestrahlung.
3. Gallezone der Fußreflexzonentherapie, Farbe: gelb/violett, Pyramidenfokus 3 Min., komplementäre Bestrahlung.
4. Kundalinilinie, Farbe: blau, Flachfokus 10 Min.

Ergänzungstherapie: Orale Medikation:
Schwöneural + Hevertoplex 134 + Hevert-Migräne-N, Fa. Hevert, als Mischung 3 mal 25 Tropfen und bei Bedarf alle 10 Min. 5 Tropfen auf die Zunge. Kreislauftabletten, Fa. Magnet-Activ, 3 mal 2 Tabletten nach dem Essen. Drüsen-Stoffwechseltabletten, Fa. Magnet-Activ, 3 mal 2 Tabletten nach dem Essen.
gekoppelt mit Hypotonie: Tonus comp., Fa. Hevert, morgens 2 Dragees, mittags 1 Dragee.

Von ausgezeichneter Wirksamkeit ist die Behandlung mit dem PM 2000. Die Punkte Punkte Blase 18 – Blase 23 – Blase 31 sowie die Punkte Leber 13 – Magen 12 erhalten in der angegebenen Reihenfolge je 10 Impulse.

Auch das Einreiben dieser Punkte mit dem mit dem Wildkräuteröl der Firma St. Johanser bringt dem Patienten schnelle Linderung seiner Beschwerden.

Therapie 3

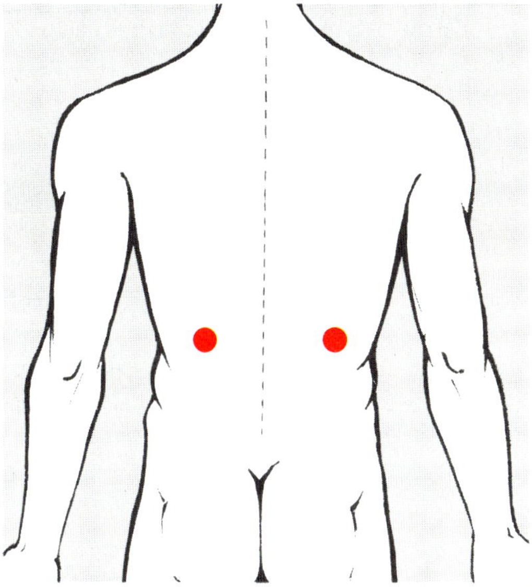

Nierenpole, Farbe rot/grün

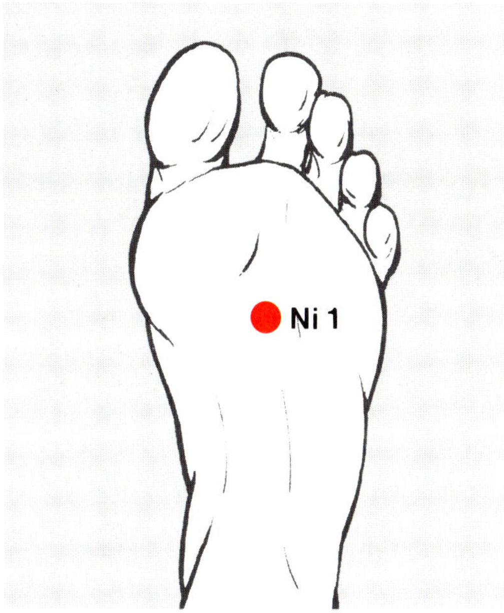

Niere 1, Farbe rot/grün

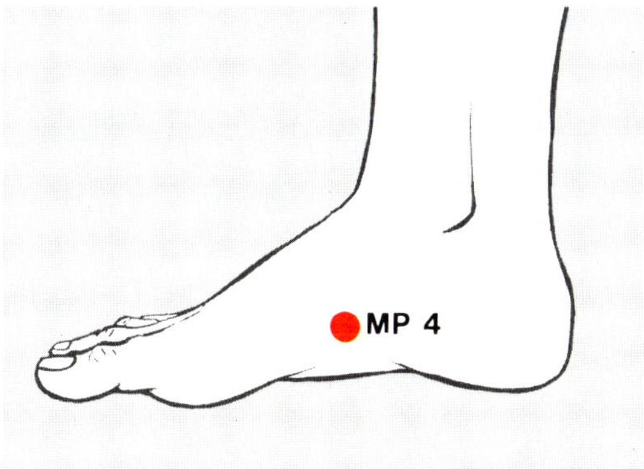

MP4, Farbe rot/grün

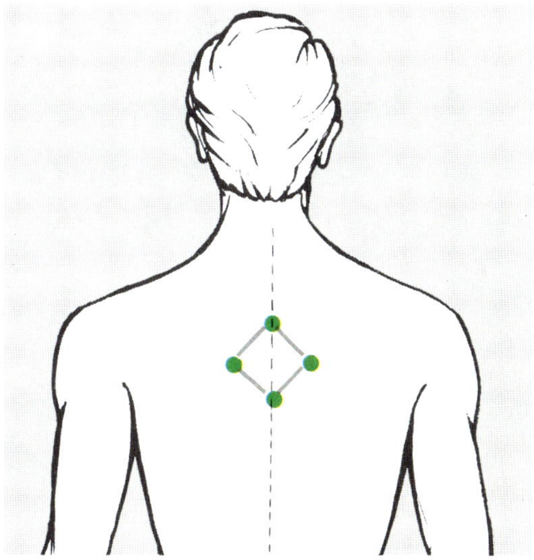

Lebensrhombus, Spitze nach unten, Farbe grün

Therapie 4

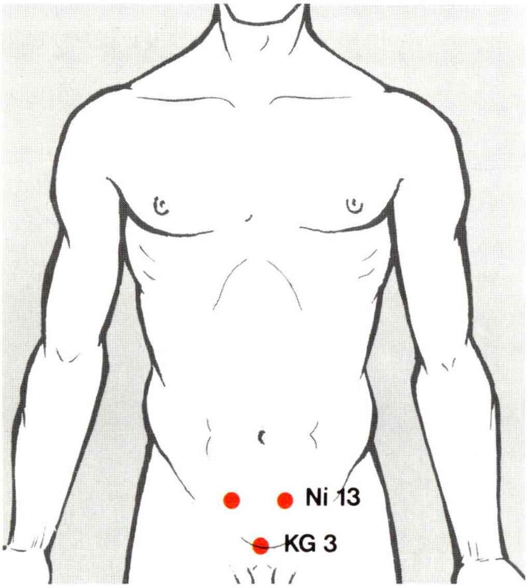

Bauchdreieck, Farbe rot

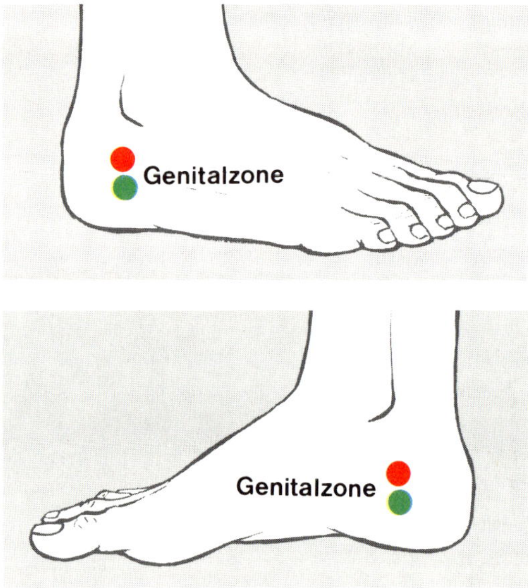

Genitalzonen, Farbe rot/grün

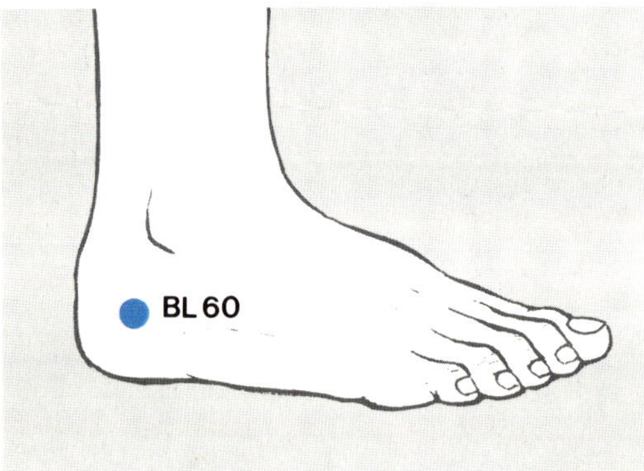

Blase 60, Farbe blau

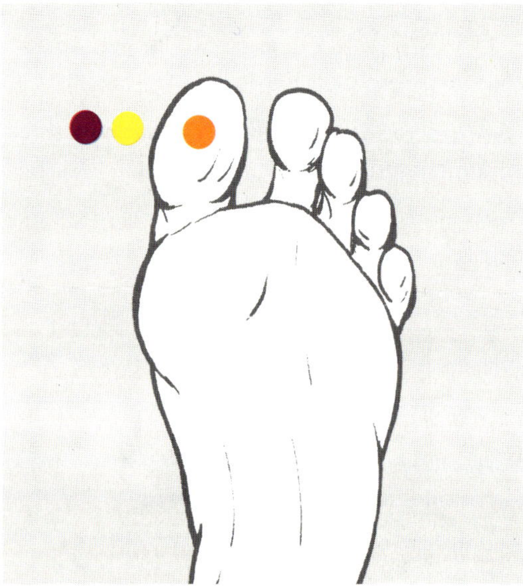

Hypophysenpunkt, Farbe gelb/violett

Therapie 5

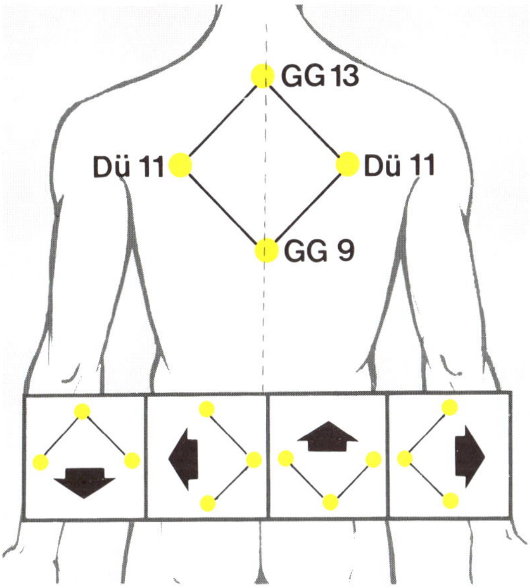

Lymphrhombus, unteres Dreieck,
Farbe gelb

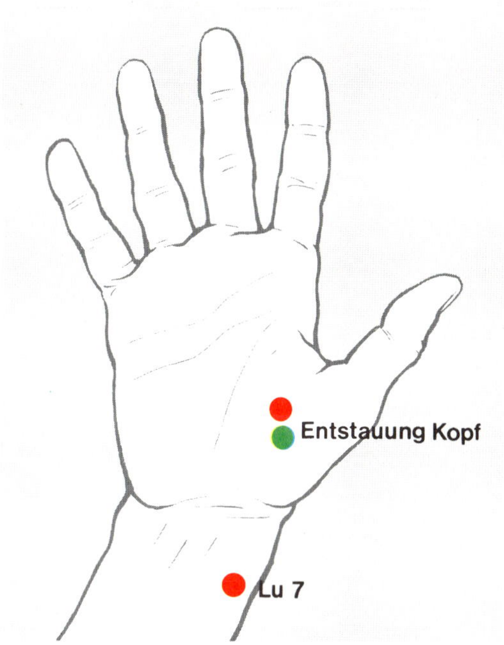

Entstauungszone Kopf, Farbe rot/grün

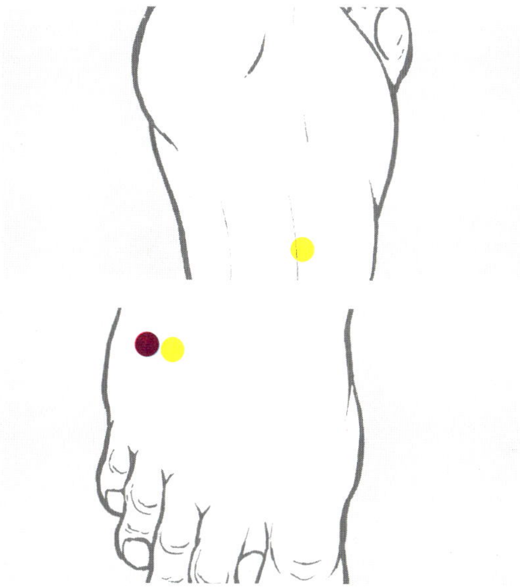

Gallezone, Farbe gelb/violett

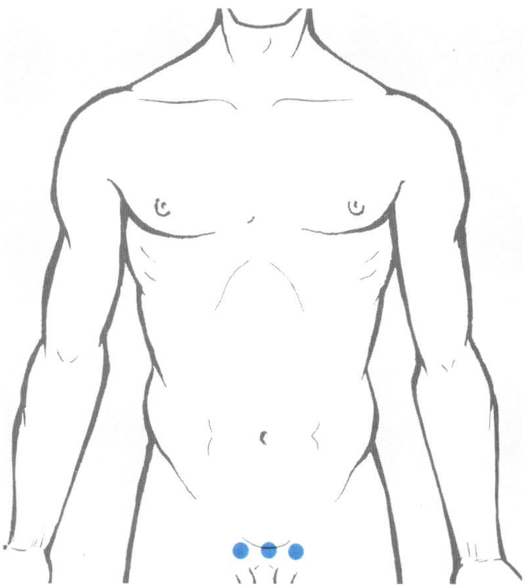

Kundalinilinie, Farbe blau

Neuralgie

Symptome: Z.B. Ischialgie, Brachialgie, Intercostalneuralgie

Farbpunktur: Wichtigstes Kriterium ist die Blaubestrahlung der schmerzenden Zonen, die man direkt angeht. Dazu können folgende Zonen angezeigt sein.

Therapie:
1. BL 60 (nicht bei Schwangerschaft), Farbe: blau, Flachfokus 15 Min.
2. Ly 11 - KG 22, Farbe: gelb, Pyramidenfokus 3 Min.
3. KG 17 (Yin-Yang), Farbe: gelb/violett, Pyramidenfokus 3 Min., komplementäre Bestrahlung
4. Aggressive Zonen, Farbe: grün, Flachfokus 10 Min.

Ergänzungstherapie: Lymphaden, Echinacea-Hevert, Heweberberol, Fa. Hevert, als Mischung 3 mal 25 Tropfen vor dem Essen. Zellaufbau I, Fa. Magnet-Activ, 3 mal 5 Tropfen langsam auf 3 mal 15 Tropfen steigern.
Injektion in spezifische Punkte: Gelsemium, Fa. Hevert, GBL 34, GBL 20, Ni 8, 3 E 15, 3 E 5, He 3.
Bei Ischias: Ileosakralgelenk tief GBL 30, BL 54, BL 58, BL 60, Punkt-Ursprung der Achillessehne.
Brachialgie paravertebral, C 7, Th 1, Th 2, Di 15, Di 10, Dü 4, Di 4, 3 E 4, KS 9. Hewedolor A + B Ampullen, Fa. Hevert, iM.

Therapie

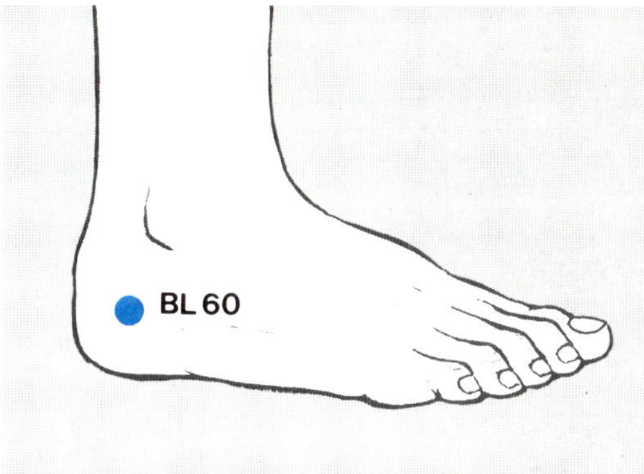

Blase 60, Farbe blau

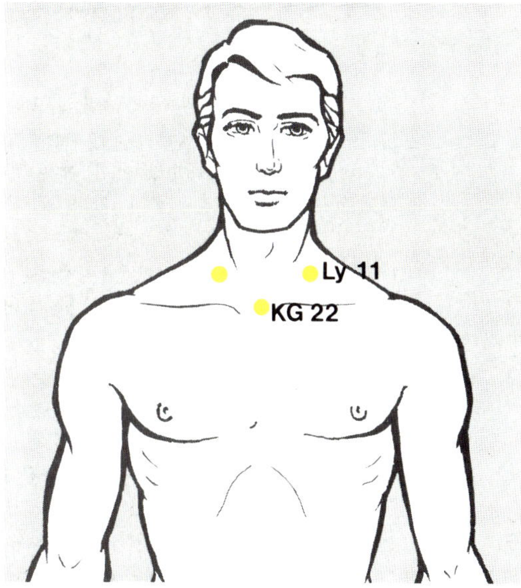

Lymphe 11 - KG 22, Farbe gelb

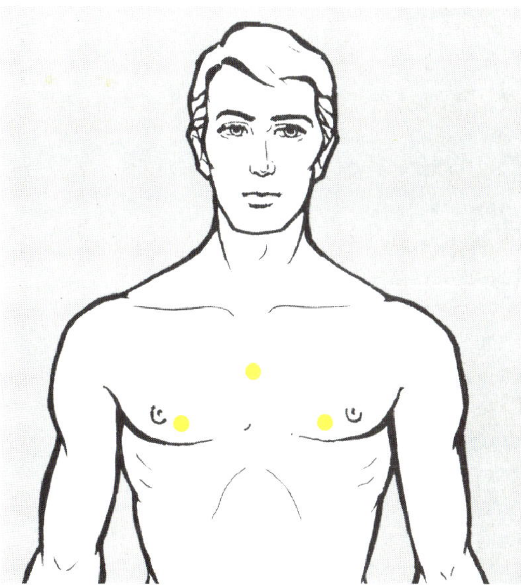

KG 17, Farbe gelb/violett

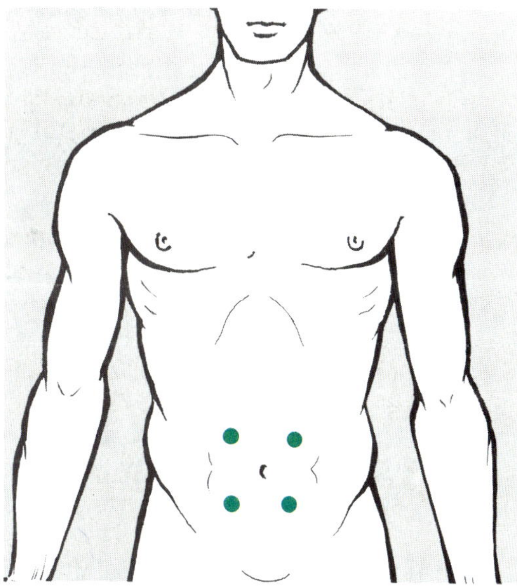

Aggressive Zonen, Farbe grün

Wirbelsäulen- und Gelenkerkrankungen

Symptome:

Wirbelsäulen- und Gelenkerkrankungen stehen nach meinen langjährigen Beobachtungen mit der fokalen Intoxikation in engem Zusammenhang. Deshalb sollte man vor der direkten spezifischen Therapie der Wirbelsäule und der Gelenke eine Kombination von Lymphpunkten wählen.
Nach der Einstimmung mit der lymphatischen Therapie, beginnt man mit einer allgemeinen Entgiftungstherapie, die wiederum über spezifische Punkte und Zonen durchgeführt werden kann.
Danach wendet man sich den betroffenen Gelenken und, oder der Wirbelsäule zu. Das Beispiel Kniegelenk verdeutlicht die Anwendungsweise der Farbpunktur, wie sie auf alle Gelenke übertragen werden kann. Hinzu kommen die Zonen der Fußreflexzonentherapie, die je nach Beschwerdebild ausgesucht werden. Die Bestrahlung der Füße wird mit dem Flachfokus durchgeführt.

Farbpunktur:

Lymphatische Therapie:
1. Ly 11 rechts und links, Farbe: gelb, Pyramidenfokus 3 Min.
2. KG 17 - Punkt neben der Brustwarze, Farbe: gelb, Pyramidenfokus 3 Min.
3. Aggressive Zonen, Farbe: grün, Pyramidenfokus 3 Min.
4. Nierenpole, Farbe: rot, Pyramidenfokus 3 Min.

Entgiftungstherapie:
1. BL 54 - BL 51 - Dü 9, Farbe: rot, Pyramidenfokus 3 Min. je Punktpaar
2. MP 4 rechts und links, Farbe: rot, Pyramidenfokus 3 Min.
3. Ni 13 - KG 3, Farbe: rot, Pyramidenfokus 3 Min.
4. Di 4 rechts und links, Farbe: rot, Pyramidenfokus 3 Min.

Gelenktherapie:
Beispiel: Kniegelenk. Diese Vorgehensweise kann auf alle Gelenke übertragen werden (siehe Beschreibung Kapitel Gelenke).
1. Fußreflexzonen der Wirbelsäule und Gelenke, Farbe: rot/grün, Flachfokus 10 Min., komplementäre Bestrahlung.
2. BL 60, Farbe: blau, Pyramidenfokus 3 Min. (am Ende einer Wirbelsäule- und Gelenkbehandlung).
3. Weitere Möglichkeiten: Behandlung der Schmerzzonen paravertebral oder in den Beckenzonen. Farbe: grün, bei akuten Zuständen, Farbe: rot, bei chronischen Zuständen, Flachfokus 10 Min.

Lymphatische Therapie

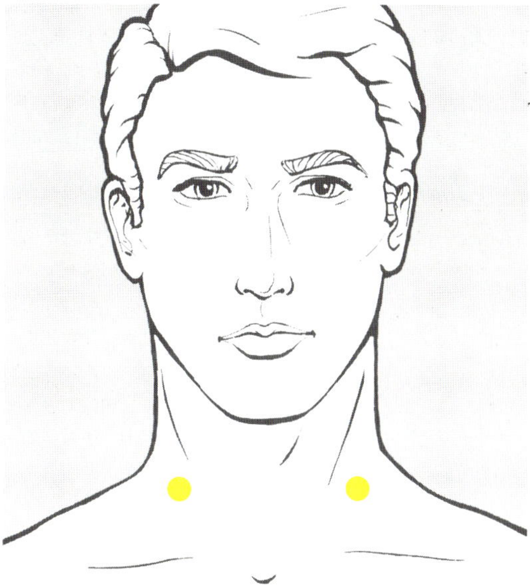

Lymphe 11, rechts und links, Farbe gelb

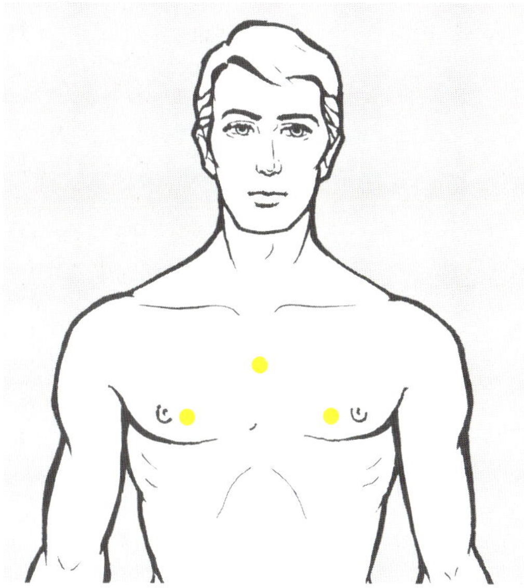

KG 17 - Punkte neben der Brustwarze, Farbe gelb

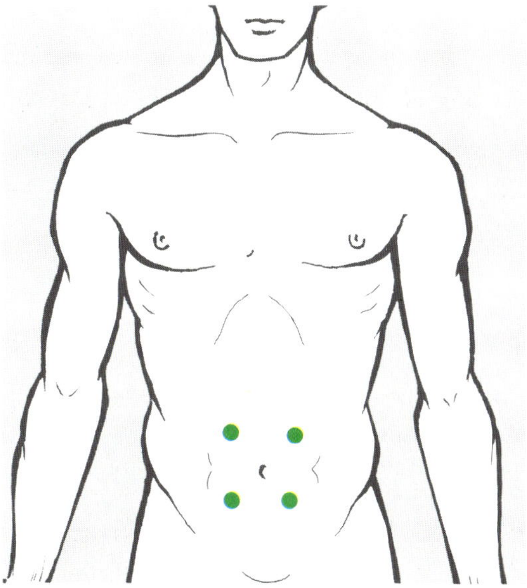

Aggressive Zonen, Farbe grün

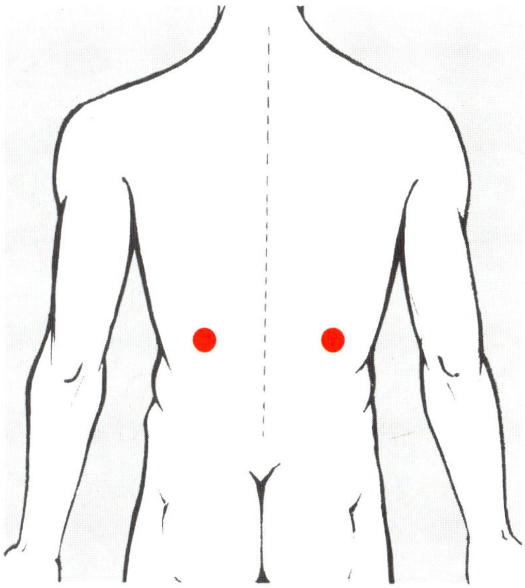

Nierenpole, Farbe rot

Ergänzungstherapie: Orale Medikation:

Steirocall, Fa. Steierl, 3 mal 25 Tropfen vor dem Essen. Rheumatabletten, Fa. Magnet-Activ, 3 mal 2 Tabletten nach dem Essen. Agnesin-Tropfen, Fa. Hevert, 3 bis 5 mal 30 - 50 Tropfen. Zellaufbau I, Fa. Magnet-Activ, 3 mal 1 Tropfen, langsam steigern bis 3 mal 10 Tropfen.

Gicht- und Rheumatee, Fa. Hevert, 2 bis 3 Tassen täglich. Auroanalinsalbe, Fa. Hevert.

Außerdem hat es sich bewährt, den Patienten die schmerzenden Gebiete vor dem Schlafen gehen mit dem Wildkräuteröl, Fa. St. Johanser, einreiben zu lassen.

Entgiftungstherapie

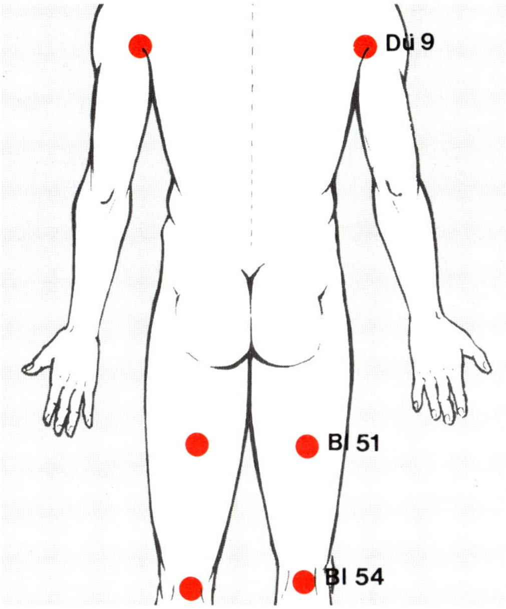

Blase 54 - Blase 51 - Dünndarm 9, Farbe rot

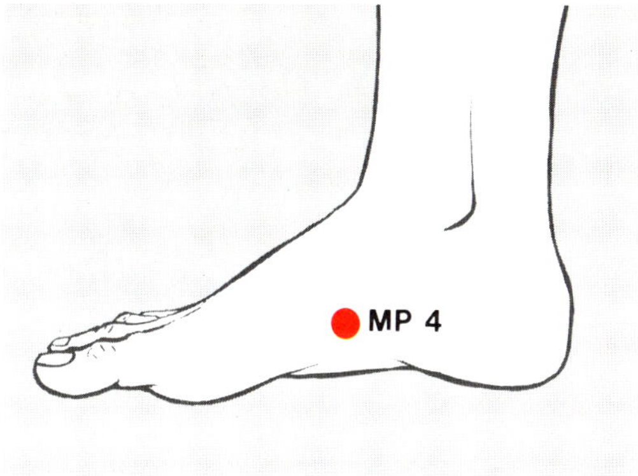

MP 4 rechts und links, Farbe rot

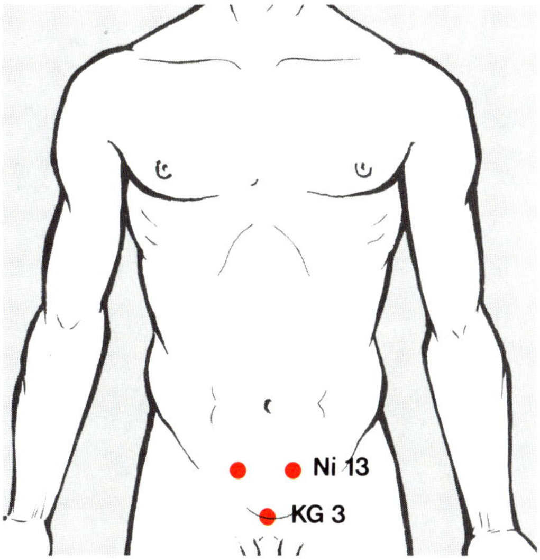

Niere 13 - KG 3, Farbe rot

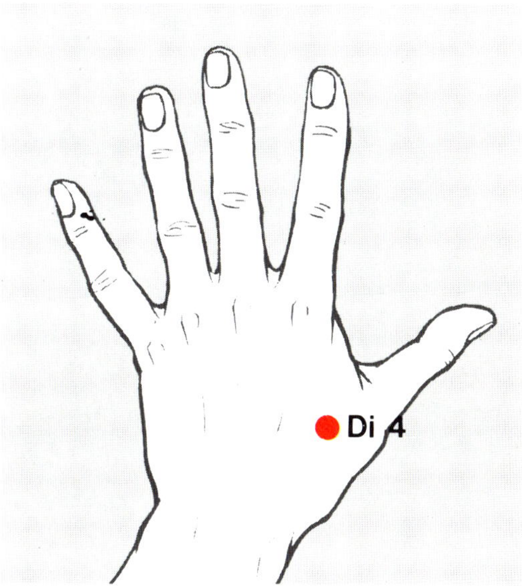

Dickdarm 4, rechts und links, Farbe rot

Gelenktherapie

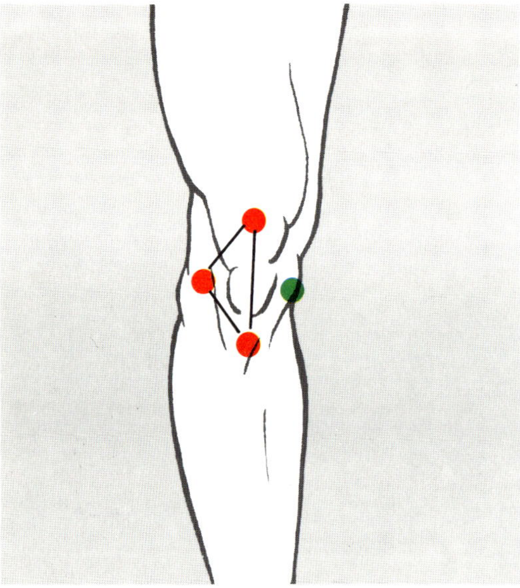

Beispiel Kniegelenk: Schmerz innen, Farbe rot/grün

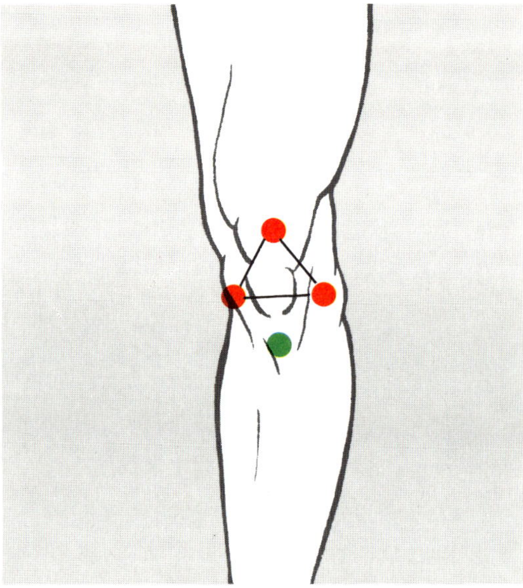

Beispiel Kniegelenk: Schmerz unterhalb der Patella, Farbe rot/grün

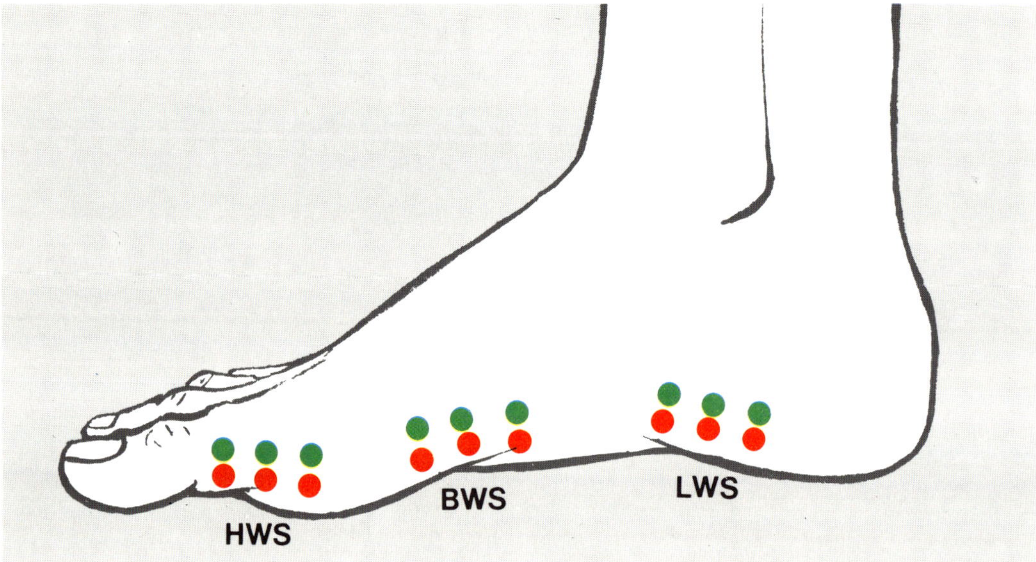

Fußreflexzonen der Wirbelsäule, Farbe rot/grün

Gelenktherapie (Fortsetzung)

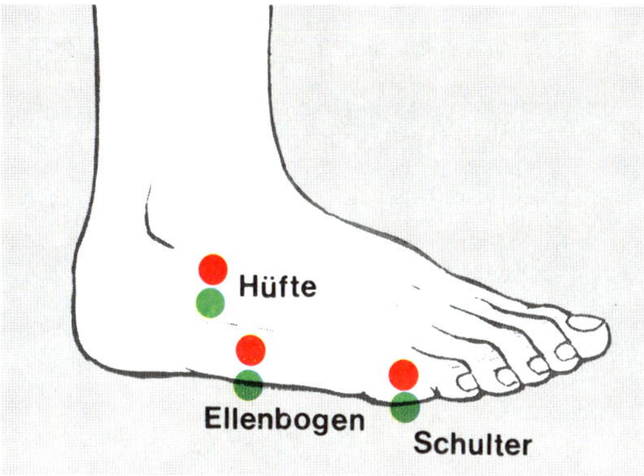

Fußreflexzonen der Gelenke, Farbe rot/grün

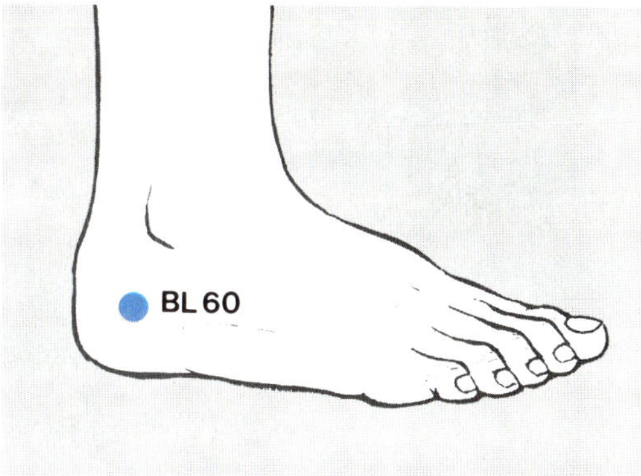

Blase 60, Farbe blau

Erschöpfungszustände bei Kindern

Symptome: Immer häufiger klagen Eltern über Konzentrationsschwäche und allgemeine Schächezustände, Lern- und Koordinationsschwierigkeiten ihrer Kinder. Unlustgefühle und Müdigkeit werden geklagt. Die Farbpunktur kann hier Hervorragendes leisten.

Farbpunktur: Es müssen zu spezifischen Maßnahmen besonders die Zustimmungs- und Alarmpunkte untersucht werden. Außerdem ist immer dafür zu sorgen, daß das kindliche Abwehrsystem funktioniert. Drei Kombinationen der Farbakupunktur sollten pro Sitzung gewechselt werden. Anwendung 3 mal wöchentlich.

Therapie 1:
1. Aggressive Zone, Farbe: grün, Pyramidenfokus 3 Min.
2. Zustimmungspunkte, und Alarmpunkte
3. Lymphatischer Rachenring der Fußreflexzonentherapie, Farbe: rot, Pyramidenfokus 3 Min.

Therapie 2:
1. MP 2, Farbe: gelb, Flachfokus 15 Min.
2. Milzfeld der Füße, Farbe: gelb, Flachfokus 10 Min.
3. Lebensrhombus oberes Dreieck, rot, Pyramidenfokus 3 Min.
4. Aggressive Zonen, Farbe: grün, Flachfokus 10 Min.

Therapie 3:
1. Kundalinilinie, Farbe: orange, Pyramidenfokus 3 Min.
2. Grundzonen der Farben, Flachfokus 10 Min.
3. Hypophysenpunkt. Farbe: orange, Pyramidenfokus 3 Min.
4. Zonen des lymphatischen Rachenrings, rot, Pyramidenfokus 3 Min.

Ergänzungstherapie: Am Abend Wildkräuter-Beruhigungsbad und zwischendurch am Morgen (Wochenende) Aktivierungsbäder der Fa. St. Johanser, Gauting, Wassertemperatur 36 Grad, 15 Min. Vor dem Schlafengehen 3 - 5 Tropfen St. Johanser Wildkräuteröl in das Gebiet des Solarplexus einreiben. Am Morgen Einreibung in die Punkte MP 2 und BL 39 rechts und links mit St. Johanser Wildkräuteröl.

Begleitmedikation:
Lymphaden + Hevert Tox + Heweberberol, Fa. Hevert, als Mischung 3 mal 10 Tropfen vor dem Essen. NB 33, Fa. Hevert, 3 mal 10 Tropfen in Fruchtsaft. Hevert-Vitan-Tabletten, Fa. Hevert, 5 Tabletten pro Tag lutschen. Lymphtee, Fa. Gerner, 1 - 2 Tassen.

Therapie 1

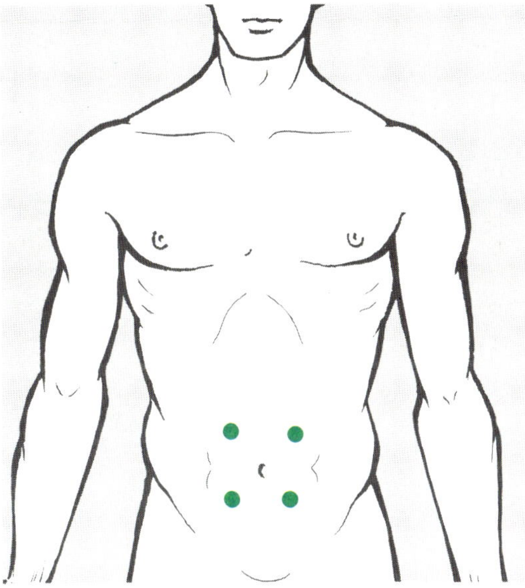

Aggressive Zonen, Farbe grün

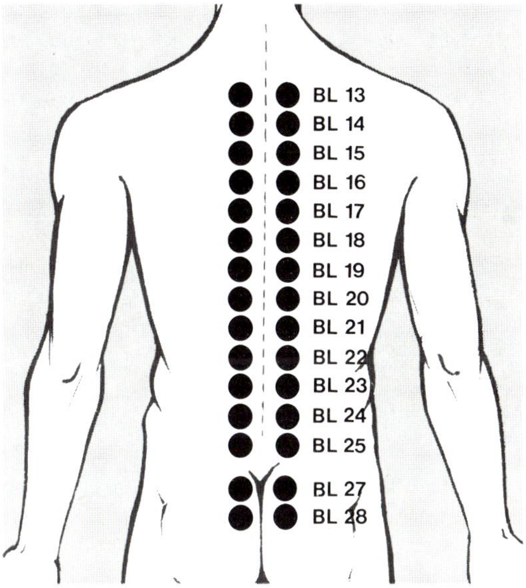

Zustimmungspunkte

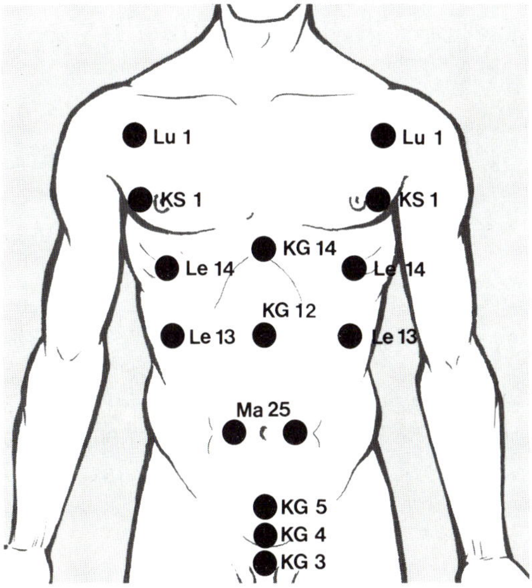

Alarmpunkte

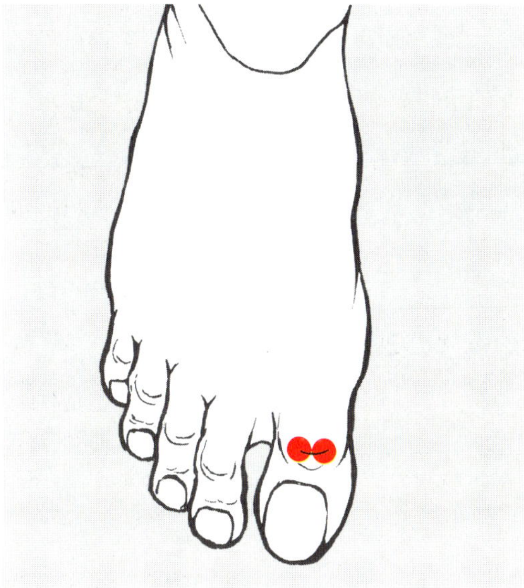

Zonen des lymphatischen Rachenrings, Farbe rot

Therapie 2

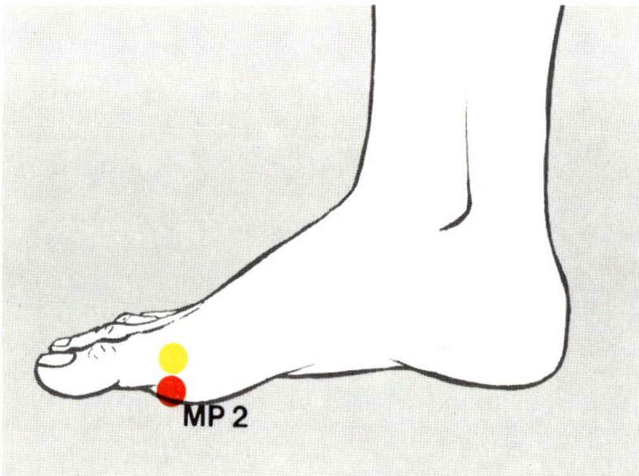

MP 2, Farbe gelb

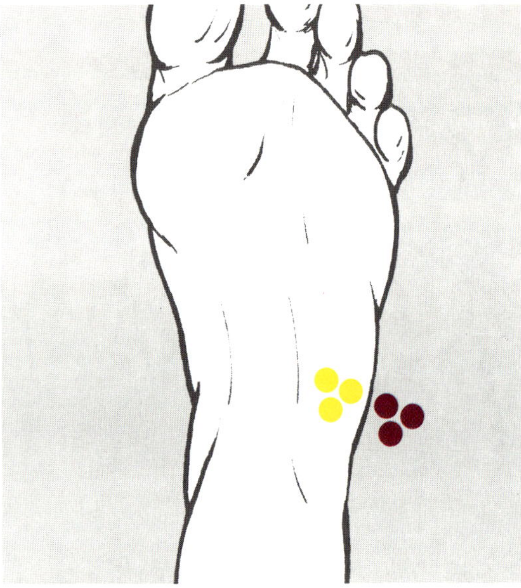

Milzfeld, Farbe gelb

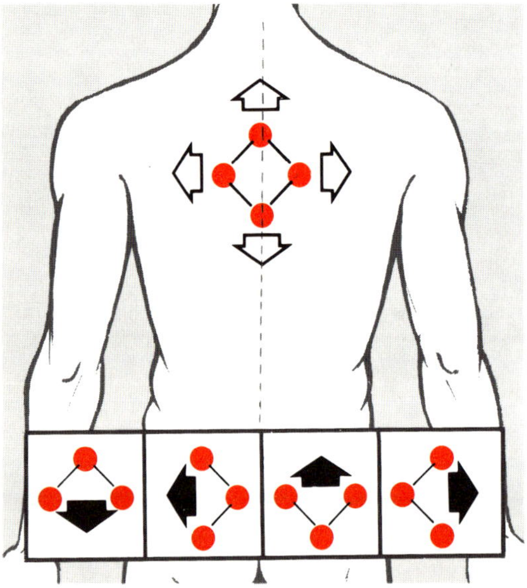

Lebensrhombus, oberes Dreieck, Farbe rot

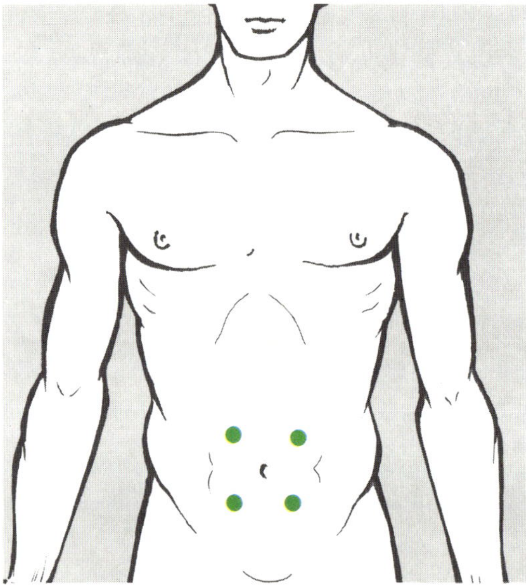

Aggressive Zonen, Farbe grün

Therapie 3

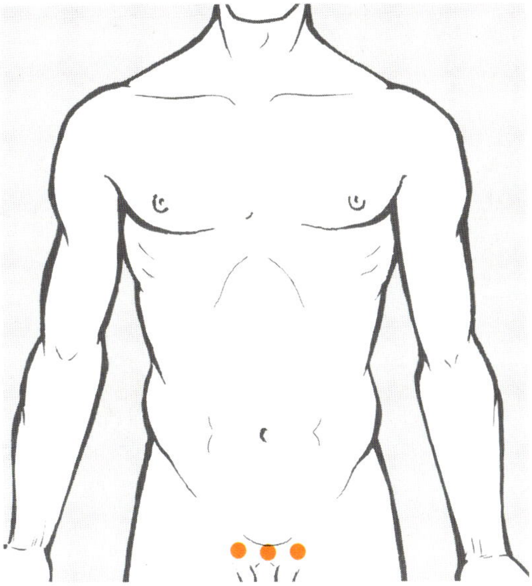

Kundalini-Linie, Farbe orange

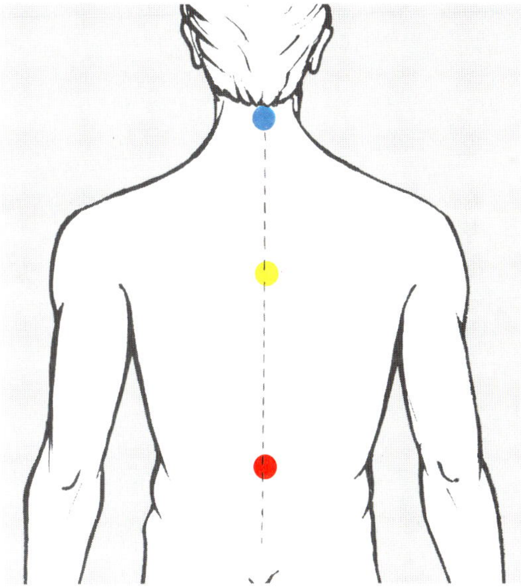

Zonen der Grundfarben

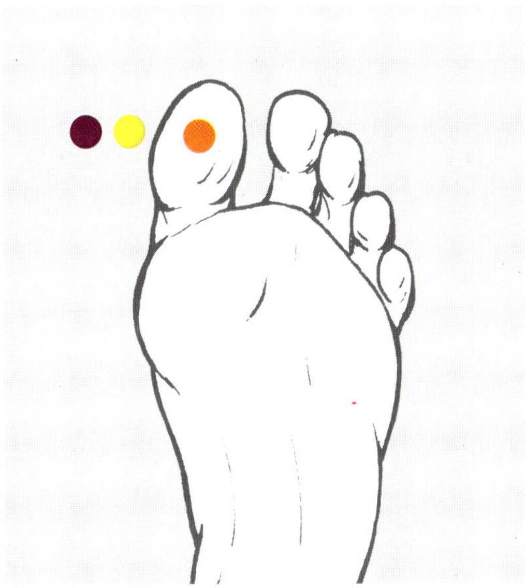

Hypophysenpunkt, Farbe orange

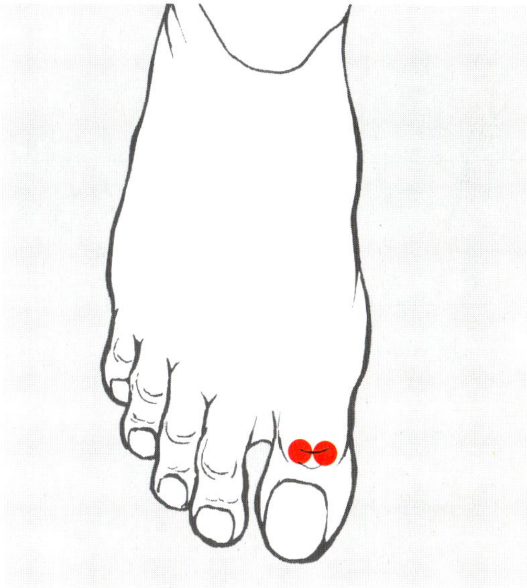

Zonen des lymphatischen Rachenrings, Farbe rot

Alterserscheinungen

Symptome: Zu schneller Abbau der vitalen Energie

Farbpunktur: Therapie:
1. GG 13 - GG 10 - GG 4, Farbe: orange, Flachfokus 10 Min.
2. Nierenpol, Farbe: rot, Pyramidenfokus 3 Min.
3. KG 15 - KG 12 - KG 3, Farbe: orange, Flachfokus 10 Min.
4. Yin-trang - GG 20 - GG 19, Farbe: orange, Flachfokus 10 Min.

Ergänzungstherapie: Orale Medikation
Zellaufbau II, Fa. Magnet-Activ, 3 mal 10 Tropfen vor dem Essen. Drüsen-Stoffwechseltabletten, Fa. Magnet-Activ, 3 mal 1 Tablette, Regenerationstee, Fa. Hevert, nach Anweisung. NB 59, Fa. Hevert, 3 mal 1 Eßlöffel.
Bei cerebralen Durchblutungsstörungen: Uwobletten, Fa. Hevert, 3 mal 2 Dragees (blutdrucksenkend), Entkalkungstropfen, Fa. Magnet-Activ, 3 mal 10 Tropfen vor dem Essen.

St. Johanser Wildkräuter Atkivierungsbad, mehrmals wöchentlich am Morgen, Wassertemperatur 36 Grad, 15 Min.

Therapie

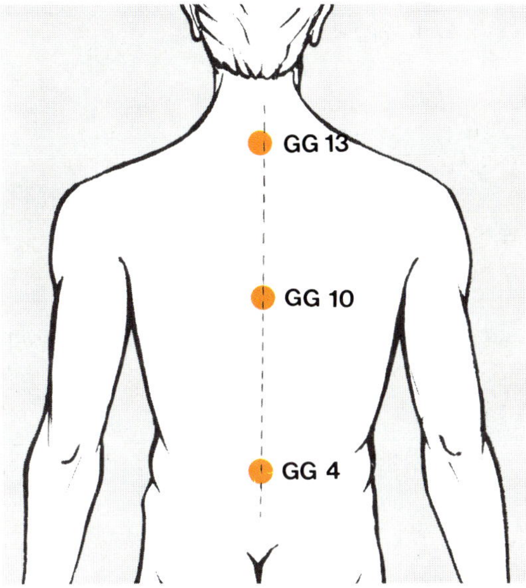

GG 13 - GG 10 - GG 4, Farbe orange

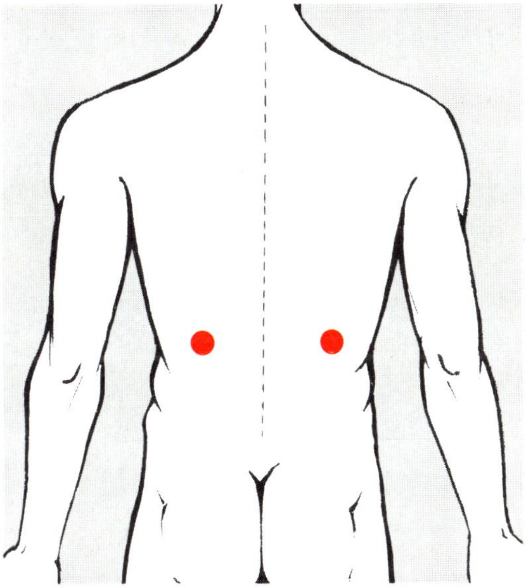

Nierenpole, Farbe rot

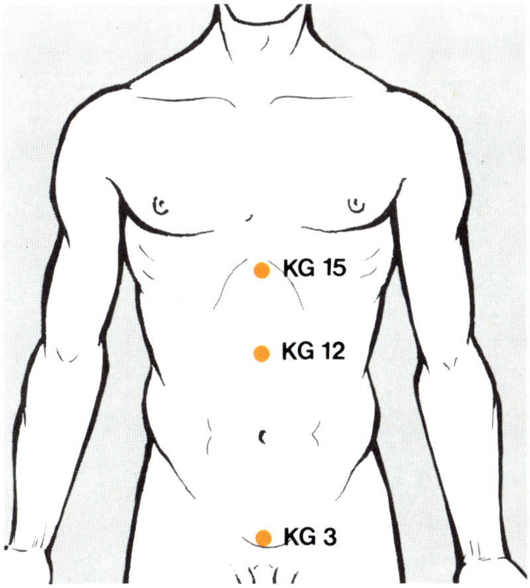

KG 15 - KG 12 - KG 3, Farbe orange

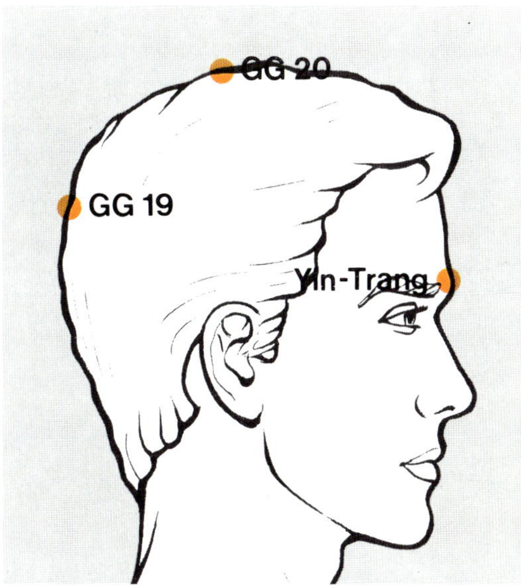

Yin-trang - GG 20 - GG 19, Farbe orange

Nachwort

Mit den praktischen Anwendungsbeispielen der Farbpunktur bin ich am Schluß meines Buches angelangt. Es war mein Anliegen, einen möglichst großen Überblick über die phantastischen Einsatzmöglichkeiten der Farbpunktur zu vermitteln. Wer die energetischen Gesetzmäßigkeiten, die den Menschen in seiner Ganzheit beeinflussen und steuern, erkennt und anerkennt, wird die informativen Energien als faszinierendes zentrales Thema im menschlichen Leben begreifen. Wenn Farben direkten Einfluß auf die informativen Energien nehmen, was für mich feststeht, dann stellt sich die Farbpunktur als ebenso faszinierende Therapieform dar, um auf die zentralen Lebensprozesse einwirken zu können.

Meine Methode basiert, wie beschrieben, auf Grundthesen, die ich im exakt wissenschaftlichen Sinn nicht beweisen kann. Ich weiß aber, daß jeder Therapeut, der meine Farbpunktur anwendet, zu gleichen Ergebnissen und Therapieerfolgen gelangen wird, wie ich sie in der eigenen Praxis seit Jahren beobachte. So stellt dieses Buch eine Aufforderung dar, meine Ausführungen in der praktischen Anwendung zu überprüfen. Da nichts so gut ist, daß es nicht verbessert werden könnte, erhoffe ich mir, daß die mögliche Initialzündung, die mein Buch bei manchen Lesern auslöst, aber auch die kritische Auseinandersetzung mit dem Inhalt insgesamt, sich bereichernd auf weitere Forschungen auf dem Gebiet der Farbtherapie auswirken werden.

Literaturverzeichnis

1. Bachmann, Gerhard DIE AKUPUNKTUR – EINE ORDNUNGSTHERAPIE Heidelberg 1976, 2. Auflage Haug Verlag

2. Bischko, Johannes EINFÜHRUNG IN DIE AKUPUNKTUR Heidelberg 1974, 5. Auflage Haug Verlag Verl. Stuttgart und Deutscher Taschenbuch Verlag München 1979

3. Bischko, J. AKUPUNKTUR FÜR FORTGESCHRITTENE Haug Verlag, Heidelberg 1974, 2. Auflage

4. Cousto DIE KOSMISCHE OKTAVE Essen 1984 Synthesis Verlag

5. De La Fuye-Schmidt DIE MODERNE AKUPUNKTUR Hippokrates Verlag, Stuttgart 1952

6. Dinshah, Darius LET THERE BE LIGHT Dinshah Health Society Malaga 1985

7. Eberhard, L., Prof. HEILKRÄFTE DER FARBEN Engelberg Schweiz und München, 4. Auflage 1977 Drei-Eichen-Verlag

8. Ghadiali, Dinshah P. SPECTRO-CHROME METRY ENCYCLOPAEDIA Band 1, 2 und 3, 1939, 1940, Spectro-Chrome Institute Malaga, New Jersey

9. Gleditsch, Jochen M. REFLEXZONEN UND SOMATOTOPIEN Biologisch-Medizinische Verlagsgesellschaft Schorndorf 1983

10. Gross, Rudolf WARUM DIE LIEBE ROT IST Econ Verlag Düsseldorf und Wien, 1981

11. Heidemann, Christel MERIDIAN THERAPIE Band 1, 2. Auflage 1984

12. Heidemann, Christel MERIDIAN THERAPIE Band 2, 2. Auflage 1985, Christel Heidemann, Badenweiler

13. Heiss, Robert; Halder, Petra DER FARBPYRAMIDENTEST Bern 1975, 2. Auflage Hans Huber Verlag

14. Heumann, Ferdinand KRANKHEITEN MIT SELTSAMEN URSACHEN Stuttgart 1931 Verlag Bika

15. Itten, Johannes KUNST DER FARBE Ravensburg 1970, 3. Auflage Otto Maier Verlag

16. Klenk, Gerhard, Dr. med. UNTERSUCHUNGEN ZUR KIRLIAN-FOTOGRAFIE Selbstverlag, Saarbrükken 1985

17. Knaurs LEXIKON DER TECHNIK Stuttgart, Hamburg, München 1972 Deutscher Bücherbund

18. Kowa, Willi KARMA, SCHICKSAL, KOSMISCHE ORDNUNG Bio-Vita-Esoteric-Verlag Heidelberg 1982

19. Krack, Niels SEGMENT-DIAGNOSTIK UND SEGMENT-THERAPIE Band 16, Haug Verlag, Heidelberg 1977

20. Krippner, Stanley LICHTBILDER DER SEELE Wilhelm Goldmann Verlag, 2. Auflage 1982

21. Küppers, Harald DIE LOGIK DER FARBEN München 1981, 2. Auflage Verlag Georg D.W. Callwey

22. Löbsack, Theo DIE MANIPULIERTE SEELE München 1981 Deutscher Taschenbuch Verlag

23. Lüscher, Max, Prof. Dr. DER LÜSCHERTEST Rheinbek, Hamburg 1971 Rowohlt Verlag GmbH

24. Mandel, Peter ENERGETIK HEFT 1/ 1978 ENERGETIK HEFT 2/ 1979 ENERGETIK HEFT 3/ 1979 ENERGETIK HEFT 4/ 1980 Institut für wissenschaftlich energetische Fotografie und Diagnostik

25. Marquardt, Hanne REFLEXZONENARBEIT AM FUSS Haug Verlag, Heidelberg 1984, 18. Auflage

26. Mozer, Harald BRENNPUNKTE DER KRANKHEITEN Haug Verlag, Heidelberg 1975, 5. Auflage

27. Pawlik, Johannes THEORIE DER FARBEN Köln 1979, 6. Auflage Du Mont Buchverlag

28. Pawlik, Johannes GOETHE FARBENLEHRE Verlag M. Du Mont Schauberg, Köln, 1974

29. Popp, Fritz-Albert NEUE HORIZONTE IN DER MEDIZIN Heidelberg 1983 Haug Verlag

30. Popp, Fritz-Albert BIOLOGIE DES LICHTS Berlin, Hamburg 1984 Verlag Paul Parey

31. Popp, F.A. BIOPHOTONEN EIN NEUER WEG ZUR LÖSUNG DES KREBSPROBLEMS Verlag für Medizin, Dr. E. Fischer, Heidelberg 1984

32. Riedel, Ingrid FARBEN Stuttgart 1983, 2. Auflage Kreuz Verlag

33. Riedweg, Franz HORMON-MANGEL INITIAL STÖRUNG ZAHLREICHER KRANKHEITSBILDER Athen 1979, H. Siegmund, Münster S. Basilopoulos Verlag

34. Riedweg, Franz VOM WANDEL DES DENKENS IN DER MEDiZIN Limes-Verlag, Wiesbaden und München 1977

35. Silbernagel, Stefan und Despopoulos Agamemnon dtv- ATLAS DER PHYSIOLOGIE G. Thieme

36. Schiegl, Heinz SONNE, LICHT UND FARBEN DIE COLORTHERAPIE Naturheilpraxis Nr. 4/ 1977

37. Schiegl, Heinz COLORTHERAPIE HEILUNG DURCH FARBENKRAFT Hermann Bauer Verlag, Freiburg 1979

38. Schoeler, Heinz DIE WEIHESCHEN DRUCKPUNKTE Haug Verlag, Heidelberg 1972, 5. Auflage

39. Steiner, Rudolf DAS WESEN DER FARBEN Dornach/ Schweiz 1980, 3. Auflage Rudolf Steiner Verlag

40. Sturm, A., Wuppertal THEORIE DER HERDERKRANKUNGEN K. Hansen, Lübeck Band 9, Ärzte-Verlag Gießen/Lahn 1950, Hippokrates-Verlag, Marquardt + Cie., Stuttgart

41. Vester, Frederic NEULAND DES DENKENS München 1984, 2. Auflage Deutscher Taschenbuchverlag

42. Wilson Annie; Bek Lilla FARBTHERAPIE Scherz Verlag Bern, München, Wien 1984

43. Wolff, Friedrich MODERNE PHOTOTHERAPIE Band 2 Energie und Leben, Freiburg 1984 Wolff System Verlag

44. Woltersdorf DIE SCHÖPFUNG WAR GANZ ANDERS Olten-Freiburg 1976 Walter-Verlag

45. Woltersdorf PHÄNOMEN SCHWERKRAFT Olten-Freiburg 1977 Walter-Verlag

Index
Indikationen

R

S

T

U

V

W

Z